百世医道

臣字门儿科临床经验集萃

主编　高　军

副主编　时　乐　王其兵　朱明馨

华南理工大学出版社

·广州·

图书在版编目（CIP）数据

百世医道：臣字门儿科临床经验集萃/高军主编. —广州：华南理工大学出版社，2020.8

ISBN 978 - 7 - 5623 - 6247 - 0

Ⅰ. ①百…　Ⅱ. ①高…　Ⅲ. ①中医临床 - 经验 - 中国 - 现代　Ⅳ. ①R249.7

中国版本图书馆 CIP 数据核字（2019）第 294551 号

BAISHI YIDAO——CHENZIMEN ERKE LINCHUANG JINGYAN JICUI

百世医道——臣字门儿科临床经验集萃

高军　主编

时乐　王其兵　朱明馨　副主编

出 版 人：卢家明

出版发行：华南理工大学出版社

（广州五山华南理工大学 17 号楼，邮编 510640）

http://www.scutpress.com.cn　E-mail：scutc13@scut.edu.cn

营销部电话：020 - 87113487　87111048 （传真）

策划编辑：庄　严　陈苑雯

责任编辑：陈苑雯　李秋云

责任校对：梁晓艾

印 刷 者：广州市新怡印务有限公司

开　　本：787mm×1092mm　1/16　印张：16.5　字数：288 千

版　　次：2020 年 8 月第 1 版　2020 年 8 月第 1 次印刷

定　　价：59.80 元

❖ 编 委 会 ❖

序 一

　　江淮大地，名医荟萃，流派纷呈。臣字门中医儿科，历经200多年，至今已传六代，活人无数，名扬大江南北。以其独特的学术思想、精准的辨证施治、丰富的诊治经验，在长期的实践中不断总结和完善，并加以发扬；在儿科临床中充分体现中医药的优势和特色，为小儿的健康做出了巨大的贡献。

　　一个医学流派要想永久地流传下去，不但要继承，还要发扬。二者的关系是辨证统一的，先继承而后发扬，发扬必先继承，有了继承，才能发扬，继承是基础，发扬是发展、是创新，没有继承，便犹如无源之水、无本之木，怎能谈得上所谓的发展和创新。著书立说，以启后世，是继承和发扬的最好表现。

　　余为臣字门儿科第五代传人，早年著有《孙谨臣儿科经验录》《医学存心录》二书，系统阐述了本门学术思想和临床经验。近年由于年老体衰，精力难济，艰于动笔。幸有吾弟子第六代传人高军等，不辞辛劳，呕心沥血，对臣字门的学术思想和临床经验再次进行总结，并深度挖掘，历经五年，终于成册。综观全书，本书很好地继承了本派的学术思想，在继承之余又有创新发展。故而余欣然为序，以资鼓励。

孙法

2020 年 6 月 18 日

序 二

己亥端午节后，余收到仪征市中医院儿科高军主任的赠稿《百世医道——臣字门儿科临床经验集萃》，其中部分篇目早曾见于《中医杂志》《江苏中医药》等期刊。正所谓"读旧书如见故友"，近来稍有闲暇，得以朝夕参读，亦可温故知新。初夏时节，梅雨纷飞，读罢此书，反觉神清气爽。

孙老16岁随其父孙谨臣学医，后又跟随中医儿科泰斗江育仁老中医学习，侍诊左右，曾任江苏省中医药学会儿科分会主任委员，亦是全国名老中医药专家学术经验继承工作指导老师，与其表兄刘弼臣（人称"京城小儿王"）同出师门，二人均为"臣"字门儿科第五代传人，又各领风骚，为业界公认的中医儿科一代宗师。孙老临证六十余载，善治儿科脾肺疾病，尤其善用外治诸法，独家创制乐膳散治疗小儿积滞诸症、二子散敷脐疗治汗证、芦荟粉外治出血、藤黄酊涂治局部急性炎症、祛暑散热汤沐浴治小儿夏季热等，均收到了较好的疗效。

本书内容翔实，读书有心得，论据充分；继承见精髓，又有阐发；临证经验多附案例，理法共参；解惑释疑，论述充分，精辟实用。诚感此书之成，乃孙老多年经验积累之集成，又加上师承诸弟子的用心参悟和细心整理，点点滴滴，汇聚成册。

首篇"历史传承篇"简要介绍了该门派的发展脉络和学术思想，总结了孙老以"和"为贵及运脾健脾的学术思想特点。"临床解惑篇"皆临证实用之题材，一问一答，启迪后学，充分阐释了临证中辨证、立法、用药、处方等多种问题，方便实用。"临床心悟篇"为孙老及其门人总结撰写的临证经验撷精，既有小儿疾病，又有成人疾患，内、外、妇、儿皆具，其中最为独特之处便是中医外治法的应用，充分发挥了中医药简验便廉的优势。"临床医案篇"为孙老门人总结之典型医案，多为疑难杂证，如"失嗅案""心脏神经官能症案""夜啼案"等，多寓新意，读后颇有启发。"养生医话篇"采用医话的形式阐述，文笔生动，短小精辟，通俗易懂，散见多种药食同源之方，与近岁中医养生之热潮颇为契合。

　　纵观全书，无空洞说理，字字珠玑，方药精炼，经验宏富，培植后学，师承有序。"仁者寿，廉者也寿"充分体现了孙老为人诚朴诚恳、好学不倦、廉洁奉公、勤勉后学的高尚品德。孙老长我十二岁，乃我之前辈，其学识人品素为我所敬，今承蒙厚爱，拜吾赐序，实感诚惶诚恐，谨陈数语，以遵所命。

单兆伟

庚子年夏于金陵

前 言

　　"臣"字门儿科创立于清中期的18世纪末,以第一代创始人"朱良臣"的"臣"字为学派名,是中医儿科界独特的学派。太平天国时期,第二代传承人朱冠臣因避乱世,隐居至仪征行医,因医术精湛、医德高尚而名扬苏中。朱冠臣以北宋"儿科之圣"钱乙临证要诀为指导,根据儿科特点创新制方,切合临床应用。因其医术精湛,至清末医名益著,有"小儿神医"之称。继朱冠臣后有姜继臣、孙谨臣、刘弼臣、孙亮臣(孙浩)等传人,均为不同时期享誉全国的名医。

　　"臣"字门第四代传人孙谨臣有两徒,一为刘弼臣,常年于北京行医,人称"东方小儿王";一为孙谨臣之子孙亮臣(孙浩),同出"臣"字门。"臣"字门中医儿科学术思想活跃,各代传人皆注重对医案的记录整理,留下了大量珍贵的文献资料。

　　"臣"字门第五代传人孙浩,1928年生于仪征,精通中医儿科、内科诸症,尤于儿科独擅其长。20世纪70年代末,孙老开始整理其父孙谨臣诊治儿科疾病的经验及验案,并将其发表于《中华医学杂志》《中医杂志》《新中医》《江苏中医药》《上海中医药杂志》《北京中医》《江西中医》《河南中医》《浙江中医杂志》《中国中医儿科杂志》《南京中医药大学学报》等期刊,先后共有110多篇。2008年起,孙老被评为第四批、第五批全国名老中医药专家学术经验继承工作指导老师。林伟、高军、王其兵、高媛媛被遴选为其学术继承人,在学习期间四名门人认真学习孙老的临床经验,发表了文章30余篇,总结了典型病例200余例。此次将这些零散的文章、病案等分门别类汇编整理成此书,全书共五篇。"历史传承篇"主要介绍"臣"字门的历史渊源、学术思想以及孙老的从医经历。重温历史是为了继承,展现学术思想是为了发扬。"临床解惑篇"是孙老以问答的形式对儿科部分病症进行分析总结,解决临床辨证论治之疑难,以启迪后人。"临床心悟篇"是对孙老及门人临床经验的总结,是师徒两代思想的交流与碰撞,是新生代名医诞生的起点。"临床医案篇"则记录了在儿科临床应用中疗效较好的部分经验,仅供中医同仁参考。末篇

"养生医话篇"亦医亦科普，旨在为广大对中医感兴趣的读者提供了解途径，弘扬中医药文化。

书中所集不少为旧作，不免有明日黄花之诮，加之编者水平有限，不足之处，敬请各位读者不吝赐教。

高军

2020 年 6 月

目 录

目录

第三篇 临床心悟篇

目 录

目录

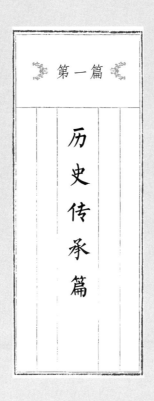

第一篇

历史传承篇

臣字门儿科的历史渊源及学术思想

中医学博大精深，内涵丰富，千百年来，为中华民族的繁衍昌盛做出了巨大贡献。中医学是以天人合一（整体）观念为主导，以阴阳五行理论为基础，以脏腑经络学说为核心，以辨证论治为诊疗方法，构成的独具特色的中医药学理论体系。它的特点是具有独特的理念思维、理论体系、诊疗方法和临床疗效。

儿科为中医学的重要组成部分，春秋战国至两汉时期已有小儿医，秦汉时期已有医案记载。唐代始设太医署，由"医博士"教授医学，专设少小科。两宋时期，中医儿科得到巩固与发展，已逐步形成独立的体系。元代仪征名医滑寿发现麻疹在尚未透发之际，口腔内可先见斑点，被后世称为"滑寿斑"，这一发现早于欧洲 500 多年。明清时期，中医儿科飞速发展，此期的重大成就是接种人痘预防天花。

"臣"字门中医儿科，以第一代创始人朱良臣的"臣"字为学派名，是中医儿科界独特的学派，至今已相传六代，历经 200 多年。在传承上坚持师传和家授相结合，具有以下特点：一是师承人选要求严格，须为悟性高、肯钻研、能吃苦之人；二是教习授业论点明确，风格独特，力求掌握精髓要义；三是顺应社会发展需求，按照流行病证，从历代名医、医案上学习用药经验（如宋代许叔微、元代滑寿、明代殷榘（矩）、清代李炳等），研发新药，治病救人，疗效显著；四是历代著述医案，留传后世；五是培养传人，延续发展。

第一代创始人朱良臣，主要行医时间为清代中期，精于内、外、妇、儿诸科病症的诊治，名噪一方。太平天国时期，有"小儿神医"之称的二代传人朱冠臣因避乱世，隐居至仪征。仪征自清朝同治年间至民国时期，设淮盐总栈，为两淮盐务汇集转运重镇、盐运之都，经济繁荣，人口众多，求医问药者无数。"臣"字门在此治病处方，不为名，不计利，不妨人才，不以贫富为异，医术精微，四方者慕名而至，至清末医名益广。三代传人姜继臣主要在仪征十二圩镇行医，素性淡泊，不务华声，肆力经传，凡所诊视，不发亲疏，对赤贫者，分文不取，无钱配药，解囊相送，立起沉疴，一时名公巨卿，盛赞其医德高超。第四代孙谨臣授业于姜继臣，得其真传，善以外治法治疗小儿内病。抗战前，天花为小儿大敌，死亡率极高。有年，十二圩镇天花流行，"痘毒攻心"的十居八九。孙氏运用参附龙牡救逆汤治疗，获救者数以百计，被群众喻为"神医"。有群众赠送楹联："升降宣通，收功于精奇严谨；望闻问切，妙用在佐使君臣"，上下联末字嵌"谨臣"之名，横批"思邈心传"（隐喻孙姓）。第五代传人取"治世以文，弼亮之臣攸赖"之义，嫡传有刘弼臣、孙亮臣（孙浩）。孙浩长期躬身医林，涉病多广，医术精湛，尤于儿科独擅其长，名重江淮地区，与北之刘弼臣遥相呼应，二者师出同门，又各领风骚，为业界公认的中医儿科一代宗师。

"臣"字门中医儿科在治法上以"和"为贵，根据小儿"三有余、四不足""易虚易实、易寒易热"的生理病理特点，临证处方用药以"和"为贵。不轻用过补、过攻之剂，以免有伤小儿正气，对小儿轻症或病后调理，多主张以食疗为主，把治病和补充营养有机地结合起来；有的则采用内病外治的方法，便于小儿接受，收效甚好。如治疗小儿肺系疾病和脾胃疾病，常用"升降结合""消补兼施"的治法，取得了较好的疗效。

对于调治小儿肺系疾病，遣方用药灵活应变，防患于未然，并始终注意顾护正气。临证中掌握呼出吸入之机，善调升降；明确恶寒畏火之性，谨用寒温；须知易虚易实之变，妥施补泻。如治疗小儿哮喘，宣肺以疏其表，通肺以降其痰，补肾以固其本，疗效较好。

对于调治小儿脾胃疾病，尤为擅长。主张治理小儿脾胃疾病应以健脾胃为主，不轻用攻伐。临证中以"虚证宜补，但不可骤补，必须补中寓泻；满证宜消，但不可剧消，必须消中兼补；湿证宜燥，但不可太燥，必须燥中寓濡；阴虚宜滋，但不可过滋，必须滋中潜化"为法。以"扶阳"为第一要义，注意恙后调理脾胃，善于把"药补"和"食补"有机地结合起来。在某些疾病上，熟练运用点、涂、敷、洗、擂、捏、摩等外治法治疗，能起到应急、辅助和缩短疗程的作用，确有简、便、验、廉的特点。如涂法，藤黄酊外治疗疮疖肿是"臣"字门家传验方，取藤黄蘸醋磨如稀糊状或浸于酒精中制成酊剂，用时以消毒药棉涂患处。现已制成酊剂，广泛应用于临床，其功效不弱于抗生素。邻近省、市、县医院知之者都乐于运用，有的医院外科还将其用于术后以预防切口感染，并称之为"神皮酊"。又如取黄升、炉甘石、枯矾、冰片等研为细末，制成升炉散。对湿疹者，先用野菊花、车前草煎水洗净疮面，然后将升炉散扑于患处；对疮面干燥者，用麻油调散成稀糊状，用干净毛笔蘸涂患处，用药10天内均达除热解毒、收水止痒之功。

五代传人孙浩精通中医儿科、内科诸症，尤于儿科独擅其长。擅长用石膏、杏仁、瓜蒌皮、大黄等药物治疗肺系疾病；用生姜、半夏、甘草、附子等药物治疗中焦脾胃疾病。在用药上，通过疏、通、宣、肃、温、清、补、敛八法用药。疏，是疏表，主要用药有桑叶、菊花、荆芥、薄荷叶等；通，一是通窍，主要用药有辛夷、苍耳子、山豆根、菖蒲等，一是通下，主要用药有大黄、芒硝、瓜蒌等；宣，是宣肺，主要用药有麻黄、杏仁、桔梗、牛蒡子等；肃，是肃降，主要药物有苏子、莱菔子、葶苈子、旋覆花、代赭石、贝母等；温，是温肺，主要用药有干姜、半夏、桂枝等；清，是清解，主要用药有黄连、黄芩、生石膏、栀子、竹叶、连翘、黛蛤散等；补，是补益，主要用药有黄芪、太子参、茯苓、炒白术、当归、山药、扁豆等；敛，是敛肺，主要用药有乌梅、五味子、白芍、紫菀等。另外，孙浩还擅长以食疗调理治病。

孙浩结合数十年的临床研究和外治法运用经验，创新运用二子散敷脐治疗汗证、芦荟外用止血、覆脐止泻散外治小儿腹泻、恬静散治疗儿童多动症、统血消癜汤（散）治疗小儿慢性紫癜，在国内属首创，在治疗小儿脾胃功能失调、阵发性腹痛、腹泻、支气管哮喘、鼻衄、齿衄、外伤出血、夏季热症、汗证、疖肿、湿疹等方面，均取得了很好的疗效。

表1-1为"臣"字门传承谱系表。

表1-1 "臣"字门传承谱系表

历代	姓名	性别	出生年月	文化程度	传授方式	居住地址	备注
第一代	朱良臣	男	不详	不详	家传	不详	已逝
第二代	朱冠臣	男	不详	不详	家传	仪征	已逝
第三代	姜继臣	男	不详	不详	家传	仪征	已逝
第四代	孙谨臣	男	1884	私塾	家传	仪征	已逝
第五代	刘弼臣	男	1925.6	私塾	家传	北京	已逝
第五代	孙亮臣（孙浩）	男	1928.11	私塾	家传	仪征	健在
第六代	林 伟	女	1968.5	大学	师承	仪征	健在
第六代	高 军	男	1972.3	大学	师承	仪征	健在
第六代	王其兵	男	1976.6	大学	师承	仪征	健在
第六代	高嫒嫒	女	1977.5	大学	师承	仪征	健在

潘晓星 吴祝平/文

医山有路勤为路，术海无舟苦作舟

——孙浩的从医经历

余从医六十四年，六岁开始学习经典文化，十六岁随父学医，为仪征"臣"字门儿科第五代传人，二十一岁始行医，三十二岁调入仪征市人民医院工作，五十七岁组建仪征市中医院，一直坚持以诊务为主，六十六岁退休，退休后义诊至今。

回首余六十四年来的从医经历，大致可分为以下四个阶段。

一、学文化，练背诵，打好基础学中医

中医学是我国传统文化的重要组成部分，它吸收了先秦时期的哲学、天文、地理以及诸子百家学说中的精华作为构建中医学理论体系的基础，特别是接受了儒家学说中"五常"之首的"仁"，以"仁"作为中医学的核心思想。"儒医""仁术"之称，本源于此。要学习中医，就必须先学好中华传统文化。余六岁"开蒙"，背诵《三字经》《千字文》《百家姓》（旧时启蒙读物），随后又熟读"四书"（《大学》《中庸》《论语》《孟子》）和《增广贤文》。至十五岁时，已陆续读完《幼学琼林》《古文观止》《诗经》及唐诗宋词等，为余学习中医奠定了基础。

二、耐炎暑，抗严寒，抓紧接班学中医

余十六岁时，先父已年届花甲，必须抓紧时间学习以接先父之命。按先父安排，余先读《珍珠囊药性赋》（金·张元素）和《医宗必读·本草征要》（明·李中梓）；同时参阅《神农本草经》《本草备要》《本草从新》《本草求真》《本草纲目拾遗》等书，以丰富药物知识；后读《汤头歌诀》（清·汪昂）、《医方诗要》《王叔和难经脉诀规正》，此类书皆属歌赋体裁，易于背诵。在读完药性、汤头、脉诀之后，即随父临证、抄方，再读《黄帝内经》《伤寒杂病论》《金匮要略》《温病条辨》四书。这类书非歌赋体裁，不易背诵，余采取"机械识记"和"意义识记"相结合的办法，耐炎暑，

抗严寒，夜以继日，反复默记、背诵，终于读完了这四部书。接着读儿科专著《小儿药证直诀》《幼科发挥》《医宗金鉴·幼科心法》《痧痘集解》《痘疹玉髓金镜录》等书。此类书是自宋以来集儿科临床经验之大成，具有实际的指导意义和实用的临床价值，必须重点阅读，切实掌握。此外《小儿卫生总微论方》《活幼新书》《幼科类萃》《婴童百问》《万氏秘传片玉心书》《幼幼集成》及《备急千金要方》《证治准绳》《温病条辨》中亦有关于少小婴孺的内容，则作为参考读物。

1959 年和 1965 年，余分别应调去南京中医学院第二期师资班、第五期进修班学习，重温中药、方剂及四部经典，在教师的辅导下，我对中医基础理论有了更深入的理解。

三、明理论，重实践，紧贴临床学中医

中医有谓："熟读王叔和，不如见证多"，中医师承的方法除读书外，主要是临证。余临证时重在学习先父望诊及辨证的经验，如患儿的面部形色，指纹的部位、色泽、形态，以及舌象、脉象的种种表现，各主何种病证及其治法如何。旧时天痘、水痘常在桑梓流行，麻疹、奶麻、风疹、丹痧等症亦多见到，须一一辨识清楚，方能对症下药。余学医五年，亦临证五年，尽得先父真传，并受到先父医德医风的熏陶，以重德轻利为立业之本。余二十一岁离家易地行医，即能较熟练地诊治儿科疾病，后以德技之名而享誉乡里。20 世纪 50 年代末，余进入仪征市人民医院中医科工作，当时科内有三位名老中医，诊涉内、外、妇、儿诸科疾病，惟儿科病人较少。余闲时为三老叫号、抄方，并从中学习他们的经验，下班后利用休息时间阅读《外台秘要》《普济本事方》《医学心悟》《医学衷中参西录》《柳选四家医案》《临证指南医案》《时病论》《广瘟疫论》《审视瑶函》《外科正宗》等书，以填空补缺，年余时间即能处理各科常见病症，逐步拓宽了门诊业务。

四、学西法，两手抓，借助科研学中医

20 世纪 60 年代中期，余进入医院领导班子，分管中西医结合和科研工作。20 世纪 80 年代中期，余调出仪征市人民医院，组建中医院，从而有了较大的空间来发扬中医药文化。余在仪征市人民医院工作期间和西医同道合作，以妇产科、外科、传染科为基地，有选择地运用中医药治疗急腹症和传染病。如在妇产科运用张锡纯的活络效灵丹成功治疗异位妊娠；在外科运用

《金匮要略》中的大黄牡丹汤治疗肠梗阻；还自拟宽中导滞汤革除腹部手术术后"两管一禁"，使病人术后尽早恢复肠功能（载于《中华医学杂志》1977年第4期）；在传染科自拟乙脑Ⅰ号方、乙脑Ⅱ号方分别治疗热重型和湿重型的流行性乙型脑炎；对于急性细菌性痢疾初期，采取"通因通用"的方法，用"木香槟榔丸"导滞通腑并取得了较好的疗效。

1986年，余建立仪征市中医院，组建了一支纯中医的人才队伍，在诊治和饮片炮制上坚持传统，鼓励青年医生多读中医典籍，奖励撰写论文，规范病历书写，开设儿科门诊，总结新旧经验，发掘古方古法，研制出多种简验便廉的方药和治法在临床推广运用。如藤黄一药，因其有大毒，临床已很少应用。《本草纲目拾遗》载其外用可治一切无名肿毒，余多方采购，将其制成藤黄酊，广泛涂治各种局部急性炎症，几无一不效。后又用于外科腹部手术切口缝合处，防止感染，亦甚有效。此酊在《中华医学杂志》上公开后，各地医院纷纷采用，屡见报道。又如芦荟一药，本为清热、凉肝、泻下、杀虫药，多作内服（《医宗金鉴》芦荟肥儿丸，《丹溪心法》当归龙荟丸），极少外用。《本草纲目》谓其"似黑饧"，因其饧性胶黏，可护创止血，乃试用本品研粉撒敷或溶解后滴于患处，以治外伤、鼻炎、肛裂、痔疮出血以及原发性血小板减少症而致之鼻衄、齿衄等，竟能立即止血。再如小儿多汗，表虚不固，极易外感，余用五倍子、五味子二药等份为散（名二子散），加水调敷脐窝，取二药酸收之性以收肺敛汗，表固则"虚邪贼风"无从而入。苍术为"湿家要药"，善治水肿、泄泻、痰饮、着痹等症。《普济本事方》中有用治"癖囊"之记载："胁痛，饮食殊减，十数日必呕数升酸苦水"，服诸药无效，后只用"一味苍术，三月而疾除"。书中许氏描述之症与今之胆汁反流性胃炎相似，余用苍术治该病，二月症状消失，胃镜复查已无胆汁反流现象。琥珀有镇惊安神作用，习用于治疗小儿惊风、癫痫之症，方如琥珀抱龙丸。但琥珀尚有祛瘀止血、泻火止血、通淋止血之用，余常用以治疗小儿急性肾小球肾炎、尿路感染（女孩为多）、过敏性紫癜和单纯性血尿，均能取得较好的疗效。

六十四年的从医之路使我深深地体会到：

（1）中医学源于中国传统文化。若无传统文化的基础，对中医的阴阳五行、天人相应、脏腑、经络等学说则不知所云，无从理解。中医的辨证、诊治之法，若无长期的临床实践，就不能体会到它的独特之处。中医学是一门具有中华文化特色的学科，以疗效卓著而受到人们的信赖。那种认为中医不科学，甚至要取消中医的说法完全是错误的。

（2）师承之法有可取之处，它的优点在于所业之师的严格要求和督促检查，以及在初读医书之时，即随师临证。多读书、多临证是学好中医的基本功，二者缺一不可，其不足之处是没有当今的中医院校教学的系统性、全面性和多样性。院校的教法如能适当结合师承之法，则培养出来的医者将更能适应临床的需要。

孙浩/文

附　孙浩，字亮臣，出生于 1928 年 11 月，江苏仪征人，中共党员，主任医师，江苏省名中医，曾任江苏省卫生厅科学技术委员会委员，江苏省中医药学会名誉会长，中国中医药学会儿科专业委员会常务理事，江苏省中医药学会儿科专业委员会主任委员，扬州市中医药学会副会长。现任《江苏中医》《中医外治杂志》《中国临床医生》编委。

孙氏 16 岁随其父孙谨臣学医，为仪征中医儿科"臣"字门第五代传人。1948 年悬壶于肆，1959 年调至仪征县*人民医院中医科工作。1966—1984年任仪征县人民医院副院长，分管中西医结合和科研工作，卓有成效（仪征县人民医院于 1978 年在江苏省科学大会上被评为"江苏省中西医结合先进单位"）。1986—1994 年任仪征市中医院院长、党支部书记。他立足于社会效益，强调服务质量，发展了仪征市的中医药事业，该院连续九年被评为仪征市"先进党支部"、扬州市"双文明建设先进单位"。1988—1992 年，他以文明治院、廉洁行医的作风，被评为仪征市第一至第三届"双十佳"先进个人、扬州市优秀党员；1988 年被卫生部授予"全国卫生文明建设先进工作者"称号；1992 年荣获国务院特殊津贴；1993 年被江苏省中医药管理局授予"全省中医药系统先进工作者"称号；2004 年、2008 年连续两届被评为"全国名老中医药专家学术指导老师"；2016 年被授予江苏省"国医名师"称号。

孙氏从事中医儿科六十四年，长于治疗小儿肺系疾病和脾胃病，善于运用外治法治疗儿科疾病。在国家级、省级的医药期刊上发表论文 130 余篇，著有《孙谨臣儿科集验录》《医学存心录》二书。

---

　　* 1986 年，仪征撤县建市，故 1986 年前称为"仪征县"，1986 年后改为"仪征市"。

小儿肺脾疾病临床精萃

一、脾胃疾病

（一）临证思路

孙老根据小儿"稚阳稚阴、易虚易实"这一生理、病理特点，认为小儿脏腑娇嫩，脾胃之阴阳亦很薄弱，一旦脾胃有病，每虚多实少或虚实夹杂。因而他主张治理小儿脾胃病应以健脾胃为主，不轻用攻伐。尝谓："虚证宜补，但不可骤补，必须补中寓泻；满证宜消，但不可剧消，必须消中兼补；湿证宜燥，但不可太燥，必须燥中寓濡；阴虚宜滋，但不可过滋，必须滋中潜化。执此四端，尚须以'扶阳'为第一要义，斯可谓治疗小儿脾胃病矣。"此外，他还注重恙后调理脾胃，善于把"药补"和"食补"有机地结合起来。

1. 补中寓泻（消），善调脾胃之偏

孙老根据脾胃为后天之本，脾胃气壮则五脏六腑皆壮的理论，对小儿脾胃气虚证主张先扶（扶：指扶助脾胃之气，即小补、清补）后补，逐步增加补药的力量；认为早补、过补，往往有碍脾气的升发，反致虚不耐补；还在补药中运用1～2味消药，以调整脾胃之偏。

例　葛某，男，1岁半。出生后母乳不足，辅以人工喂养，一度因乳食不化而患泄泻。周岁断奶后，饮食失调，大便稀，日数次，迭经治疗反复不愈，刻见面色青黄，形瘦神疲，皮毛憔悴，唇口作干，潮热便溏，腹胀如鼓，口馋欲纳，但纳之不多，舌干偏红、苔白不匀。证属脾胃损伤，运化无权，聚久成积。"虚为积之本，积为虚之标"，宜补中寓泻（消），重在扶助脾胃之气。

处方　米炒太子参、茯苓、炒白术、麸炒麦冬各6g，胡黄连、肉豆蔻（杵，后入）各1.5g，鸡内金3g，鲜（或干）荷叶1角，谷芽、麦芽各6g。日1剂，连服4剂。

另示"捏脊法",教家长仿做,每日3次,直至病愈。

二诊 神情稍展,腹胀较松,大便每日2次,由薄转稠,潮热似觉平和。原方加淮山药9g,连服5剂。另嘱每日进鲜鲫鱼汤、红枣汤各1～2次,适量。

三诊 面色较前活润,精神转佳,腹胀渐消,舌淡红、中根见薄白苔,脉细偏数。脾气转苏,阴虚可复,补药应酌情增益。

处方 黄芪3g,潞党参、炒白术、麦芽、茯苓各6g,胡黄连、广皮、炙甘草各1.5g,干荷叶1角,谷芽9g。日1剂,连服5剂。另嘱早晚进薏米红枣粥(用少量炒熟薏苡仁、红枣加米煮粥)各1次,以肉松少许佐膳。

四诊 腹胀已消,潮热已解,大便成形,惟面白未荣,形体未丰。脾主肌肉,生化气血,仍以培补后天,拟"八珍糕"缓图。

处方 潞党参、茯苓各30g,黄芪、炒白术、天冬各18g,当归9g,熟地15g,砂仁(后下)4.5g。上药共研细末,加入如药量3～4倍的炒米粉或炒面粉,用适量麻油、糖拌和,压模成糕,每块约重9g,早起、午后各进1块。

按 上案属脾虚不运,以健脾为主,方无特异,惟贵在补中有消,刚中寓柔,掌握分寸,随机渐进耳。

2. 消中兼补,防损脾胃之气

孙老认为,小儿胃气较弱如残薪之火(意指火力不足,即消化功能较差),只宜温养而不宜散发,尚待添薪助火以增强腐熟之力。故他对小儿食积、呕吐之类的满证,亦不专用克伐,而是消中兼补,防损脾胃之气。

例 王某,男,2岁。因节日过食厚味,以致食伤脾胃,运化不良,刻见微微发热,气粗口干,脘满腹胀,嗳噫酸腐,不行大便,舌苔黄厚而腻,指纹如蛇形。此为里滞较重,蕴蒸发热,应釜底抽薪,取消食与泻积并用。

处方 炒麦芽12g,炒黑丑、白丑共3g。上药共研细末(过筛),稍加红糖,用米汤调成糊状,顿服。

服药3小时后得大便1次,先硬后溏、量多,诸症悉解,嘱进清淡饮食3～5天,勿再伤脾胃即可。

按 此例重用麦芽,轻用二丑(炒熟则寒泻之性较缓,且较好服用),加糖用米汤调服,可以保胃和中。

3. 燥中寓濡，适应脾胃之性

脾胃之性各有其好恶，脾为阴土，喜燥恶湿，胃为阳土，喜湿恶燥，一阴一阳，一燥一湿，相反相成，发挥着蒸化水谷、敷布津液的作用。如脾阳虚则不能运化水湿，湿浊困脾，为脾所恶，必须温而燥之。孙老根据脾胃这一特性，提出了治湿要诀，即"燥"以化湿、"利"以逐湿、"补"以胜湿。燥湿、利湿为脾所好，但燥可耗阴，利可损液，易伤胃，故主张于燥利之中，寓以濡润，以适应脾胃之性。

例 张某，男，10个月。因奶中夹食伤于脾胃，始则大便溏，日2~3次，仍不知节制饮食，继则便次增多，质愈稀，尿少，迭服消导药无效，历时1月未愈。刻见患儿形体孱弱，面色无华，精神委顿，手足欠温，纳谷不馨，强食之则略进少许，腹稍膨，按之濡，舌淡苔白，指纹色淡暗。此乃脾不运湿，湿多成泻；治当以健脾燥湿为主，岂止消导药所能奏效哉。

处方 米炒太子参、茯苓各6g，制半夏、炒苍术、炒白术各4.5g，广陈皮2g，煨木香、砂仁（杵，后入）各1.5g，煨白芍3g，怀山药15g（煎汤代水）。日1剂，连服3剂。

二诊 药后手足转温，便次减少，由薄转稠，尿量增多，纳谷较香，脾气渐振，胃气趋和，原方再进3剂。

三诊 大便已实，腹软，精神转佳，纳食正常，停药。嘱早起、午后各进山药糊（鲜山药煮熟后去皮捣烂，稍加糖水拌和）1次，适量；或煮食小红枣每日2次，每食6~8枚，以补益脾胃。

按 此案为脾虚湿盛之证候。湿已形成，当燥当利，惟补土制水、旺脾胜湿为治湿之根本。孙老在治湿的过程中，注重燥中兼濡、利中有滋，以合脾胃之性。在辛温燥湿药中加白芍、怀山药，意在燥中兼濡、养阴保胃（白芍又有制木扶土的作用）。

［注］煎汤代水，指某些药物可以先行煎煮、去渣，再以此液煎其他药。

4. 阴中潜化，毋遏脾胃之阳

小儿正处在"长气血、生精神、益智慧"的生长发育阶段，这是稚阳稚阴相互作用的表现。但是小儿的稚阳稚阴必赖脾胃精微的供养，是故保护脾胃之气，促进生化之源有其实际意义。因此孙老在治疗小儿阴虚证中强调阴中潜化，毋遏脾胃之阳。

例 钱某，女，4岁。形体不丰，平素喜食香甜，常患口腔溃疡，累月不收。刻见口颊、牙龈各有绿豆大溃疡数处，舌中心呈苔藓样破溃，鲜红无苔，口角流涎，痛不能食，脉细数，尿黄便干。证属脾胃阴虚，虚火上炎；治以敛阴摄阳，调其水火。

处方 玄参、麦冬、细生地、白芍各 6g，鲜石斛（干者亦可）15g，甘草 3g，银花 4.5g，生龙骨（先煎）12g，肉桂 1.5g（焗服）。日 1 剂，连服 3 剂。量其痛不能嚼食，嘱予藕粉汤，1 日数次。

二诊 口颊溃疡已收，龈舌之疮稍敛，口涎减少，能纳，原方继服 3 剂。药未服完即愈。嘱忌食香燥之物，每隔 5～10 日用淡菜、慈姑煎汤饮之（如无慈姑，单淡菜亦可），适量。

按 小儿口疮，多属脾胃阴虚，虚火上炎；亦有因脾胃气虚，虚火上泛而成者。本案为阴虚阳越之口疮，治以清热养阴为主，加龙骨、肉桂收摄浮阳之火，同时于养阴药中加入一味温阳药，以免柔润之品郁遏脾胃之气而有碍化阴。慈姑、淡菜有清热滋阴作用，民间习惯用治风火牙痛、咽痛、口疮等症。

（二）常见病证

1. 湿证

脾虚是生湿之本，健脾是理湿之纲，但湿既已成，务必速祛。速祛之法有发汗、利水、祛痰三法，可根据不同证候灵活运用。

例 1 曹某，男，2 岁。刻见手足欠温，头及胸背扪之发热。大便清稀如水，日数行，肠鸣漉漉，小溲不利。脘满嗳气，不欲饮食。舌苔满布白腻，指纹淡暗。证属外受风湿，内蕴湿邪；治以疏风散湿，淡渗利湿，慎防陷变。

处方 苏叶 4.5g，防风 4.5g，淡豆豉 4.5g，陈皮 3g，茯苓皮 6g，大腹皮 6g，煨木香 1.5g，砂仁（杵，后入）1.5g，生姜皮 1 撮，葱管 3 支。服 1 剂。

二诊 药后身热得汗已解，便稀转稠，腹胀肠鸣均减，小溲畅行，腻苔尖边已退但中心未化。原方去苏、防、葱、豉，加焦薏苡仁 6g、炒苍术 3g、炒白术 4.5g。日 1 剂，连服 2 剂。药尽后大便即实，余症悉瘥。

按 小儿湿泻缘于脾虚不运，卫外不固，内外湿合，乱于肠道而成，故治疗湿泻应从发汗、利小便解之。《明医指掌》谓："疏风利水以治泻，是上下分消之法，使湿有出路，湿去而泻自止"，此即"疗湿泻，处以分消"。

本例用疏风利水药以治泻，使湿邪从汗、小便而泄。运用疏风药尚有"风能胜湿"之义，"如卑湿之地，风行其上，不终日而湿去矣"（《明医指掌·湿证五》）。对于暑湿泻和湿热泻的治疗，可用上下分消之法，并不限暑、热只可用清，而不可用散也。

例2 储某，男，8个月。儿生八月，奶食夹杂，形体白胖。两月前即闻喉间有痰齁声，偶尔咳嗽，咳则呕恶清稀痰，易出汗，大便濡，夹有黏液，小溲短少，舌淡红，苔中根白腻，指纹隐隐不明。体胖多湿，湿聚成痰，此为脾虚不运之象；治当健脾利湿，佐以化滞祛痰。

处方 米炒太子参9g，茯苓9g，炒白术9g，炒苍术6g，陈皮4.5g，制半夏6g，甘草4.5g，焦薏苡仁9g，焦山楂9g，莱菔子4.5g，炒扁豆9g，砂仁3g。上药共研细末，1次3g，1日3次，用姜枣汤（生姜1片，小红枣4枚煎汤）调服。

服上方4天，痰涎大减，咳嗽稀疏，大便已实。药尽后，咳痰均愈。再服原方1料，经随访多年，未再复发。

按 湿因脾生，痰缘湿聚，小儿湿咳，其本在脾。孙老谓："善治者治脾而不治咳，盖脾旺自能胜湿，湿去则咳痰自消矣"，此即"医湿咳，治在健脾"。

《内经》指出："五脏六腑，皆令人咳，非独肺也"，提示治咳必求其本。本例抓住治脾这一根本，方取"六君"，薏苡仁、扁豆健脾利湿，砂仁行气宽中，姜枣暖胃和脾，佐山楂、莱菔子化滞祛痰。

例3 潘某，女，6岁。面色灰滞，神情委顿，发热已六日未解，有汗热减，无汗热增。刻见脘满不纳，泛恶欲呕，颈项、两腋及胸腹白痦累累，晶莹有水，腹胀，小溲短黄，舌尖边干红，苔中根黄腻，指纹晦而不明。证属湿热蕴蒸气分，外露肌表；应清宣达邪，淡渗利湿，勿谓邪有外达之机而忽视宣透。

处方 青蒿4.5g，炒黄芩4.5g，清水豆卷4.5g，晚蚕沙4.5g，茯苓6g，炒扁豆6g，鲜石斛（先煎）15g，六一散（包）9g。日1剂，连服2剂。兼饮薏苡仁炒米汤，每日4～5次。

二诊 时有润汗，温温发热，白痦较前增多。药后自解溏便1次，小溲较长，腻苔已化，原方去青蒿、豆卷，加炒栀皮 3g、炒冬瓜皮 6g，连服2 剂。

三诊 药后热退身凉未再现，又得溏便 1 次。舌苔已退，小溲清长，欲纳不多。此时湿热已清，法当调理脾胃。

处方 太子参 6g，茯苓 6g，炒白术 6g，淮山药 9g，炒薏苡仁 9g，甘草 2.4g，陈皮 3g，宣木瓜 6g，建莲肉 9g，炒谷芽 9g，鲜荷叶 1 角。日 1剂，连服 3 剂，嘱以红枣薏米粥调之。

按 小儿湿温好发于长夏初秋暑湿交蒸时令，其证候特点是病势缠绵，不易速解，病变中心在于脾胃。对此证的治疗要善于将清宣散湿、淡渗利湿、健脾运湿结合运用，以利湿健脾，起脾旺胜湿之效。此即"治湿温，法施宣渗"。

小儿湿温发作，其证缠绵难解，治疗关键在于"湿"字。本例在一诊、二诊中，运用了清宣、渗利二法：清宣，散发湿邪；渗利，疏导湿邪。三诊在热退之后，立即健脾和胃。整个治疗过程始终致力于解决一个"湿"字。

[注] 包煎，指将花粉、细小种子及细粉类药物，绒毛类药物，或含淀粉、黏液质较多的药物等不利于直接煎煮的药物包在原色稀棉布布袋中进行煎煮的方法，如滑石粉、车前子、旋覆花等。

例 4 蔡某，女，5 岁。刻见温温发热，无汗，不欲进食，泛恶作呕，疲乏无力，两目、皮肤发黄，鲜如橘色，腹胀、小溲短赤，舌红苔黄腻，脉滑数。证属脾胃气虚，感受湿热，郁于腠理，淫于皮肤，蕴积成黄，拟疏利二法解之。

处方 藿香 6g，清水豆卷 6g，连翘 4.5g，茵陈 6g，炒栀子皮 4.5g，赤苓皮 6g，姜竹茹 4.5g，陈皮 2.4g，炒车前子（包）6g，六一散（包）9g。日 1 剂，连服 3 剂。

二诊 药后身有微汗，发热不甚，呕恶已止，皮肤色黄略淡。腹胀较松，小溲稍长，苔腻见宣。此时湿热已上下分消，其势已减，仍守原法。原方去竹茹，加赤小豆 30g（煎汤代水），连服 3 剂。

三诊 药后润汗绵绵不断，身热肤黄已退，目黄较淡，小溲由赤转黄，腻苔已化，矢气频频，欲便不下；治以通腑泄浊，淡渗利湿。

处方 生大黄（后入）4.5g，玄明粉（冲服）4.5g，枳壳 3g，茵陈 6g，连翘 4.5g，茯苓 9g，生薏苡仁 9g，六一散（包）9g，冬瓜皮 6g，服

1 剂。

四诊　药后得大便二次，先硬后溏。腹胀已消，腐苔尽退，目黄轻微，纳食较馨。湿虽未尽，不宜久利，当以健脾和胃为主，脾旺则余湿必清。原方去大黄、玄明粉、枳壳，加炒白术6g、淮山药9g、橘白6g、红枣3枚，连服4剂。

药后，目黄退清，小溲如常，予参苓白术散120g，每次6g，每日2次，以善其后。

按　在临床实践中，利小便是治疗小儿黄疸的大法，如再适当结合疏表散湿法，更可加速退黄之效，此即"理黄疸，方主疏导"。

例1、例2都是运用疏解、渗利法泄热祛湿，使湿热上下分消；三诊见腑热便结，及时通里泄热。考《幼科释谜》，对湿热发黄运用"五苓散加麻黄、生姜，汗之即愈"；对大小便赤涩、身热之阳黄证，"法当先利小便，后下大便"，运用此二法治疗湿热黄疸，其效较单用茵陈蒿汤或栀子柏皮汤速。

2．小儿泄泻

小儿泄泻分外感、内伤两大类，大致包括寒湿、湿热、伤食、虚寒四种泄泻。无论何种泄泻，均与"脾""湿"二字攸关，故《内经》有"脾病飧泄""湿胜则濡泄"之说。

例1　刘某，男，10个月。长夏感受暑湿之邪，刻见身热汗少，大便稀黄，其气热臭，日七八次，烦躁不安，口渴引饮，小溲短赤，舌苔淡黄厚腻，指纹浮红。辨证属暑湿伤脾，腑阳不司分利，治以祛暑利湿。

处方　香薷3g，清水豆卷4.5g，炒扁豆4.5g，川连0.9g，茯苓6g，炒薏苡仁4.5g，六一散（包）6g，荷梗（去刺）3寸，姜衣少许。服1剂。

二诊　药后身热汗出已解，便次减少，质较黏稠，舌苔前截已退，中根黄腻，仍以清暑利湿健脾为治。

处方　银花4.5g，川连0.9g，煨葛根4.5g，茯苓6g，炒苡仁4.5g，炒扁豆4.5g，冬瓜皮4.5g，六一散（包）6g，荷叶1角。日1剂，连服2剂。

三诊　大便已实，腻苔尽退，嬉笑如常。嘱在"处暑"前每日饮银花露或荷叶露以清解暑热，另用炒麦芽、炒蚕豆壳各6g，煎汤常饮，运脾利湿，使儿安然度过暑天。

例2 魏某，女，1岁。素体脾虚质薄，纳少运迟，形体瘦弱。晚秋感受寒湿之邪，以致恶寒发热，无汗，便利清稀，日数行，肠鸣漉漉，神萎，脘满泛恶清水，舌淡，苔白腻，指纹淡暗。此证本属脾虚，更伤寒湿，水湿注于肠道；治必散寒祛湿、温脾利水，始能旋运中州。

处方 藿香4.5g，苏叶4.5g，广皮2.4g，制半夏4.5g，煨木香1.5g，砂仁米（杵，后入）1.5g，炒白术4.5g，煨白芍4.5g，温六散（即六一散加干姜，包）6g。服1剂。

二诊 药后身得润汗，寒热已解，恶止，便次减半，质稠，腻苔尖边已化。此乃寒邪虽去，湿未全蠲，治以燥湿健脾止泻。予茯苓4.5g，米泔水炒苍术3g，炒白术4.5g，煨木香1.5g，砂仁米（杵，后入）1.5g，炒薏苡仁4.5g，炒枳实4.5g，广皮2.4g，炒泽泻4.5g，乌梅炭4.5g，服2剂。

三诊 便泄已止，纳食较馨，神情转佳，已见脾旺之象。惟素体脾虚，瘥后仍须温养脾胃，予理中丸（改丸为散）150g，每次4.5g，早晚各1服，红枣汤调下。

按 外感泄泻多在夏秋之令发生，有因暑湿伤脾而成的湿热泻，有因寒湿伤中而致的寒湿泻，病因为湿，病本在脾。治疗此类泄泻时应以祛湿为主，凡疏风、散寒、泄热、利水，均有祛湿作用。脾喜燥恶湿，湿去则脾自旺矣，此即"外感泄泻，祛湿健脾"。

例1为湿热泻证。暑为阳邪，湿为阴邪，暑易清而湿难化，故治疗此证首重利湿和中，湿去则绝其化热之源，以免助暑为虐。叶天士云："长夏湿胜为泻，腹鸣溺少，腑阳不司分利，先宜导湿和中"（《临证指南医案·泄泻》），诚经验之谈也。一诊用香薷、豆卷轻宣暑热，稍佐黄连泄热燥湿，余为利湿健脾之品。二诊继续清暑利湿健脾，是令"四季脾旺不受邪"之意也。

例2为寒湿泻证。因寒湿之邪伤脾胃之阳，故一诊用藿香、苏叶散寒胜湿，广陈皮、半夏、白术燥湿健脾，木香、砂仁醒脾开胃，温六散温中利水，方中加白芍，有补土泻木之意，此东垣所谓"治脾胃必先制肝"之理也。二诊以燥湿健脾为主，使"土旺自能胜湿"。三诊用理中丸加红枣固本培元，以巩固疗效。

例3 吴某，男，2岁。体质素壮，食量较大，近因恣食厚味，重伤脾胃，以致食积不化，上腹痛，拒按，哭闹即泻，日数行，质稀，味如败卵，嗳噫食臭，温温发热，舌苔黄厚，脉滑实。治以消食导滞，运脾和胃。

处方　整枳壳 1 枚（开水磨汁冲服，头入煎），焦山楂 6g，炒麦芽 6g，连翘 4.5g，莱菔子 3g，茯苓 6g，炒苡仁 6g，炙鸡内金皮 2.4g（研末和服），通草 2.4g，干荷叶 1 角。煎服，服 1 剂。

二诊　药后矢气频频，泻虽减而腹部胀甚，舌苔黄腐，脉仍滑实，示宿食已下行；应因势利导，化滞通腑，勿谓泻不宜通也。

处方　焦山楂 9g，炒二丑 3g，共研细末（过筛），米汤加糖（适量），调如糊状，顿服。

三诊　药后得厚便 2 次，中有完谷未化，量多，其气酸臭，午后泻止，热退，腹软，腐苔尽退。今宿食已去，脾胃初和，仍宜健胃和中；处以健脾丸 30g，每次 5g，每日 2 次，开水化服，并嘱节制饮食可矣。

按　伤食泄泻因饮食不节，损伤脾胃，脾气不主升清，胃气失于降浊，清浊不分，乱于肠道所致。此种泄泻多为能食体壮之小儿，也有胃强脾弱体气不足者。但不论其体质强弱，均应以消食导滞为主，此即"伤食泄泻，降胃升脾"。

例 3 一诊用磨枳壳、山楂、麦芽、莱菔子、鸡内金皮、荷叶运脾和胃，连翘散结清热，茯苓、薏苡仁、通草健脾利水。二诊因宿食下行，乃投山楂、二丑末降胃以升脾，是宗《金匮要略》宿食在下当用下法之旨。三诊运用资生健脾丸以固脾胃，是深得治泻之要也。

例 4　章某，男，2 岁。周岁断乳后其母望壮心切，常令其饱食厚味，以致食伤脾胃，运纳失常。一年来，大便多溏，伴完谷不化，形体日羸，四末欠温。迩来纳食减少，反便次增多，日三五行，质稀薄，色淡黄，味腥不臭，腹胀，喜俯卧，苔薄白，脉缓。证属脾气久虚，进致肾阳式微，水寒偏注大肠，乃泄利不止；治以暖胃温脾，并佐制肝之品。

处方　米炒太子参 6g，茯苓 6g，炒白术 4.5g，煨木香 3g，砂仁米（杵，后入）2.4g，广陈皮 3g，乌梅炭 4.5g，炮姜 3g，官桂（后入）2.4g，明附片（先煎）4.5g，甘草 2.4g。日 1 剂，连服 2 剂。

二诊　两日来便次减少，便质已稠，四末转温，腹柔软，神情转佳，方已中窾，毋庸更张，以炮姜易煨姜 2 片，加红枣 3 枚，连服 3 剂。

三诊　大便已实，纳较馨，脾气久虚，徐图恢复。嘱节饮食，善调养，毋伤脾胃乃佳。予附子理中丸加淮山药、茯苓、炒薏苡仁、煨白芍（均研细）共80g，每次6g，早晚各1次，红枣6枚，煎汤调服。

按 虚寒泄泻或因先天不足，脾气久虚；或因后天失调，中阳欠运，或因羔后体虚，脾气薄弱；或因便泄日久，脾肾两虚，凡此均须暖胃温脾，以固后天之本，此即"虚寒泄泻，暖胃温脾"。例4为虚寒泄泻证，方以香砂六君子加炮姜、桂附暖胃温脾，乌梅炭敛肝止泻。泻止后，又以附子理中丸调之，其基本点仍着眼于"旺脾胜湿"之道也。

（三）常用药物

1. 五谷虫伍山药，消疳补脾见长

例 萧某，男，1岁半。周岁断乳后，喂养失宜，脾胃为饮食所伤，食而不运，以致腹胀矢多，其色淡黄，伴完谷不化。羔因迁延日久，气血皆虚，故见形体瘦弱，面色不荣，神情委顿。近来五心烦热，口干多饮，食少，大便稀，日三五行，小溲短黄，舌红，苔薄白，脉濡数。证属"疳泻"，缘脾困日久，势难速效，拟"补脾消疳散"缓缓图之。

处方 焙五谷虫50g，炒淮山药150g，共研细末，每次6g，每日3次，开水适量，加糖少许，调服。

二诊 连进补脾消疳散十余日，大便由薄转厚，纳稍增，五心作热减轻，神情已佳，上方继服半月。药尽后，诸症悉解，面色稍荣，惟形体未丰，继以"健脾八珍糕"（药肆有售）加姜枣汤调服，以资生化之源而益气血。

按 五谷虫，又名谷虫，即蝇蛆（漂净，曝干，焙黄入药，出自《滇南本草》），咸、寒、无毒，入脾胃经。"治小儿诸疳积，疳疮，热病谵妄，毒痢作吐"（《本草纲目》）。早在宋及金元时期已作药用，如宋代的《圣济总录》中谓："六月取粪坑中蛆，淘净，入竹筒中封之待干，研末，每服一二钱，入麝香米饮服之"，治一切疳疾。金元时期张子和用生蛆、木香、槟榔为散外敷，治痈疽疮疡（《儒门事亲》）。由此可见自宋始本品即为治疗小儿疳证的专药，长期沿用不衰。20世纪50年代以后，五谷虫被视为污秽不洁之物而被开除出药籍，从此中药书籍中摒弃不载，药肆亦停止供应，儿医亦无人问津矣。近几年来，有药理、药化方面的实验研究，认为本品含多种酵素，如胰蛋白酶、肠肽酶、脂肪酶、淀粉酶等，有促进胃肠消化吸收的作用。2015年《沈阳药科大学学报》第32卷第6期报告报道，五谷虫具有较强的抑制和杀灭微生物的作用，在古代及现代治疗中都经常被应用于外伤、腐烂等局部创口的治疗，并具有良好的治疗效果和预后；2017 年《中国药房》第 28 卷第 4 期报告报道，五谷虫含有蛋白质、脂肪酸、甲壳素及维生素 A、维生素 D、维生素 E 及多种金属元素，具有抗菌、抗炎、抗肿瘤、降血脂等药理活性，可用于治疗小儿厌食症、牙疳、口疮及创面感染等疾病。

2. 扁豆花合马齿苋，清肠止痢效彰

例　吴某，男，3 岁。夏秋之令，因过食生冷不洁之物，脾胃受戕，加之感受暑湿之邪，表里受病。诊见恶风发热无汗，口干，腹痛，便利红白，白多红少，里急后重，便次无度，舌红，苔白腻，脉濡数。证属湿热下痢，当取"逆流挽舟""通因通用"法，以疏表散邪、泄热利湿。

处方　藿香 6g，佩兰 4.5g，清水豆卷 6g，青皮 3g，槟榔 4.5g，煨木香 2.4g，茯苓 9g，焦薏苡仁 9g，糖山楂 9g，生大黄（后入）4.5g，鲜扁豆花（红白均可）1 撮，鲜马齿苋 2 株（洗净入煎，自加），连服 2 剂。

二诊　药后表证已解，便利红白较爽，腹痛、里急后重均见减轻。原方去藿、佩、豆卷、大黄，加炒苍术 4.5g、广陈皮 3g、川连 1.5g，服 2 剂。

三诊　药后泻痢已止，腻苔尽退，知饥欲食。停上药，嘱用适量鲜扁豆花、鲜马齿苋煎汤，加红糖少许内服，1 日 2 次，连服 3 天，以杜复发。

按　湿热痢中湿偏胜者，当以逐湿调气为先。方中藿香、佩兰、豆卷散湿化湿，茯苓、苍术、薏苡仁燥湿利湿，青皮、广陈皮、木香、槟榔利气，大黄、山楂行滞。二诊易大黄为黄连，配木香泄热化湿，扁豆花、马齿苋清热利湿、凉血解毒。整个过程始终紧扣清热、利湿、调气三法，是深得治痢之要也。

3. 橘白为散补胃，用治纳少运迟

橘白为橘皮去红者，有补胃作用。对小儿脾胃虚弱、纳少运迟者多用之，其性和缓，补中有散，无碍胃之弊。

例　张某，男，1 岁余。儿体孱弱，不耐炎暑。入伏以来，常发热不退，口干嗜饮，但不欲食，形体日益瘦弱。今夏往秋来，儿虽热退多时，但仍不思纳谷，脘满嗳饱，大便少，小溲清，舌苔薄白。盖胃主纳、脾主运，脾胃气虚，故纳谷不馨亦不运也。所谓虚则补之，但不宜大补，权以橘白散稍稍和之。

处方 橘白（焙）60g，炙鸡内金15g，共研细末，每日9g；红枣6枚煎汤，分2次调服。

服药1周后，进食略多，无痞满之象，示脾胃纳运转佳，补药应酌情增加，但仍须补而不骤，予参苓白术散调理半月。

按 《医宗必读·本草征要》在"橘皮"项下谓："留白者补胃偏宜。"《本草从新·山果类》亦谓橘皮"入和中药则留白"，可见橘白为补胃和中之品。入鸡内金助胃消食，加小红枣补益脾胃。实践证明，此方适用于小儿脾胃过虚，暂不宜大补者（因虚不受补），惟惜今药肆已无橘白供应。

4. 川椒对肉桂，外治泄泻相宜

小儿泄泻，临床所见以伤食和风寒泻者为多，故取川椒、肉桂为末，外敷脐窝，1～2次即愈，较少服药。

例1 蒋某，女，6个月。儿母乳溢多脂，常因过纳而有伤脾胃，或吐或泻，时作时止。近来便次增多，日数行，薄如蛋花汤，舌苔白厚而腻，指纹淡暗。幸无表证，神情尚佳，料无大碍，惟须慎风寒、节乳食，泻止乃吉。

处方 肉桂、川椒各1.5g，共研细末，分为2份，取1份置于脐窝，以暖脐膏贴护（现改用纱布袋盛药，置于脐上，束以绷带），4小时揭去，余1份再如前法。

上药敷贴1次后，泄泻止，腹胀消，嘱节制乳食，不宜过饱，庶免腹泻再作。

例2 李某，男，2岁。既往有便蛔史。近来常诉腹痛，痛则哭闹不安，手足发冷。素形体偏瘦，大便多溏。证属中阳不运，寒从内生，治以温中散寒止痛。吴师机谓："中焦之病，以敷脐为主"，故取暖脐法从外治之。

处方 川椒、肉桂各3g，共研细末，分两次敷脐。敷后腹痛即止，予健脾驱虫剂为散服之，以杜再发。

按 川椒、肉桂皆为"气厚纯阳"之品，此类药合用，"入太阴燥湿，入少阴补火，入厥阴暖肝，系治寒凝、气滞、血瘀之妙品，苟非因重寒所致者则不宜轻投"。小儿为"纯阳之体"，且"肝常有余"，用于内服时务须审慎；用于外治是扬其长、避其短也。孙老曾运用此类药外治小儿单纯性消化不良腹泻70余例，疗效达90%以上。

5．地骷髅合焦山楂，消积化滞效奇

地骷髅、山楂长于消积化滞，用于治疗小儿伤乳、伤食之积滞，药虽平淡，但疗效较好。

例 刘某，女，8 个月。诊见面色萎黄，或烦躁不宁，或哭闹欠安，乳后即吐，便利稀黄，其气酸臭，腹胀。羞因喂养不当，食伤脾胃，此乳滞之证也，法当消积化滞。嘱暂停进乳，宜米饮少少与之。

处方 焙地骷髅 9g，焦山楂 9g，共研细末，每次 3g，每日 3 次，米饮（稍加白糖）调下。

二诊 药后解出黄色黏稠大便甚多，频频矢气，腹胀已消，吮乳不吐，苔退大半；予大安丸 30g，每次 3g，每日 3 次，开水化服。

按 地骷髅"乃刈莱菔时偶遗未尽者，根入地，瘦而无肉，老而多筋，如骷髅，故名"（《本草纲目拾遗》）。其味甘、辛，性平，入肺脾二经，有宣肺化痰、消食利水的作用。莱菔尚有"生消熟补"之说，今老根无肉、无水，故主消，配山楂消积化滞，对治疗小儿乳滞不消之症甚为有效。用米饮加糖调服，以维护小儿胃气，庶免克削伤正。

6．黄连得附子，宽中止痛

例 张某，男，6 岁。中秋赏月时过食菱藕生冷之品，加之露天嬉戏，感受秋凉，入夜胃脘痛发，辗转反侧，哭闹不安。睹其状，痛在上腹，按之痛甚，干呕心烦，显系中焦痞满不通，舌苔白厚，脉象沉紧。此属寒凝气滞之胃痛也，急予明附片 9g，川雅连 1.5g，嘱以搪瓷小杯贮药，加水约半茶盅，文火煎熬，取汁顿服。服后约 15 分钟痛止，后未再发。

按 黄连与附子合用，加姜枣名曰"连附六一汤"（黄连、附子用量为 6∶1），出自明代虞抟的《医学正传》，为泻火之剂。黄连苦寒，佐附子辛热，有辛开苦降之功。但此方以寒为主，善治胃热疼痛，加姜枣调和营卫。若稍作化裁，寒证亦可投之，如本例重附子、轻黄连，是反其意而用，对胃寒疼痛疗效亦彰。

7．黍米合吴茱萸，止呕和胃

例 刘某，女，5 个月。奶夹食阻于中焦，脾不健运，胃失和降，大吐后宿食已去大半，故腹无胀痛，惟脾胃未和，吐虽止而干呕频作，舌苔白厚，指纹淡暗。法当运脾和胃，降逆止呕。

处方 炒黍米 6g，淡吴茱萸 3g，制半夏 4.5g，广陈皮 4.5g，焦山楂

9g，砂仁米（杵后入）2.4g，服1剂。嘱暂停喂食，另用鲜姜2片敷双侧内关穴，1小时后取下。午后家长来告，服头煎药后1时许，干呕即止，嘱继进两煎后停药。

按 黍米味甘性温，功在益气补中，其效倍于粳米和谷芽。吴茱萸味辛苦性温，善调脾胃升降，为治呕圣药。吴茱萸得黍米止呕而不伤胃，黍米得吴茱萸和中而不滞胃，二药相伍，和胃止呕之效尤著。

8．二丑炒研调啜，擅通食积虫积

黑白牵牛不但可用于逐水，亦可用于泻积，故常用于治疗小儿食积、虫积，有通便去积之效。

例 王某，男，2岁。因节日过食厚味，以致损伤脾胃，运化失常，见发热，伴口干，脘满腹胀，嗳噫酸腐，大便干结，舌苔黄厚而腻，指纹如蛇形。此乃里滞较重，蕴蒸发热；治应釜底抽薪，消食泻积并用。

处方 炒麦芽12g，炒牵牛子各3g，共研细末，过筛，稍加红糖，用米汤调如糊状，顿服。

服药3小时后得大便1次，诸症悉解。

按 前人所谓："凡用牵牛，少则动大便，多则泻下如水。"其功用实为通利大便，使小水亦随之而下耳，炒熟则泻性较缓。用炒二丑与炒麦芽合用研粉，加糖少许，开水拌和，香甜可口，与调"焦面"无异，便于小儿服用；也可与焦山楂合用，其义亦同。

二、肺系疾病

（一）常见病证

小儿肺系疾病——肺炎喘嗽、乳蛾、哮喘、鼻衄、风温、感冒、喉痹、喉瘖等证的临床表现虽各有异，但总不越乎肺气的病理变化。善治者只需了解特点，辨清证候，调其气机，适其寒温，理其虚实，惟小儿肺脏娇嫩，肺气不足，寒热虚实易于转化，遣方用药必须灵活应变，防患于未然，并始终注意维护正气。

1．肺炎喘嗽

例 杨某，男，4岁。微恶风寒，温温发热，鼻塞、咳嗽三天，服保赤散、琥珀抱龙丸无效来诊。诊见面赤咽红，唇干口渴，发热无汗，咳嗽痰鸣，呼吸喘促，烦躁不安，舌红苔白，指纹浮红，脉浮数。此属风热闭肺，肺失宣和；亟宜辛凉透邪，轻宣肺气。

处方　桑叶络、银花各6g，连翘、牛蒡子各4.5g，炒栀皮、炒枯芩、杏仁、桔梗、甘草各3g，薄荷（后入）2.4g，服1剂。

二诊　药后身得润汗，发热、咳嗽痰鸣、气喘均见减轻，原方去薄荷、杏仁，加炒蒌皮、大贝母各4.5g，连服2剂。

三诊　身热尽退，咳喘均平，舌红苔薄黄，口干唇燥。小儿肺常不足，此为外感风热后，肺阴受灼，拟养阴清肺法以善其后。

处方　南沙参、麦冬、枇杷叶（包）各6g，大贝母、天花粉、野百合、甜杏仁各4.5g，甘草2.4g，连服3剂。

2．乳蛾

例　秦某，男，3岁。发热有汗，呛咳音嘶，咽喉红肿，表层白腐，痛不欲食，舌苔黄厚，大便三日未解，小溲短赤，脉浮数，指纹鲜红。肺胃素有积热，加之外感风热羁留不解，风火相煽，内外交炽，搏击于咽喉发为乳蛾。辛凉清解属扬汤止沸，通腑泄热方为釜底抽薪，且咽者胃管，喉者肺管，皆以降为和，清热解毒药亦不可废。

处方　生栀皮、生大黄（后入）、玄明粉（冲服）、射干、甘草各3g，银花、连翘、玄参、麦冬各4.5g，服1剂。锡类散1支，吹喉，1日数次。

二诊　药后腑气已通，得大便2次，先硬后溏，热退，呛咳减，咽肿见消，肺胃积热已清泄下行。前方去大黄、玄明粉，加木蝴蝶、蝉衣各3g，连服2剂。

三诊　咽肿已消，发音正常，惟两侧白腐尚未尽敛，原方去蝉衣、射干，加川百合、大白芍各4.5g，青果2枚，连服3剂，药尽而愈。

按　孙老结合多年的临床实践，认为肺气宣降二者功能失常，虽有相同之处，但不可等量齐观，如寒邪束肺而见憎寒发热、汗闭肤干、咳嗽痰鸣、呼吸喘促等症，病机表现则以肺气失宣为主，治当宣肺透邪；若痰阻气道，热邪闭肺而见咳嗽、气喘、喉痛、喉痹者，则以肺气失降为主，治当肃肺泄热。宣发肺气法一般有清宣法和温宣法两种，前者适用于风热闭肺，后者适用于风寒束肺；通降肺气法常用的有降气肃肺法和通腑肃肺法两种，前者有降逆平喘之功，后者有祛痰泄热之效。在运用宣通二法时，要紧紧把握小儿"易寒易热"的病理特点，时刻注意"宣肺应温清有度，肃肺须通降毋过"。尤其要考虑到风温之邪传变最速，要及早投入清气药，以防入气传营，实为上工之治，此即"掌握呼出吸入之机，善调升降"。

杨案和秦案皆属外感风热，一予清宣肺气法，一予通腑肃肺法。杨案温邪虽在上焦卫分，但小儿"肝常有余"，邪热易于窜肝动风，同时又善入气传营，故于辛凉解表药中，加清气药，断其窜肝入气之路。所用清气药均较轻清，无大苦大寒伤肺之弊，且苦辛合用，宣中有降，颇合肺气升降之机。对风热感冒以及由此而发生的咳嗽、哮喘等症，也可运用此法。对于外感风寒之肺炎喘嗽、感冒、咳嗽、哮喘等症，常喜温清并用。常用药物有苏叶、苏子、防风、薄荷、牛蒡子、荆芥、淡豆豉、连翘、葱叶、生姜等，用量甚轻，药性平和，适合于小儿。

杨案除风热上干的外因以外，尚有肺胃积热的内因。盖肺与大肠相表里，通腑即可泻肺胃之热。方中大黄、玄明粉量仅3g，加甘草解毒缓泻。凡表现为哮喘、肺炎喘嗽、咳嗽等因痰涎壅盛阻于气道者，亦可运用本法；还可用枳壳、杏仁、瓜蒌仁、火麻仁等宽肠润下药煎汤送服礞石滚痰丸（研碎），用量可根据患儿体质及病情酌定，此方降痰作用优于前方；如舌苔白厚、肺有寒痰者，可加淡干姜少许，与丸中大黄相伍，可收苦降辛通之效。

3．鼻衄

例 张某，女，2岁。发热颧红，干咳不爽，烦躁欠安，常以两手揉鼻，揉后即见衄血，血色鲜红，便燥溲赤，舌红苔黄，脉数。鼻为肺窍，两颧属肺，今见颧红鼻衄，系肺火灼伤阳络也；治宜清泻肺火，疏利肺气。唐容川谓："肺气清，则太阳之气自清而衄不作矣"。

处方 桑白皮、地骨皮、黑山栀、生地黄各3g，南沙参、麦冬、白茅根各4.5g，薄荷（后入）、甘草各2.4g，雪羹汤（海蜇30g、荸荠5枚）煎汤代水，连服2剂。

二诊 药后发热、颧红已退，鼻衄幸止，大便转软，小溲渐清。肺火上炎之势已挫，肺阴消铄之损初固，盖脾为肺之母，治肺尚须护脾，此所谓"清金保肺，无犯中州之土，培土调中，不损至高之气"（明·绮石语，见《理虚元鉴》）之理也。

处方 茯苓、薏苡仁、淮山药各6g，南沙参、麦冬、川百合、白扁豆、川贝母各3g，甘草2.4g。连服3剂，以巩固疗效。

按 孙老认为："肺守中和之性，既恶寒亦恶热也。治其寒证当以热药，但不宜大热，以免热耗肺阴；治其热证当以寒药，但不可过寒，以免寒伤肺气。小儿肺脏娇嫩，尤应如此。"故在治疗这类疾病时，应注意法有尺度、量有分寸，谨用寒温，不使过剂，此即"明确恶寒畏火之性，谨用寒温"。

张案为热伤阳络之鼻衄。前方用泻白散、雪羹汤等清肺泻火，养阴止血，加薄荷疏利肺气，在养阴清热药中用辛味药又不致凉肺。对喉痹、久痦、久咳之属于阴虚火旺者，亦可取二方之长，酌情增损。

4．风温热闭

例　王某，女，1岁半。春末感风温之邪，微恶风寒，发热无汗，咳嗽气粗，唇干口渴。前医进疏风解表药未效，且日益加重。刻见壮热面赤，神昏躁扰，舌绛，苔黄欠津，指纹紫滞达于命关，逆转之势已成。叶香岩谓："深怕液涸神昏，当滋清去邪，兼进牛黄丸驱热利窍。"

处方　潞党参4.5g，生地黄、带心连翘、连心麦冬、人中黄、银花、紫丹参各3g，九节石菖蒲、川郁金各2.4g，鲜卷心竹叶4片，犀角屑0.3g，服1剂。另予牛黄清心丸半粒，1日2次。

二诊　热势稍挫，躁扰较安，惟神识尚未清爽，逆势已示转机，仍须清热利窍，总以转出气分乃吉。原方去竹叶，加鲜竹沥一匙，服1剂。

三诊　神识清爽，躁扰安静，舌干绛转润，热未尽退，咳有痰声。病机由里出表，佳兆也，应因势利导、清肺豁痰可矣。

处方　南沙参、桑白皮、地骨皮、银花、瓜蒌仁、大贝母各3g，薄荷（后入）、桔梗、甘草各2.4g，鲜枇杷叶（刷去毛，包）1片，服3剂。药后诸症悉愈。

5．气虚感冒

例　刘某，男，2岁。形瘦神萎，自汗畏风。感冒缠绵不休，愈后未几又复感风寒，或已至尾声再继发套伏，常服解表药无效。咳嗽痰稀，便溏，日3～4次，伴完谷不化，舌淡苔白，脉浮细。此缘肺气虚弱，腠理不密，外邪极易乘虚而入。常服疏风解表药，宣发已久虚之肺气，更致卫外不固，此舍本逐末之法也。肺脾两虚以肺虚证为主，治当益气解表。然脾为肺之母，补脾亦不可缺。

处方　炙黄芪、炒白术各9g，防风4.5g，甘草3g，红枣4枚，薄姜1片，连服3剂。

二诊 感冒已愈，自汗减少，方已获效，不再更张，原方再进 5 剂。药尽后自汗已止，大便正常，神情转佳。嘱常服补中益气丸，每日 3g，1 日 2 次。尔后，儿体已日益健壮矣。

按 小儿病理变化"易虚易实"。孙老常谓："小儿之恙如'没把流星'，持之不住，握之不定，虚证不宜峻补，峻则壅滞满中；实证不宜猛泻，猛则克削伤正。必治实慎防转虚，治虚谨虑成实，如是者，斯可谓治有先见，胸有成竹者也"，此即"须知易虚易实之变，妥施补泻"。

王案为风温逆转心包，属热证、闭证，方用清营汤去黄连、玄参，加人中黄、潞党参，一为去其苦寒之性，加强解毒之功；一为扶持正气，以防由闭转脱，是故治小儿实证者，不可不慎也。

刘案为肺气虚弱、卫外不固之感冒，虽有表邪，但不宜过散，过散则表愈虚，虚人尤易外感；同时亦不宜过补，过补则邪气留，反致纠缠不解。故用玉屏风散加甘草主之，取其以补为主，补中有散，另加姜枣调和营卫。

6. 小儿哮喘

小儿哮喘有因寒、因热、因痰、因虚之不同，可分别以宣肺、通腑、补肾三法主之；而且，小儿具有"易虚易实，易寒易热"的病理特点，治疗中应注意"宣肺而不耗气，通腑而不伤正，补肾而不腻膈"。下面分别以几个案例来说明"宣肺、通腑、补肾"在治疗小儿哮喘的具体应用。

例 1 赵某，女，2 岁。哮喘由感寒而发，两日来，始则畏寒发热，无汗，鼻流清涕，咳嗽气粗。继则哮喘发作，伴有痰声，喘甚时面色青滞，唇口紫绀，舌苔白厚，指纹晦暗不明。证属风寒外束，肺失宣和，痰气交阻，上壅气道；治以宣肺解表，利气化痰。

处方 苏叶、淡豆豉、法半夏各 4.5g，防风、前胡、杏仁各 3g，薄荷（后入）、炒枳壳、薄橘红、桔梗各 2.4g，葱管 3 支，薄姜 1 片。服 1 剂，服后温覆取汗。

二诊 药后汗出溱溱，寒热尽退，哮喘已平，惟咳嗽未止，伴有痰声。此乃肺气已见疏宣，痰浊滞留未化，原方去解表药加化痰药主之。

处方 炒枳壳、薄橘红、桔梗各 2.4g，甘草、郁金、杏仁、炒蒌皮、大贝母各 3g，法半夏 4.5g，茯苓 6g，连服 2 剂。

三诊 咳痰均减，气息平和。原方去枳壳、橘红，加米炒太子参、茯苓、炒苡仁各 6g，连服 2 剂而愈。

例2 黄某，男，3岁。哺乳期曾患有奶癣，二岁始愈。春末感风温之邪，晨起状似畏寒，发热，咳嗽，两颊潮红，旋见哮喘痰鸣，烦躁不安，唇口干绛，舌色红，苔薄白，指纹紫暗。证属风热犯肺，肺郁不宣；治以清宣肺气，化痰利膈。

处方 桑叶络、连翘、牛蒡子、淡豆豉、大贝母各4.5g，杏仁3g，炒栀皮、桔梗、甘草各2.4g，天花粉6g，服1剂。

二诊 药后身热得汗已解，哮喘渐平，咳嗽痰鸣均见减轻。原方去栀、豉，加南沙参6g、枇杷叶（包）4.5g，连服2剂遂愈。

按 肺主气，属卫，司呼吸，外合皮毛，具有宣发之性。若肺感寒热之邪，其气郁闭不得宣发，则发为畏寒发热、汗闭肤干，甚至咳逆上气等症。孙老从多年的临床实践中认识到"哮喘因外感而发者，其病在表，不必定喘，只须发散，发散则表邪尽去，而哮喘自平矣。"治法以宣肺解表为主，常用的有温宣法和清宣法两种。温宣法适用于外感风寒之哮喘，清宣法适用于外感风热之哮喘。在临证时，他还考虑到小儿"脏气清灵，随拨随应"，选方用药以轻清灵活见长，注意"温清有度，宣发毋过"，以免有伤小儿正气。

以上两案分别为哮喘实证之寒喘、热喘，常因感受病邪而发，其标在表，其治在肺。盖肺虽司气机宣肃，若外邪束肺，肺失宣和，治当疏宣肺气，故投宣肺解表之剂，用药轻清如羽，取上浮宣发之性，以疏利上焦之气。方虽平淡，每获效机。况小儿肺常不足，又以宣肺而不耗气为上，此乃"宣肺以疏其表"。

例3 费某，男，2岁半。形体肥胖，蕴有痰湿，呼吸常伴痰鸣。近因感受外邪，温温发热，咳嗽哮喘，声如曳锯，甚则咳呕黏痰，腹胀、舌红、苔薄黄，指纹晦暗不明。证属肺失肃降，痰阻气道，取通腑法以肃肺气，肺气降则痰亦下行矣。

处方 郁李仁、瓜蒌仁、杏仁、制半夏各4.5g，枳壳、淡竹茹各3g。服1剂，煎汤送服礞石滚痰丸（研碎）2.4g。

二诊 药后频转矢气，旋解溏便少许，腹胀已消，痰声亦敛，咳喘顿平。此为腑气已通，肺气亦降。肺主气之宣降，能降自亦能宣，故又收汗出热退之效。患儿素有痰湿，脾虚欠运，理宜缓则治本，重在健脾，稍佐益肾。

处方 米炒太子参、茯苓、炒白术各 6g，制半夏、覆盆子、山萸肉、炒苍术各 3g，甘草、陈皮各 2.4g，连服 5 剂。继以八珍糕调理 1 月，经随访数年，未再复发。

按 肺主肃降，通调水道，与大肠相表里，此经络之联系也。孙老尝谓："肺主肃降，功在贯通六腑，六腑赖肺气以降之，肺气降则六腑之气皆通；肺气又赖六腑以通之，六腑通则肺气亦降，是以六腑以通为用，肺气亦以降为和也。"故小儿哮喘之因肺失肃降，痰阻气道，其气上壅而致者，多主张运用通肺法以肃肺气而降顽痰，使喘逆自平。用药缓而不峻，峻则大泻。"小儿如新生雏犊，脏腑娇嫩，纵是实证，亦非大实，且小儿病理变化易虚易实，尤须注意通腑而不伤其元气。"

就本病常法而言，在用药时应考虑到宣中有降，降中有宣。若表邪束肺，应以"宣"为主，宣则腠理疏泄，邪从汗解，肺气随之通调；若顽痰阻塞气道，当以"通"为主，肺与大肠相表里，通则痰浊下行，肺气随之宣畅。用此二法治疗小儿哮喘性支气管炎表证较重、喘甚痰多者，均有较好疗效，此乃"通腑以降其痰"。

例 4 王某，男，6 岁。两年前，常在季节转换或气候变化时发生哮喘，迩来又急性发作。诊见儿体羸弱，面灰不泽，眼睑轻度浮肿，精神委顿，入寐即喾，手足欠温，哮齁之声达于户外，吸气时喉中如水鸡声，干咳无痰，纳食不馨，大便多溏，舌胖嫩，苔薄白，脉沉细。此肾虚不纳之候也，急宜补肾固本，勿拘"急则治肺"之说而因循误事。

处方 紫河车、坎炁、煅龙骨各 9g，五味子、炙甘草、制黄精各 6g，鹿角霜、野山参各 3g，制附片、肉桂各 1.5g。上药共研极细末，每次 6g，1 日 3 次，开水调服，3 日服完。

二诊 药后哮喘显著减轻，精神转振，寐时安适，纳有增加，咳嗽较疏，略有齁声。守方月余，日渐平复。经随访年余，未见复发，且儿体已日趋健壮矣。

按 小儿哮喘之因风、痰者易治，因脾肾虚者难医。向有"急则治肺，缓则治脾肾"之说，言其缓治者，示人以法亦示人以难治之意也。对因虚而致之哮喘，虽属急性发作，但并无表证，不必从肺论治，因此类患儿多属先天不足，肾气（阳）虚弱。"肾为气之根""吸入肾与肝"，肾虚则元气不足，或摄纳无权，必影响气之出入。其中兼有脾虚症状者，亦与肾虚有关。故对此类患儿多主张以温肾为主,扶脾为辅,此"沃枝叶不如培其根本"之意也。

本例病本在先天不足、肾虚不纳,故运用紫河车、坎炁、鹿角霜等血肉有情之品温补元阳,加入参、草、黄精等大补元气,少伍桂、附以鼓舞阳气,五味子、龙骨以收摄肾气、还纳命门。此方虽补,但补而不骤,温而不烈,无滋腻燥热之弊。小儿稚阳未充,用此类药物又有扶阳助长之功。孙老曾用此方酌情加量治疗成人支气管哮喘3例(1例合并肺气肿),均获得不同程度的缓解;其中2例缓解后,两年未发,此乃"补肾以固其本"。

小儿哮喘关系到肺、脾、肾三脏,急则治肺,缓则治脾肾已成定理。就治肺而言,有虚实寒热之分,肺实者以宣、通肺气为主,肺虚者以补益肺气为主,肺虚哮喘本文未加论述。孙老认为哮喘属肺虚者,补肺不若健脾,虚则补其母故也;同时他还主张在健脾的同时适当补肾,补肾又重在温肾,以求补火生土,土旺生金,疗效较好。

(二)常用药物

1. 瓜蒌选用溏心,功专润肺通腑

治小儿肺热咳嗽或痰食结胸,用溏心瓜蒌(9—10月蒌实成熟时期采集,风干果壳,其内瓤潮湿如溏心者),可获润肺止咳、通腑泄浊之功,较单用干品蒌皮或蒌仁为优。

例 沈某,女,5岁,外感风寒,内伤饮食,初期表证较著,服解表药后,畏寒已罢,但发热未解。三日来身热炙手,欲咳不出,胸满气粗,腹胀不大便,躁扰欠安,口干欲饮,饮入即吐,舌红,苔中根黄厚,脉滑数,小溲短黄。证属肺胃痰滞交壅,气机不利;治以辛开苦降,通腑泄热。

处方 川连2.4g,制半夏6g,炒枳壳3g,川郁金4.5g,大贝母6g,焦山楂9g,炒谷芽9g,飞滑石(包)9g,溏心瓜蒌(中等大小)1枚,服1剂。

二诊 药后大便1次,先硬后溏,恶臭。汗出热解,黄苔尽退,气息平和,痰热已从下而泄,肺胃清和,当不复为患矣,投清肺和胃药2剂,以善其后。

按 本例为肺胃痰滞交壅,蕴蒸发热。取溏心瓜蒌通腑泄热,佐以贝母,有开胸散结之效。李中梓推崇贝母治"胸中郁结"、瓜蒌"主疗结

胸"（《医宗必读·本草征要》）。二药合用，其功效又岂止涤痰而已？

2. 萝卜取汁饮之，喜其快膈宽胸

萝卜药用多取白萝卜。萝卜子，即莱菔子，功专下气，消积化痰。萝卜老根名为地骷髅，可消食化积。白萝卜"生消熟补"，生用味辛甘，性温，具宽胸快膈之效，熟用味甘，有开胃和中之功。用白萝卜连皮捣烂取汁，加生姜汁2～3滴温服，治小儿寒痰哮喘疗效甚好。

例 陈某，男，5岁。恶寒发热两天，表解后，咳嗽未愈，反增气喘，喘息与痰鸣交织，声如曳锯，咯痰黏腻不爽，脘满嗳气，不欲纳谷，舌苔白腻，脉濡。证属痰湿内蕴，气机逆转，治以化痰、降气、平喘。

处方 苏叶、苏子、杏仁、川郁金、制半夏、炒川朴各4.5g，橘红3g，茯苓6g，炒薏苡仁6g，白萝卜汁1酒盅，加入生姜汁数滴，温服，连服2剂。

二诊 药后咳喘均平，舌苔由白转黄，示痰食已宣，乃投涤痰通里药1剂，得溏便1次而愈。

按 本例为痰湿内蕴，病在中上二焦，方主降气、化痰、宣中，用白萝卜汁化滞祛痰，加生姜汁通中散气。李时珍引寇宗奭曰："散气用生姜，下气用莱菔。"（《本草纲目》）今二汁合用，妙在疏通气机，所谓快膈宽胸者，即消其痰滞而胸膈自快也。《普济方》载萝卜汁加入生姜汁治疗失音不语。

3. 贝母化痰合郁金，可开痰食结胸

川郁金本为疏肝解郁、祛瘀止痛之要药，《本草从新》谓其"能开肺解郁"，多与浙贝母合用。两药均味辛苦、性微寒，辛开苦泄，合用之，可开胃降气豁痰。

例 钱某，女，4岁。体质健壮，较少患病。数日前忽染感冒，咳嗽，发热，但饮食嬉戏如常，近日身热较甚，无汗，咳声重浊，咯痰不爽，气息增粗，脘满嗳气，舌红，苔淡黄厚，脉滑数。证属痰食互结于胸，肺胃失于和降；治以清气肃肺，化滞祛痰。

处方 浙贝母6g，枯黄芩6g，连翘6g，杏仁6g，整川郁金9g（开水磨如糊状，加入头煎药汁冲服），天花粉9g，莱菔子3g，焦山楂9g，通草2.4g，服1剂。

二诊 药后身热已微，气息较平，咳嗽咯痰略爽，矢气频频，已见肺开胃降之象。原方去连翘、天花粉，加桑叶络 6g、全瓜蒌 9g、生枳壳 3g，服 2 剂。上方服 1 剂后，即解大便 1 次。药尽后，热退咳止而愈。

按 浙贝母为化痰止咳药，主治外感风热及痰火郁结之咳嗽。川郁金非化痰药，有行气解郁、活血化瘀的功用。两药同用，一取贝母化痰，一取郁金下气，使在肺之痰随肺气肃降而下行。郁金又具有轻扬之性，能上行入心及心包络。《外科全生集·马氏试验秘方》载白金丸中以郁金配白矾治惊痫癫狂之痰热蒙闭心窍，即取其解郁清心之用。其余诸药协同二味清肺化痰，宽胸导滞，以奏全功。

4. 香附配紫苏，发表消痰共掌

香附味苦，紫苏味辛，皆属温性，苦能燥，辛能散，有燥湿消痰、疏风解表之功用。小儿外感风寒，每多夹痰、夹滞，用此二味，可收表里双解之效。

例 李某，女，2 岁。晨起经风，遂而频频喷嚏，鼻流清涕，午后即恶寒发热无汗，咳嗽有痰，气息稍粗，脘满嗳气，不欲纳谷，舌淡，苔白厚腻，脉浮。证属风寒外袭，肺失宣肃之权，食滞于中，胃失和降之职；治以疏表散邪，消痰化滞，以期表里双解。

处方 制香附（杵）6g，紫苏叶 6g，苏子 3g，制半夏 4.5g，橘红 3g，焦山楂 9g，甘草 2.4g，生姜 1 片（如 1 元硬币大小，下同），葱白 3 枚，服 1 剂。

二诊 药后身得润汗，恶寒发热已退，惟咳嗽痰多，咳甚则气息不平，腹胀，苔淡黄厚腻，脉滑。此乃表虽解而里未和，法当肃肺祛痰，消食和胃。拟原方去姜、葱、山楂，加杏仁 4.5g，全瓜蒌 9g，大贝母 6g，炒谷芽、炒麦芽各 9g，服 2 剂。

服药当天得大便 1 次，腹胀消，苔退，药尽后咳嗽即止，呼吸平和，饮食如常。

按 香附、紫苏二药合用，首见于《和剂局方》的"香苏散"。其中香附宣通肺气，疏理肝气，紫苏开发腠理，祛散表寒，二药合用共奏理气解表之效。香、苏二药均走气分，非唯解表，已能行气宽中，善理中焦疾病。清·吴仪洛谓香附"行里气而消内壅""盖气行则寒散，而食亦消矣"（《成方切用》）。《本草正义》谓紫苏能"开胸膈，醒脾胃，宣化痰饮"。小儿外感表证，夹痰、夹滞者多，二药同用，表里兼顾，内外分消。二药性格平和，无耗气伤阴之弊，用于小儿较为合适。

5．五倍子偕五味子，收肺敛汗效甚良

例　王某，男，2岁。形体孱弱，面色无华，后头扁平，两角凸出，呈倒三角形，胸骨亦稍稍隆起。常感冒咳嗽，寐则全身出汗，额及颈项汗出如珠，拭干后方渐渐收敛，纳少，舌质淡，苔薄白，脉细弱。此肺、脾、肾俱虚，营卫不和之汗证也，治当三者兼顾，以补益肺脾为主。

处方　炒白术12g，炙黄芪12g，防风6g，炙甘草3g，浮小麦15g，薄姜1片，红枣3枚，服2剂。另予五倍子、五味子各6g，共研细末，分2份，临睡时用1份，以温开水调敷神阙穴，复以牛皮纸（今用塑料布）裹腹，翌日取下；另1份再敷如前法。

二诊　内外合治，兼顾三经，喜闻盗汗已收。惟培补先后天之本，尚非一时之计，嘱调以饮食，辅以药铒，缓缓图之。

按　本例用玉屏风散加甘、麦，补益肺脾，益气固表。五倍子、五味子均入肺肾二经，其味皆酸，功擅收肺保肾。《伤寒论注》谓："肺欲收，急食酸以收之，以酸补之"，故用治肺气耗散之汗证极为有效。用五倍子止汗，见于《本草求真》，该书谓："常出自汗，睡中出为盗汗，用五倍子研末，津调填脐中，缚定，一夜即止也"。二药合用，是受朱丹溪治"黄昏嗽方"（即五倍子、五味子二药合成）之启发，认为内治之药，即外治之药，外治之理，即内治之理，故将内服移作外用，使之功效倍于单味五倍子。

6．大青叶合玄参，善治乳蛾肿痛

小儿咽喉疾病最常见者为"乳蛾"，该症分急、慢性两种。发则恶寒发热，咽喉红肿疼痛，重则吞咽不利。笔者取大青叶与玄参二药同用，所治"乳蛾"病例，疗效甚佳。

例　张某，男，4岁。发热恶风，鼻流清涕，咳嗽，咽痛，不欲饮食。张口视之，咽喉及上颚焮红，两侧乳蛾突起，如小乳头大，舌红，苔薄白，脉浮数。证属风热上干，热毒与气血搏结于咽喉；治以疏风散表，清热解毒。

处方　大青叶4.5g，玄参9g，银花9g，薄荷（后入）3g，马勃6g，桔梗3g，生甘草3g，杏仁泥4.5g，通草3g，服2剂。

二诊　药后身热较平，两侧乳蛾见消，咽喉焮红略退，吞咽稍爽，咳嗽大减。上方去银花、薄荷、杏仁，加天花粉9g、胖大海9g、桃仁6g，服2剂。

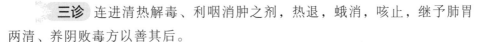

三诊 连进清热解毒、利咽消肿之剂，热退，蛾消，咳止，继予肺胃两清、养阴败毒方以善其后。

按 急、慢性乳蛾，缘肺胃素虚，病邪乘机侵犯其所系部位而得。正如《小儿卫生总微论方·咽喉总论》谓："小儿咽喉生病者，由风毒湿热搏于气血，随其经络虚处所著，则生其病"。所谓"经络虚处"，实指肺胃二经言。故治疗此证，常取玄参养肺胃之阴而降火，大青叶解热毒之邪而消蛾。《汤液本草》引张易水曰："玄参乃枢机之剂，管领诸气，上下肃清而不浊，风药多用之"，是故玄参养阴清肺而无滋腻留邪之弊。《药性本草》谓大青叶可"治瘟疫寒热"；《卫生易简方》用"大青捣汁灌，治喉痹"，可见大青叶清热解毒之效甚著。二药相伍，是治疗小儿乳蛾之良方。治慢性乳蛾，宜合清热解毒、养阴生津、散瘀消肿药于一方，其中玄参、大青叶每方必用。

7．干姜通肺气，寒喘膹郁立止

小儿寒喘多因风寒外感而发，以呼吸急促、声如曳锯为主要表现。治疗此病，遣干姜以温通肺气，肺气通降，则喘哮亦平矣。

例 孙某，男，1岁半。金风送爽，儿感新凉，继寒战发热之后，突生哮喘。诊见面唇发青，呼吸急促，声如曳锯，舌淡，苔白厚腻，脉浮数。证属风寒束肺，痰阻气道；治以宣肃肺气，化痰平喘。

处方 苏叶6g，苏子3g，防风4.5g，淡豆豉6g，杏仁泥4.5g，橘红3g，淡干姜2.4g，制半夏4.5g，金沸草（包）4.5g，生甘草2.4g，服1剂。

二诊 药后身得润汗，发热恶寒均解，喘哮顿平，面唇由青紫转为红活，厚苔已化，予资生健脾丸、枇杷膏健脾清肺。

按 治小儿寒喘，必用干姜。孙父曾治一小儿风寒表证兼喘，用葱、豉、桔梗等药治疗，其中淡豆豉一味三钱，药肆误为淡干姜配出，药煎成后，儿母喂之，药一入口，即见患儿摇头吐舌，哭闹异常，儿母欲知其异，乃亲口尝药，觉其味辛辣，难以下咽，随持药罐、处方来寓所询问，经检点所煎之药，方知淡豆豉被司药误为淡干姜配出。急趋视儿，迫至其家，儿喘息已平，安然入睡矣。如斯重症，一剂而安，悟干姜有温通肺气之功，肺气通降而不上逆，则喘哮自平。以此获得经验，尔后凡小儿寒喘，辄投此药无不立应。

8．栀壳配枯芩，祛邪退热

例 严某，男，1岁。外感发热两天未退，中午前后热盛，热时两颊绯红，无汗，手指反凉，唇干，咳嗽痰鸣，鼻有清涕，气息声粗，大便实，小溲淡黄，咽红，舌苔中根白厚，指纹紫滞。证属风热袭卫未解，有入气趋势；法宜辛凉解表，佐以清气退热。

处方 连翘4.5g，薄荷（后入）2.4g，天花粉9g，浙贝母6g，杏仁4.5g，桔梗3g，生甘草3g，炒栀壳3g，炒枯芩4.5g，服1剂。

二诊 药后身有微汗，热退，手指已温，咳嗽减轻，仍有痰声，咽稍红，口干欲饮，舌苔淡黄厚腻，大便未解。因肺与大肠相表里，痰贮于肺，肠失传导，泻肺通腑，两相宜也。予瓜蒌仁9g，大贝母6g，杏仁6g，郁李仁9g，苏子霜3g，生枳壳3g，川郁金6g，甜葶苈子4.5g，炒枯芩4.5g，服2剂。服后腑气通，肺气和，诸症悉解。

按 山栀、黄芩味苦性寒，有清热泻火作用。小儿外感发热，起始虽在卫表阶段，宜表宜散，但因小儿为"纯阳之体"，热变最速，如见壮热面红，或舌红、口干、溲黄一症，可在辛凉解表药中加入栀、芩二味，切不可拘于"到气才可清气"，以免邪恋太阴，久羁不解而出现寒热不退、喘嗽不已的重症。加之小儿"肝常有余"，如邪热炽盛，窜犯厥阴，亦可出现动风发痉的险候。黄芩得栀子泻肺火并清邪热，栀子佐黄芩泄肝（胆）热以免动风，二药合用，其祛邪退热之效尤佳。黄芩用枯芩（片芩），山栀用栀壳，均炒，二药质轻味薄，寒性减弱，用于小儿较为合适。

9．浮萍、薄荷外用，清暑散热

例 刘某，男，3岁。夏日儿感暑热之邪，玄府郁闭，以致壮热无汗，面颊殷红似妆，气息声粗，常于寐中惊醒，口渴多饮，舌红，苔薄白，脉浮数。此为暑热闭肺，毛窍失宣，有劫肝动风之虞。《黄帝内经》云："体若燔炭，汗出而散"，治宜开腠发汗、清暑散热，拟辛凉透表法外治，使药液遍及全身，其发汗泄热之效可唾手而得。

处方 鲜薄荷150g，鲜紫背浮萍250g（二药干者亦可，量酌减），煎水约4000mL（煮沸即可），滤去药渣，注入盆内，俟水温低于40℃时，脱去儿衣，置儿于水中，半仰卧，频繁用手带水在患儿四肢、腋窝及胸背部位按摩，10～15分钟后，将儿抱起，揩干身体，隔3～4小时再如法洗一次。洗后，即腠开汗出，热退身凉。

按 本例为暑令外感发热，与暑温发自阳明者不同。暑温多汗而热势不减，本证无汗而表热炽盛，故开腠发汗、清暑泄热，最为对证。薄荷味辛性凉，有疏解风热、清暑辟秽之效。浮萍味辛性寒，功专解表行水，李时珍谓："其性轻浮，入肺经，达皮肤，所以能发阳邪汗也。"（《本草纲目》）李中梓盛赞其发汗功效，曾有歌云："天生灵草无根干，不在山间不在岸，始因飞絮逐东风，紫背青皮飘水面。神仙一味去沉疴，采时须在七月半。选什瘫风与大风，些小微风都不算。豆淋酒内服三丸，铁汉头上也出汗。"（《医宗必读·本草征要》）。孙父用浮萍与薄荷为伍，辛寒辛凉相合，对表热炽盛须从汗解者最为适应。温水浸浴，抚摩肢体，能开发腠理、疏通经络，有助于发汗解热。

近几年来，孙老用此二药加香薷、豆卷、银花、鲜竹叶、大青叶适量，煎水如上法，治疗小儿夏季热10余例，洗1～4次，遍身汗出，体温即降至正常。

10. 蝉蜕、全蝎为散，熄风止痉

例 徐某，男，4岁。壮热憎寒，头痛，哭闹欠安，入夜忽大声惊叫，旋见两目上视，角弓反张，唇颤，四肢搐搦，昏不知人，经家人掐人中、咬足跟后，半晌方苏。天明邀诊，惊风又作，身热灼手，额有微汗，舌红苔白，脉弦数。小儿肝常有余，春三月肝旺之时，阳邪内迫，鼓动肝风，发为惊厥。急投疏风清热、镇肝熄风之剂，以冀热降风平，方能转危为安。

处方 蝉蜕3g，全蝎3只，共研细末。另用银花15g、连翘9g、薄荷（后入）3g、淡豆豉9g、双钩藤（后入）12g、碧玉散（包）15g、金器1件（金戒指或金耳环均可）煎汤，缓缓启齿，徐徐送服。服后1小时许汗出，热平，惊止。原方再进1剂而愈。

按 本例为热极生风之候，惊厥频作，熄风止痉，应视为当务之急；身热炽盛，疏表泄热，不失为治病之本。孙父认为"急则治标"，痉虽暂解，必将再作，仍须"审因治本"，热邪去则痉自平，故必标本并治，始能挽其狂澜。方用蝉蜕、全蝎为散，以熄风止痉。蝉蜕善疏风热，又能平肝定惊，用于外感高热抽风最为合宜；全蝎"独入厥阴"，为"风家要药"。据《沈氏尊生》所载，"蝉蝎散"去南星、甘草，用治阳证急惊风甚验。加用银花、连翘、钩藤、碧玉散、金器煎汤为饮，意在表里两清、潜熄并用。孙老常用"蝉蝎散"（蝉蜕、全蝎、生南星、甘草）加生铁落、钗石斛、石决明、石菖蒲等药一并为散，以胶囊盛贮，每服6～8粒，1日3服，用治5岁以上儿童癫痫，常能控制发作。

11. 前胡、白前同用，下痰止咳

例 曹某，女，1岁。感冒后咳嗽缠绵不愈，咳则面红气急，呛吐食物残渣、黏痰，寐时喉间有水鸡声，舌红，舌中根见淡黄薄腻苔，指纹紫滞，脉数。咳时无面紫腰曲及鸡鸣样声，非顿咳也。辨证属痰阻气道，肺失肃降，治以下痰止咳，二前汤主之。

处方 前胡、白前、杏仁各4.5g，桔梗、橘红、生甘草各3g，法半夏、片黄芩各4.5g，大贝母6g，枇杷叶（包）9g，服2剂。药后咳减大半，原方继服2剂，咳已。

按 本例为痰阻气道，肺失肃降所致之咳嗽。二前汤专主降气下痰，气降痰消则咳逆自愈。前胡微寒，白前微温，二药相伍，其性平和，小儿咳嗽无论新久、寒热均可投之。加杏仁、橘红、枇杷叶、甘、桔、芩、贝等药，其肃肺降气、化痰止咳之效尤佳。

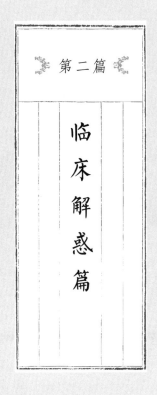

第二篇

临床解惑篇

冰硼散、人中白散、锡类散均可治疗口腔、咽喉疾病，三者有何区别？

答：冰硼散、人中白散（《外科正宗》方）、锡类散（《金匮翼》方）是治疗口腔、咽喉急性炎症的外治（吹、撒）专药，三者之间的区别如下。

冰硼散：由冰片、硼砂、朱砂、玄明粉四味药组成。冰片辛凉散热，硼砂咸凉降火，两药均有抑菌消炎作用。朱砂、玄明粉其性皆寒，善泄心热，对外感引发心胃之火上炎而起的乳蛾、雪口（鹅口疮）等最为适宜。

人中白散：由人中白、孩儿茶、青黛、薄荷、黄柏、冰片等组成。人中白为主药，取其清热降火、走血消瘀的功效，配冰片、薄荷散发风热，青黛、黄柏凉血泄热，孩儿茶敛肌长肉，有抑菌抗炎作用。此方善治因外感风热引动心、胃、肝、肾之火上犯而发的牙龈肿破、口舌生疮之症。

锡类散（原名烂喉痧方）：由牛黄、冰片、珍珠、人指甲、象牙屑、青黛、壁钱等组成。牛黄、青黛清心肝之火、凉血解毒，人指甲、壁钱去瘀生新，珍珠、象牙屑生肌长肉，可用于火毒炽盛、伤肌坏血之烂喉痧，对口疮腐烂不收者亦可用之。

上列三方，虽出自明清两代，但组方意义有异曲同工之妙，药随证设，配伍精当，疗效甚著，此诚长用不衰之良药也。

在照顾婴儿时如何做到防患于未然？

答：婴儿（出生后28天～1周岁）有疾，多为外感风寒或内伤饮食，此类疾病易见于外，可从婴儿神色形态中得知，孙老常将自己的望诊经验告诉年轻的父母，使其留意婴儿在日常生活中的变化，做到有病早治、无病早防，收效较好。

观面色而知禀赋：婴儿面色微黑，黑里透红，肌肤厚实，多为健壮之体，较少生病。若面皮白皙无华，肌肤薄嫩，山根（两目内眦之间）青筋横露者，多为先天不足，必形体孱弱，气血不充，卫外功能不固，极易生病，正如《幼科发挥·小儿正诀指南赋》所谓"山根青黑，频见灾危"。此类婴儿平时应慎风寒、节乳食，注意卫生，如发生上呼吸道感染，应及时治疗；其中有呼吸道反复感染者，在症状控制之后，须立即扶正固本，以免复感接踵而来，甚至并发心、肺、肾等疾病。

审睡眠而知常变：婴儿若身体正常，乳食充足，则夜卧安静。若睡时常醒，醒后吮乳似饥，或哭闹欠安，多因脾胃不和，此即《素问·逆调论》所谓："胃不和则卧不安"也，应立即控制乳食，为脾胃"减负"，小心一二日即安；如误为饥饿而加意喂养，则病不旋踵矣。亦有婴儿白昼安静，入夜定时哭闹，且持续时间较长，此名夜啼，其因较多，须经儿科医生检查明确病因后及早治疗。

察大便而知寒热：婴儿每日大便1~2次，质软，色黄，示消化功能正常。若大便偏稀、偏多，色淡黄或白（夹有乳块或完谷）示脾胃虚寒，运化不良，宜减少乳、食，饮以姜枣汤（煨姜2片，大枣4~6枚煎汤），温补脾胃。倘便稀色黄，喷泻而出，腹痛，此为湿热泄泻，应立即去医院查治，以免伤阴脱水。如大便质干或隔1~2日行1次，非努挣不下，为内热偏重，阴液不足，宜加喂果汁、菜汤或蜂蜜（适量）等，以养阴润燥。

抚皮肤而知开阖：婴儿玄府常开，身有润汗，此属正常。若肤干无汗，示营卫不和，腠理郁闭，非伤食即外感所致，此时应控制乳食，注意冷暖，纵然发病，亦必轻而易愈。有寐时头、颈、胸、背汗出较多，上衣尽湿，此因肺气虚，腠理不密，极易感受风寒，宜服龙牡壮骨冲剂或甘麦大枣汤，以固其表。

饲乳食而知运滞：凡婴儿知饥饱，乳食适量即为无病。如贪食或厌食，示脾胃虚弱，中焦气滞，不可着意加餐，勉强喂食，可服用助运消积药（山楂片或山楂冲剂），即可恢复正常。

识呕溢而知应对：呕，指呕乳；溢，指溢乳。前者因吮乳过多或吸入空气，使乳从口中呕出；后者因泌乳过涌，婴儿不及吞咽而从口角漫出。前人有谓："呕乳者，节之可也；溢乳者，正抱其身可也，皆不必治"。《幼科发挥·脾所生病》有云，如频频吐奶，虽节乳仍不止者，则脾胃病矣，可用生姜2片外敷双侧内关穴（用纱条缚定）以止吐。如上述方法均无效，应立即去医院诊治。

附子、干姜均为大辛大热药，在儿科临床中应如何运用？

答：附子、干姜味辛性热，属温里药。《珍珠囊》对干姜的功用概述有四："通心助阳，一也；去脏腑沉寒痼冷，二也；发诸经之寒气，三也；治感寒腹痛，四也。"附子的功用，四者亦兼而有之。两药药性虽燥烈，但效著功宏。考诸方书，前人用此多苦辛并用（寒热相佐），或甘温相合，使之扬长避短，安全有效地发挥治疗作用。孙老在学习前人经验的基础上，用来治疗小儿下列诸病，疗效甚佳。

1．用附子治疗小儿胃痛、泄泻、水肿

小儿胃痛：小儿胃痛大致分寒热两种。古有用"连附六一汤"（《医学正传》）治疗胃痛者，其方黄连和附子的用量比为6：1，属泻火之剂，用治胃痛之热证；若黄连和附子的用量比为1：6，则属温里之剂，主治胃痛之寒证。在具体用量上，可以6g：1g，可以3g：0.5g，亦可根据病情适当调整用量。连附六一汤中有生姜、大枣两味，无论寒痛、热痛均不可少，其中生姜可解附子之毒，大枣甘润和中，姜枣合用又可调和营卫。

小儿泄泻：附子适用于小儿寒湿、伤食、阳虚之泄泻。古代方书中有用附子治乳哺不消、虚寒腹泻和寒湿吐利（《千金翼方小儿》《小儿药证直诀·诸方》）的。孙老治疗此类泄泻，常用附子（先煎）3～6g，配茯苓、白术、薏苡仁、山楂、陈皮、鲜姜皮、大枣（适量）等药，每多应手。对湿热泄泻，可加黄芩、黄连、葛根等，亦能奏效。

小儿水肿：水肿有急性与慢性两种。急性水肿不外寒（风）湿和湿热（毒）两证。对于寒湿水肿，孙老常用附子、桂枝、茯苓、白术、猪苓、陈皮、桑白皮、鲜姜皮、大枣（适量）等，法在温阳化湿、健脾利水；对于湿热水肿，可在清热利湿药中加用附子佐以辛热，燥湿通阳。对于慢性水肿之脾肾阳虚者，附子尤不可缺，其配伍有真武汤、肾气丸之属。

2．用干姜治疗小儿腹痛、呕吐、寒哮

小儿腹痛：除便秘、湿热泄泻外，如单纯腹痛，多属形寒饮冷引起的寒痛，可用干姜温运脾阳，散寒止痛。凡腹痛、舌见白厚苔者，孙老常配砂仁、陈皮、乌药、延胡索等行气止痛，并佐甘草、白芍缓急止痛。

小儿呕吐：小儿呕吐有胃寒、胃热之分，用干姜止呕，须配黄连。两药合用有苦降辛通、寒热相佐之义。属寒者，黄连用量宜小；属热者，黄连用量宜大，可参照连附六一汤的比例用之。

小儿寒哮：小儿寒哮（喘息性支气管炎，症见恶寒发热，哮喘，声如曳锯，舌苔白厚而腻），用干姜可起温化寒痰、通降肺气之效。孙老常在宣肃肺气药中加入干姜1.5～3g，即可平哮定喘。

3．附子、干姜同用治疗小儿蛔厥

小儿蛔厥（胆道蛔虫症）：小儿蛔厥多见寒热错杂证。如有腹部疼痛较剧、面色苍白、汗出肢冷等寒凝气滞的表现，必干姜、附子同用，并加花椒（1.5～3g）以通阳、散结、止痛。如同时杂有呕恶黄苦水、舌红、苔黄腻、脉弦数等肝胆湿热征象，须配黄连、黄芩、大黄等苦降药，以平调寒热、通降腑气，令机体阴阳气血调和，使蛔虫从胆道退出。附子、干姜虽为大辛大热之品，如辨证无误、配伍得当、用量稳妥，亦安全有效，勿谓"小儿纯阳，无须益火"而不敢问津也。

瓜蒌实、瓜蒌皮、瓜蒌子常用于治疗何种小儿疾病？

答：瓜蒌实为葫芦科植物瓜蒌的果实，味甘、苦，性寒，入肺胃、大肠经。功能润肺、滑肠、开结，善治痰热咳嗽、肠燥便秘、痰热结胸等症。瓜蒌皮、瓜蒌子的功用基本与瓜蒌实相同，但在临床运用时如能随症化裁，仍各有其妙用。

瓜蒌实（全瓜蒌）：以治小结胸胸痹而著称，其组方"小陷胸汤""瓜蒌薤白酒汤""瓜蒌薤白半夏汤"是张仲景所著《伤寒杂病论》中的名方，在临床运用中疗效卓著。孙老随父学医，常见其用溏心瓜蒌（在9—10月瓜蒌实成熟时采集，风干果壳后，其内瓤潮湿为心者）1枚（大小随小儿年龄而择）煎汤内服治疗小儿痰食结于肺、胃而见温温发热、胸满气粗、腹胀便结之症，每能奏效。现在药店已不备此药，孙老常用干品（即干瓜蒌实蒸软压扁后加工之饮片）煎汤内服治小儿便秘，其效亦佳。如系习惯性便秘，在服1次便下后，隔1～2日再服1次即可。

瓜蒌皮：其功同瓜蒌实、瓜蒌子，但瓜蒌皮又能利水消肿，对小儿急性肾小球肾炎之尿少、水肿、证属湿热者，孙老常用"五皮饮"（陈皮、生姜皮、大腹皮、桑白皮各6～9g，加瓜蒌皮6～9g）煎服。本品与桑白皮均入肺经，二药合用可增强泻肺行水之力，消肿较快。

瓜蒌子：善治痰热咳嗽及肺燥咳嗽，功在清肺、润燥、豁痰。孙老常用本品配浙贝母等药治疗小儿急性支气管炎、支气管肺炎之咳嗽、痰多久久不愈者。如风热外感表邪已解而咳嗽未止，虽非久咳，亦可用之，盖因瓜蒌子能通肺中郁热又能降气（《药性类明》）故也。

如何治疗过敏性鼻炎？

答：过敏性鼻炎，中医称"鼻鼽"，以阵发性鼻痒、连续喷嚏为特征，伴有咽痒、鼻窒、失嗅、流涕、眼痒等症状，感冒时可加重。鼻炎之本（指特异体质），常见的有肺脾气虚、肺气虚，以致卫外功能不固；或脾气虚，抗邪之力不足，故遇感即一触而发。本病之标（指外感因素），如风寒、风热、湿热之邪或某些致敏之物上干于肺，使肺气郁闭，宣肃之令不行，而见以鼻窍为主的病症。对于本病的治疗，孙老认为应标本并治。治标可外用熏洗疗法，以通降肺气、宣开鼻窒。处方：桑叶9g，菊花9g，薄荷（后下）5g，蔓荆子10g，苍耳子10g，川芎6g，辛夷6g，白芷9g。每日1剂，水煎2次，趁热熏洗鼻腔（头上覆盖枕巾，使热气聚集于内，熏后，用消毒纱布蘸药水清洗鼻腔），每次10～15分钟，可连续外用15～20天。本方辛凉与辛温并用，有祛风散湿的作用。治本应以补益脾肺之气为主，可内服补中益气丸（浓缩丸），每服10粒（儿童酌减），1日3次，连续服用1～3个月。常服此药有增强免疫力、抗感染及改善变态反应体质的作用。孙老曾运用此法治疗鼻炎20余例，其中中青年18例、儿童4例，在2～4个月内治愈者19例，余3例服补中益气丸达半年之久始愈。

琥珀在儿科中可治疗何种疾病？

答：琥珀，为松科植物的树脂化石，早在唐代以前即作药用，其功用惠及内、外、妇、儿诸科。本品味甘、性平，无毒，尤适用于小儿癫痫、尿血二证，兹将孙老运用的体会述之如下。

1．琥珀治癫痫诸证皆宜

根据方书所载结合孙老的临床体会，孙老认为琥珀可治小儿诸痫（如风、惊、痰、瘀四证），其可贵之处在于可针对各种病因来止痫，非单一的镇惊药可比。

风痫：多因外感风邪身热而发，与急惊风相似。孙老常用琥珀抱龙丸1～2粒、薄荷3～5g或香葱数茎煎汤送服。琥珀能清肺祛邪（《珍珠囊》），用治急惊、风痫最为适宜。

惊痫：每因受惊恐而发，发时惊叫，见恐惧状。药用琥珀、石斛、茯神、远志、生赭石、蝉蜕、全蝎、生白芍、钩藤等，共为散，每服1.5～3g，每日2～3服，开水送下。方中琥珀专主惊悸（《玉楸药解》），再伍以镇肝熄风、安神定志之药，其效益彰。

痰痫：发时痰声漉漉，口吐涎沫，两目直视，神情呆钝或短暂失神。药用琥珀、胆南星、天竺黄、清半夏、橘红、青礞石、沉香、矾水炒郁金、石菖蒲，共为散，每服3~5g，每日2服，开水送下。琥珀能清心肺、消痰涎（《本草正经》），有消痰醒脑之效。

瘀痫：有颅脑外伤史，血瘀不行或脑络受损，发时头痛或头晕，突然摔倒，昏不知人。药用丹参、赤芍、川芎、蔓荆子、木瓜、天麻、全蝎、血竭，共为散，每服3~5g，每日2~3服。琥珀善消瘀血（《名医别录》）、通脑窍，是治瘀痫不可或缺之要药。

四痫的治疗疗程较长，为便于小儿服用，治疗时多以丸、散与之。

2．琥珀治血尿

小儿血尿常见于急性肾小球肾炎、尿路感染（女孩为多）、过敏性紫癜和单纯性血尿等。据孙老多年的临床经验，无论何种血尿，均可在辨证论治、立法处方的基础上，加用琥珀末1.5~3g，用煎剂送下，能止血。盖琥珀有祛瘀止血、泻火止血和通淋止血之用。凡因风热、湿热、疮毒伤于肾和膀胱脉络而致的血尿，均能止之。

橘皮、橘红、橘白、橘络有何功用？

答：现简述橘皮、橘红、橘白、橘络的功用及其区别如下。

橘皮：为芸香科植物福橘或朱橘等多种橘类的果皮，味辛苦，性温，入肺脾二经，功能理气和中、燥湿化痰，主治胸腹胀满、呕吐哕逆、咳嗽痰多。橘皮具有橘红与橘白两种功用，既能疏通中焦滞气、运脾行气，又能安胃和中、降逆止呕，长于治疗小儿脾胃病。如孙老常用本品配山楂、麦芽、莱菔子等消食化滞，治疗小儿食积；配白术、谷芽、山药等运脾和胃，治疗厌食；配木香、黄连、茯苓等燥湿利水，治疗泄泻；配半夏、黄连、吴茱萸等降逆止呕，治疗呕吐；配茯苓皮、大腹皮、薏苡仁等利水消肿，治疗水肿。

橘红：即橘皮的表层，红色，性味归经同橘皮，有消痰利气、宽中散结的作用，善治风寒痰嗽、胸脘胀闷。功用虽与橘皮相同，惟化痰止咳是其专也。小儿外感风寒并发咳嗽、痰多，多配半夏、杏仁、紫苏子、前胡等。

橘白：为橘皮的里层，用刀削去外层红皮即得，白色，味苦辛、微甘，归经同橘皮，专主"和胃"（《中国医学大辞典》）、"补胃"（《医宗必读·本草征要》）。《本草便读》有云："其功固不如橘皮，而补脾胃药中用之，自无燥散之咎。"孙老常用本品配五谷虫、山药、白术、太子参、白扁豆等，治疗小儿疳症及脾虚胃弱之厌食、纳少等症。

橘络：系橘皮内层及附着在橘瓣上的筋络，味甘苦，性平，入肝脾二经，能通络理气，用治久咳之胸痛、胁痛。本品虽具有理气化痰之功效，但功力逊于橘皮、橘红，惟通肺络、疏肝气是其所长。孙老常用本品配郁金、白芍、赭石、茜草、甘草、贝母等，治疗小儿久咳、顿咳，乃至胸胁疼痛、鼻衄、痰中带血者。

如何治疗婴儿湿疹？

答：婴儿湿疹古名胎敛疮、奶癣。本病多在婴儿出生后 1～6 个月发生，属急性湿疹，可有红斑、丘疹、疱疹、糜烂、渗液、结痂等多种形态并见，以头面部为多，甚至融合成片，蔓延全身，瘙痒异常，令患儿烦躁不安。

古代医家对本病的病因早有认识。如陈实功谓："儿在胎中母食五辛，父餐炙煿，遗热与儿"（《外科正宗·奶癣》），认为与先天禀赋（胎热）有关。《医宗金鉴·外科心法》认为"胎中血热"与"落草受风缠绵"有关，其因还应有个"风"字。但此二说均未提到"湿"字，其实"热因湿（内湿）生，湿（外湿）随风入"，风、热之中就包含着有湿的因素，只不过没有明言罢了。今人根据前人的认识，结合临床实际，认为本病既有胎热（湿）这一先天、内在因素，也有风（湿）这一外在诱发因素，概言之，风、湿、热三者是形成本病的主要原因。古代医家对本病的治疗多运用疏风、渗湿、清热（凉血）三法，有内服方消风导赤汤、五福化毒丹（《医宗金鉴·外科心法要诀》），也有外治方文蛤散、翠云散（《外科正宗·奶癣》）等，亦可内外同治。孙老从临床实践中体会到先外治其疹，后内调其体，是治疗本病的要法。俟疹消退后，须从根本上改善患儿体质，以免复发。

如宰某，男，8 月余。患儿生后月余，额头、面颊即散见湿疹，为数较少，2～3 个月后逐渐增多，经多次治疗有增无减，现已弥漫全身。诊见面、颈、胸、肢等部位红斑、丘疹、疱疹、糜烂并见，尤以头顶部位疱疹湿烂，融合成片，上覆淡黄色薄痂，瘙痒甚剧，烦躁不安，五心蕴热（体温 37.7℃），舌红，苔中根黄腻，指纹鲜艳清晰。此缘风湿热扰于营卫，淫于肌肤，发为湿疹，拟消疹汤外洗。药用地肤子 15g、白鲜皮 15g、白蒺藜

15g、蝉蜕 10g 以祛风止痒，苦参 20g、地榆 15g、野菊花 15g 以清热解毒，生薏苡仁 20g、车前草 10g 以利湿泄热。上药加水 1500mL，煎成 1000mL，一半用于清洗头部湿疹，轻轻擦去痂皮，揩干；一半用于清洗或湿敷其他患处，每日 2 次，每次 10～15 分钟。连洗 1 周，皮疹即全部消退。后用六味地黄丸口服液，每次半支，每日 3 次，连服 15 天。随访 1 年余，未见复发。

小儿厌食的原因是什么？如何治疗？

答：小儿厌食多见于城市 1～6 岁小儿（3 岁左右居多），临床表现以食量减少甚至拒食为特征，病程常为 1～2 个月。

本病的发生有内因和外因两种。根据孙老的临床体会，内因可分脾虚胃弱、肝旺脾虚和肺虚脾乏三证；外因可分食伤脾胃和寒伤中土二证。对本病的治疗，孙老认为应分清标本，审定虚实，随证治之，现分述如下：

脾虚胃弱：此类患儿多因先后天不足（父母体弱、乳汁清稀），补养失调，断乳后又纳之甚少，从而发展至拒食。患儿多形体瘦弱，面色少华，大便偏少、偏干，舌淡，苔薄白。此缘脾胃羸弱，纳运不良；治以健脾养胃，慎用消导剋削之剂。药用太子参、茯苓、白术、山药、扁豆、麦冬、玉竹、橘白、五谷虫、谷芽之属 3～6g，研为散，加糖少许，开水调服，1 日 3 次，连服 15～30 天，即可正常进食。

肝旺脾虚：患儿大多性躁易怒，常任性嬉戏而不嗜食，形体不丰，五心烦热，口干，舌红苔少。此因肝气偏旺，克脾伤阴，治当抑木培土。抑木以滋肾为主，培土以养胃为主，忌用泻火、升阳之药。取白芍、白薇、石斛、茯神、麦冬、沙参、玉竹、地黄、丹皮、山萸肉、怀山药等药 3～6g，研为散，1 日 3 次，开水调服，或作煎剂，并嘱家长适当控制患儿活动。

肺虚脾乏：患儿多表现为多汗，常患感冒，有的多日纠缠不解，不欲食，强食多作呕，求其本，虚也。肺虚虽本于脾，但脾虚亦有因于肺者，此即"子病及母"之义。对肺虚的治疗理应补脾，此所谓"虚则补其母"也；又有先病（肺）为本、后病（脾）为标，治肺亦于理不悖；也可肺脾同治，标本兼顾。孙老常取玉屏风散（白术、黄芪、防风）加浮小麦、甘草、野百合、大枣为散，内服；外用五倍子、五味子各 3～5g，作齑粉，加开水调成糊状，置于塑料布上敷脐，裹以净布，意在固表止汗，且常能应手而愈。

食伤脾胃：家长望壮心切，令儿过食含糖、脂、蛋白质较高的食物，损伤脾胃，使脾胃运化稽迟，以致小儿纳呆拒食；也有因伤食而致呕吐、泄泻或便秘之后，脾气未复、不欲进食者。前者属实，治以运脾消食为主，可用山楂冲剂（中成药，肆中有售）内服以消食；外用吴茱萸、小茴、砂仁、肉桂各 10g（研细末，布袋盛贮）覆于脐上（纱布绷带裹腹）以运脾，并嘱适当控制饮食。后者由实转虚，以健运脾气、调和胃气为治，方用钱氏白术散去葛根，加白蔻仁、谷芽（适量）为散，服 10 日左右即可。

寒伤中土：小儿夏日或平时常进冰冻、生冷之品，三餐食量日益减少，家长不知禁，仍日以为常，以致全然不思食矣。缘脾喜温燥，胃喜柔润。生冷之品，有损脾胃。此类小儿来诊，孙老恒以辛温、辛热之性药物为散（同上）覆脐，并嘱立即停止冷食使脾阳复振、胃气趋和，厌食之症即可霍然而愈。

慢性浅表性胃炎之胃脘胀痛、食欲不振、嗳气者，应如何治疗？

答：慢性浅表性胃炎多有上腹部饱胀、隐隐作痛、嗳气、食欲不振等症状，病位在胃，中医学认为此乃胃气不和所致。由于"脾与胃以膜相连"，胃气不和常与脾气不运有关，故中医又常以脾胃不和来概括本病的病机。本病一般多从胃治，因考虑到脾与胃的相互关系，亦可兼顾脾气，如以脾病表现为主者，须侧重治脾。临床常用的方剂有平胃散和香砂养胃丸，这两个方剂都是以"治胃"来命名的，其共同作用是行滞消胀、宽中和胃；但两方也有不同的特点，须辨证选方，始能奏效。现对两方的药理作用及其适应证作如下分析比较：

平胃散：载于宋代的《太平惠民和剂局方》，由苍术、厚朴、陈皮、甘草、生姜、大枣组成。方中苍术燥湿运脾，厚朴散满消胀，陈皮理气化湿，姜、枣调和营卫。本方术、朴并用，重在化湿除满，适用于慢性浅表性胃炎因内湿或兼外湿（寒）困遏脾阳所致之脘满气闷、倦怠恶食、舌苔白厚而腻者。张景岳谓本方"性味从辛从燥从苦，而能消能散，惟有滞有湿有积者宜之"（《景岳全书》）。

香砂养胃丸：出自《中药制剂手册》，由香砂养胃汤（《万病回春》）加减而来。方中半夏、陈皮、茯苓、甘草、白术健脾和胃，香附、砂仁、白豆蔻、枳实、厚朴行气开郁，加入姜、枣煎汤为丸，意在调和脾胃。本方多辛香理气之品，重在疏通胃气，用治慢性浅表性胃炎（因不慎风寒所致，饮食表现以胃阳不振、气机郁滞为主）之脘腹胀满且痛，嗳气频频，舌苔白或厚，或微腻者。

上述二方一主湿重，以燥湿运脾为主；一主气滞，以行气开胃为主，须准确辨证，分别用之。惟两方药多温燥，不宜久用，取效后应立即调整用药（香砂养胃丸可减少用量，不宜服者可停药），以免燥药伤阴，反生他变。对于此类慢性疾病，应以和脾安胃为主，如因幽门螺旋杆菌感染，尚需结合病因，辨病治疗。

慢性咽炎经抗炎或清咽利喉治疗无效者，应如何治疗？

答：慢性咽炎是咽黏膜及淋巴组织的慢性炎症，多由急性咽炎反复发作积渐而成，属中医慢性喉痹范畴。本病多见于成年男性，临床表现为咽干、咽痛或痒，有异物感，咽黏膜肿胀、充血，悬雍垂轻度水肿，咽后壁滤泡增生；亦有干咳无痰，或有少量浓痰，不易咯出，咯则作呕，发音嘶哑。本病病程较长，用西药消炎及中药清热利咽治疗往往无效。中医认为"咽为胃管"，故本病病本在胃，患者平素爱好烟酒，或喜食煎炸、香燥、辛辣之品，其性火热，蓄于胃腑，上熏其管，加之外感风热之邪，久羁不解，深入咽部血络，从而形成本病。

孙老自拟清胃活血汤治疗，效果较好。方用生大黄6g，牡丹皮6g，赤芍10g，生甘草5g，浙贝母10g，山豆根6g，天花粉10g，僵蚕10g，每日1剂，开水浸泡（可泡2次），当茶饮，可连服2～4周。方中大黄清胃降火，与牡丹皮、赤芍为伍，可深入血络，凉血活血；天花粉、浙贝母合用，有生津、散结、消肿的作用；僵蚕可透发络中之热；山豆根、甘草清咽利喉。全方着眼于清胃降火，入络凉血，使深入咽络之火热得以下泄，则其痹自解。如按虚（火）证看待，只用消炎、养阴、清咽利喉药，而不泻胃火、不清血热，欲愈其疾，岂可得哉？有少数病例在服用本方1～2天内，大便偏软，便次略多（比平时多1～2次），继续服用则无此反应。

木香槟榔丸在儿科临床中有何运用？

答：木香槟榔丸首见于金·张子和所著《儒门事亲》一书下法中的一方，由木香、槟榔、青皮、陈皮、莪术、黄连、黄柏、大黄、香附、牵牛子等药组成。元·朱震亨在运用本方时加枳壳一味（《丹溪心法》），清·汪昂又在上方中增加了三棱、芒硝二味（《医方集解》）。方中木香、槟榔、香附通行三焦之气滞，青皮、陈皮、枳壳疏理肝胃之气郁，黄连、黄柏、大黄泄热除痞，芒硝、牵牛子软坚导滞，莪术、三棱破气活血，适用于成人积聚之证。本方药虽猛峻，但在儿科临床上如遇胃有积滞，腑气不通，或肠有湿热，必须清利者，均可用之。孙老常用本方治疗小儿虫积腹痛、痢疾（初痢）、食积便秘等症，恒收立竿见影之效，现举二三例如下。

虫积腹痛： 赵某，男，6岁，既往有吐蛔、便蛔史。近2月来，腹部阵发性疼痛，在脐左下方可触及条索状包块，欲大便而不出，舌上见黄厚苔，脉弦滑。辨证属虫积肠腑，腑气不通，予木香槟榔丸10g（分次吞服），服后3小时许即排出大便甚多，夹有蛔虫十余条，移时又解出溏便少许，腹痛遂止。

急性细菌性痢疾： 孙老曾用木香槟榔丸治疗急性细菌性痢疾患儿13例，其中男性9例、女性4例，年龄均为3～5岁，临床表现（发热、利下赤白、腹痛、里急后重）和实验室检查（大便镜检见脓细胞、红细胞、白细胞、巨噬细胞）均符合急性细菌性痢疾诊断（辨证为湿热泻痢）。入院后不使用抗生素（适当输液），全部病例均用本方治疗，用量按年龄大小、体质强弱调整，一般每次3～5g，每日2次，开水化服。本方有行气活血、泄热通腑之效。方中二黄、木香又有抗菌作用，故服后滞下畅通，赤白遂止，患儿平均住院3.5天。

食积便秘： 张某，男，6岁，因发热、腹痛来诊。诊见患儿形体壮实，据家长述，患儿平时贪食，食量接近成人，查体温37.8℃，腹胀，脐以上有压痛，左下腹可触及粪块数枚，已2天未解大便，口有异味，舌苔黄厚，脉弦滑。证属宿食积于中焦，胃失和降，腑气不通；治以消食导滞，泄热通腑。方宗木香槟榔丸方加减，药用煨木香3g、槟榔6g、青皮3g、陈皮3g、黄连1.5g、黄柏5g、生大黄（后入）5g、玄明粉5g（冲服）、焦山楂10g、炒厚朴5g、炒枳壳5g，共1剂，水煎服。药后大便畅通，热退痛止。

牵牛子、蝼蛄皆为通利二便药，各以何见长？

答：牵牛子，为旋花科植物牵牛或毛牵牛的种子，种子外表呈棕黑色者称"黑丑"，黄白色者称"白丑"，合而用之称"二丑"。前人认为白丑效缓，黑丑效捷，其实二者均系一种，无缓急之分。本品味苦，性寒，有毒，能泻下去积、逐水消肿，木香槟榔丸（《儒门事亲》方）、舟车丸（《丹溪心法》方）中皆有此药。

蝼蛄，为蝼蛄科昆虫蝼蛄的干燥全虫，性寒，味咸，经动物实验及临床运用未见毒性反应，功能利水通便。本品多作单方验方使用，或在汤药中为散吞服。

据方中所载，二药均有"利大小便""消水肿"之效，但以何者见长并未明确。据孙老临床运用的经验，认为牵牛子以泻积、杀虫见长，而蝼蛄则以利水消肿为著。如木香槟榔丸治虫积腹痛，其中牵牛子与槟榔为伍用以杀虫，与硝、黄相配协同泻积（排虫、排便）。但牵牛子利水作用不及蝼蛄，孙老早年曾治一血吸虫病肝硬化腹水患者，因其"身病体羸"未用舟车丸，只在益气健脾、活血消瘀药中加牵牛子3g，研末吞服以利水，服后尿量未增，仅泻稀便1次而已。后改用焙蝼蛄3g吞服，服后1小时许，尿次、尿量明显增加，连服1周，腹水消去大半，并未腹泻。后又遇一胃癌术后患者，因发生粘连性肠梗阻，不宜行手术治疗，孙老会诊后认为属可下之证，处以复方大黄牡丹皮汤1剂，水煎至150mL，鼻饲，注入后约3小时即排气排便，惟小便甚少，少腹作胀，继予焙蝼蛄粉3g，吞服，服后频频排尿，腹胀逐消。嗣后孙老对水肿尿少、排尿不畅及尿闭的患者咸用本品治疗，诚为利尿之良药也。

如何治疗青春期痤疮？

答：青春期痤疮（又名粉刺，俗称青春痘）是一种毛囊皮脂腺的慢性炎症，多见于青年人。病因为青春期阳气当旺，血热偏胜，加之常食辛辣、烧烤、肥甘之品，助热生湿，热邪与湿毒搏结于面部肌肤、毛窍，发为疮疹，病位在于肌表之间。孙老认为，以外治法直接作用于疮面，可收捷效，如《外科正宗》治痤痱疮用苦参汤"淋洗患上"；《小儿卫生总微论方》治小儿头疮用蛇床子、白矾为末，"干掺疮上"等。孙老学习前人经验，结合个人临床实践，自拟"消痤方"外治本病，疗效较好。

如张某，女，19岁，诊见面、颈及胸前痤疮甚密，红色丘疹、脓性丘疹、小脓疱等随处可见。处以消痤方5剂，药用苦参15g、芦荟10g、紫草10g、白鲜皮15g、地肤子15g、赤芍15g、连翘10g、生薏苡仁15g、生山楂15g，每日1剂，每剂煎2次，用纱布清洗疮面2次，洗后用纱布敷贴患处，每次 10～15 分钟。连用 5 天，疮疹消去大半；继用 5 天，疮疹全部退清；随访 5 月，未复发。本方具有清热祛湿、凉血活血、解毒消疮等功效。

如何治疗不明原因的小儿阵发性腹痛？

答：小儿腹痛，其部位多在脐以上或脐四周，根据疼痛的状态、发作的时间以及相关的临床表现和检查结果大多可做出诊断。但也有一些病程较长、反复发作、几经检查仍不明原因的腹痛，孙老曾诊治此类患儿数例，其证候表现多属寒（实）证，运用温通法治疗多能取效，现举例如下：

赵某，女，8 岁，因腹痛反复发作，久治不愈来诊。据患儿家长介绍，该患儿腹痛，常数天 1 发，或 1 月 1 发，发时满腹疼痛，甚至在床上翻滚，啼叫不安，无便秘、腹泻、呕吐等症状。经多家儿童医院进行 X 线、腹部超声、血常规、二便常规、肝功能及血卟啉、二便卟啉等多项检查均无异常，排除肝胆系统疾病、泌尿系统疾病、肠道寄生虫病、急性胰腺炎、肠系膜淋巴结炎、卟啉病等。该患儿体质较壮，无久痛虚象，但见腹痛甚剧，面色苍白，手指发凉，额上出汗，数分钟后痛止，查腹部柔软，未扪及包块，舌苔白厚，脉象沉紧。询其饮食，知患儿平时嗜食生冷，痛发后仍不知禁。虑其脾胃为寒饮所伤，中阳郁遏而不运，此寒凝气滞之痛也，正如《诸病源候论·小儿杂病诸候·腹痛候》所谓"小儿腹痛，多由冷热不调，冷热之气与脏腑相击，故痛也。……冷令而痛者，面色或青……"，必重用"温之使通"之法，始能治愈。方取吴茱萸丸（《外台秘要》方）加减，药用附子（先煎）9g、肉桂（后入）5g、干姜 3g、吴茱萸 5g、小茴香 3g、炒枳实 5g、炙甘草 3g、煨白芍 10g，共 3 剂，每日 1 剂，连服 3 日，嘱禁食生冷，药后痛止，经随访多年，未再复发。

山药、薏苡仁、扁豆、芡实同是健脾药，在儿科临床运用中有何区别？

答：山药、薏苡仁、扁豆、芡实四药虽同是健脾药，但各有特性，在运用时应根据患者证候表现取其所长，现将其运用简述如下：

山药：味甘，性平，入肺、脾、肾经（主要作用于肺肾二经），善治小儿脾虚泄泻、胃弱食少、形体瘦弱，可配太子参（米炒）、茯苓、白术（土炒）、陈皮、炒谷芽等同用。对小儿肾气虚弱，表现为小便频数或遗尿者配覆盆子、益智仁、山茱萸、桑螵蛸等。其入肺，虽可"治肺虚久嗽"（《药品化义》），但功效不如治脾肾虚证显著。

薏苡仁：味甘淡，性凉（炒熟则性温），归经同山药，功能健脾利水、保肺止咳、蠲痹通淋。本品只适用于小儿肺痹疾病，如水肿、泻痢、咳嗽等。《本草新编》谓："薏仁最善利水，不至损耗真阴之气，凡湿盛在下身者，最宜用之。"明代李士材认为本品"能燥脾湿，善祛肺热"，为保肺治嗽、健脾止泻剂中不可或缺之要药（《医宗必读·本草征要》）。此外，用生薏苡仁为君，佐凉血活血药如牡丹皮、紫草、赤芍、红花等，煎水内服或外洗，用治小儿疣目、扁平疣尤擅其长。

扁豆：味甘，性平，入脾胃经，专主小儿暑湿吐泻（疾）及暑湿外感，故夏令多用之。如泻痢初起，孙老常用本品配黄连、葛根、枳壳、木香、山楂、通草等药；如暑湿外感之湿盛者常配香薷、豆卷、厚朴、茯苓、木瓜，热盛者常去厚朴，加黄连、六一散。夏令亦可用本品加麦芽（均炒，适量）煎汤当茶饮，以祛暑利湿，可预防当令感冒。

芡实：味甘涩，性平，入脾肾二经，有固肾涩精、补脾止泄之效。儿科临床运用中主要取其味涩能敛，可用治小儿脾虚久泻、肾虚小便失禁，常配山药、白术、莲子、五味子四药，其味皆甘，重在入脾补脾，惟其性均平（缓），非多用（10～15g）不效。

檀香、沉香、降香均为理气药，各适用于何种证候？

答：檀香、沉香、降香皆系木质药材，其味辛香，功能行气散结，适用于痰饮湿浊、宿食停聚及气滞血瘀之症。但三药又各有特性，其治亦各有所专。

檀香善启中土之运：诸家本草谓其主治"心腹疼痛""噎膈呕吐""霍乱""饮食不进"，此皆脾胃病也。"脾宜升则健，胃宜降则和"，檀香既能升发脾气，亦能通降胃气，故脾胃二经气机困遏或气行逆乱而见上述诸症者，应用其所长。

沉香引归火（气）之原：经书谓"诸木皆浮，惟沉香木独沉"，其沉降之力可直达下焦。如肾虚气浮于上而生喘息、咳嗽者，用沉香可温肾纳气；若火浮于上而见口疮、齿痛者，用沉香以引火归原。沉香又有交通心肾的作用，对心肾不交之少寐、健忘者，用之有阴阳交泰之义。如《本草新编》谓："沉香温肾而又通心，用黄连、肉桂以交心肾者，不若用沉香更为省事，一药而两用之也。"孙老治疗失眠、心悸、怔忡等症时，常于养心安神药中加沉香 3g（后入），其效益彰。

降香通行血气之滞：降香是气中血药，有止血、行瘀、定痛之效，主治吐血、咯血、外伤出血、跌打损伤、痈疽肿痛等症。本品既可内服，又能外用。内服配紫金藤皮、琥珀、当归、桃仁、大黄、蒲黄等，名"紫金散"（《仙授理伤续断秘方》），用治内伤呕血、咯血、胸腹胀痛；外用配五倍子、赤铜屑为末，撒敷治外伤出血（《医林集要》）。孙老常用本品加入活血化瘀药如丹参、赤芍、桃仁、红花之属治青春期痛经；用瓜蒌薤白半夏汤加入本品治冠心病之胸闷胸痛，均有较好的疗效。

围绝经期综合征与哪些脏腑经络相关？如何治疗？

答：围绝经期综合征（妇女更年期综合征），是指妇女在绝经前后（一般在45～50岁之间）出现月经紊乱（直至绝经）和情志异常的一组特殊征象。这一特征的出现，提示女性的卵巢功能趋向衰退，生育能力也即将终止。中医学对这一特征早就作了明确的阐述，如谓女子"七七任脉虚，太冲脉衰少，天癸竭地道不通，故形坏而无子也"（《素问·上古天真论》）。又如"冲为血海，任主胞胎"，冲任二经的功能有赖于肝、肾、心、脾的阴阳气血，女子在"七七前后，肝肾渐衰，心脾不足"，以致冲任失养、精血亏虚而使月经时有时无、或多或少，终至经绝妊止。此时由于脏阴不足，子宫血少，虚火内生，上扰神明，又可出现"喜悲伤欲哭，象如神灵所作，数欠伸"的"脏躁证"（《金匮要略·妇人杂病脉证并治第二十二》）。仲景明辨该证为虚，不理其经（月经），而治其躁（燥），设甘麦大枣汤，用小麦入肝滋养心气，甘草、大枣甘润生阴，使心、肝、脾、肾受养，则其躁自平矣。若专事月信调理，犹缘木而求鱼也，此乃仲景的明哲所在。孙老对围绝经期综合征的治疗宗仲景之法，以甘麦大枣汤为主，佐地黄、山茱萸、百合、知母、芍药等药，加强滋肾养肝效用，对精神、情志方面的诸多异常，常可收到安神定志的效果；对经行量多，甚至大出血者，另用西洋参（益气养阴）12g煎汤送服十灰丸（止血）10g，每日2次，即能控制出血。

五谷虫、干蟾皮适用于何种疳症?

答:孙老在复习古代医学文献时,结合临床实际,认识到疳的含义有二:一为专有病名,指以"面黄肌瘦,肚腹膨大,时发潮热,心烦口渴,精神萎靡,尿如米泔,食欲减退或嗜异食"为主要表现的一种疾病,即宋·钱乙所谓的"疳皆脾胃病"的疳症;一为多种疮名,指以"形瘦、内热、生疮"为特征的疾病(《医宗金鉴·外科心法》中记载的外症如"下疳""蛀疳"等,即以疳为疮名),如"肾疳""脊疳""脑疳""眼疳""鼻疳""牙疳"等。考诸方书对疳症的治法,前者以治脾为主,后者以治疮为主,而五谷虫和干蟾皮(蟾蜍)正是体现这两种治法的治疳要药。

五谷虫:又名蛆、谷虫、水仙子,味咸,性寒,无毒,入脾胃二经,《本草求真》认为其"专入肠胃"。自宋以来的方书,多记载本品善治诸疳,如《圣济总录》用"治一切疳疾";《本草蒙筌》用"治小儿疳胀";《医林纂要》认为可"健脾化湿,去热消疳";《医宗金鉴·幼科心法》用治肝疳等。五谷虫为何能治疗疳症?现代生物学家研究发现,本品含抗菌活性蛋白,能抗菌消炎,并含有多种消化酶,有助消化的作用。孙老认为运用本品治疗体虚易感冒及慢性消化功能紊乱和营养吸收障碍性的疳症(《中医儿科病证诊断疗效标准·疳症》)最为适合。近几年来,孙老多运用本品伍以太子参、茯苓、黄芪、山药、薏苡仁、甘草、苍术、白芍、陈皮、鸡内金、山楂(本品汤剂每剂10g;散剂每料60~90g,约服1月,余药适量)等治疗小儿厌食、疳症,均有较好的效果,未见不良反应。

干蟾皮:味辛,性凉,有小毒,功善清热解毒,利水消胀,主治瘰疬、肿瘤、痈疽肿毒、疳积腹胀等症,但多用治外症。方书所载用蟾蜍治疳者较为多见,如《小儿药证直诀》《医宗金鉴·幼科心法》中的金蟾丸、芦荟肥儿丸、龙脑丸、金蟾散、化虫丸等,可治肾、肝、脑、脊、鼻、牙诸疳,此类疳症是以生有疮疖,或疮毒、热毒浸淫而见唇舌溃烂、齿龈赤肿出血为主症,用蟾蜍意在清热解毒、以毒攻毒(蟾蜍中的蟾酥有很好的抗炎作用)。现代儿科诸家考虑到蟾皮与蟾蜍相比毒性较小,多用蟾皮取代了蟾蜍。孙老认为用蟾皮或蟾蜍治疗的小儿疳症,应该是作为疮名的疳症。在外用上有用整张鲜蟾皮外敷的,有用干蟾皮研末(用量随疮的范围大小而定)外敷的;如内服用量宜小(汤剂用3~6g;散剂用0.3~0.5g,均为1日量),量大则会出现消化道中毒反应,甚会出现中枢中毒症状,不可不慎哉。

豨莶草、威灵仙、秦艽、独活同为祛风湿药，临床上应如何运用？

答：四药味辛、苦（威灵仙辛咸），性温（秦艽性平），归肝（胆）、肾（膀胱）二经。辛能散，苦能燥，肝主筋，肾主骨，故适用于风寒湿痹，骨软筋急之症。现据个人临床运用体会，分述如下：

豨莶草：出自《新修本草》。南宋严用和之"济生豨莶丸"；清代恬素之"桐丸"均以莶草为主药，用治风湿痹痛，因其疗效卓著而沿用至今。本品生用、熟用有不同功效，《本草从新》谓其"生寒熟温"，《医宗必读·本草征要》称之"能温能补"；即生用能宣散风热，善治热痹（关节局部红、肿、热、痛，功能障碍）及风湿热诸症（如多发性关节炎、环形红斑、皮下结节等），熟用可强筋壮骨，治老年腰腿疼痛、筋痿足软。用本品50g煎水洗治阴囊湿疹，其效尤佳。

威灵仙：《药品化义》谓其性猛急，走而不守，有宣通十二经络之效。根据孙老的临床体会，认为本品对湿胜之着痹及痰瘀交阻于骨节之间的尪痹，均有较好的疗效；尤适用于老年骨质增生及腰椎间盘突出的患者，可缓解腰腿疼痛，有化刺消鲠之功。

秦艽：入肝经，长于活血疏风，舒筋和络。凡痹证具有筋骨挛急者，应首选此药。痹证初期（风湿活动期）有发热、多汗、肢节酸痛等症亦可运用本品退热，非专用于骨蒸劳热也。

独活：具有祛风、胜湿散寒、止痛的作用，适用于风寒湿痹。无论是行痹、痛痹、着痹，皆可用之。其止痛之效，较其他三药为最，尤善治头项、腰脊肌肉、牙齿疼痛，其药理在于气雄味烈，祛风、寒、湿之邪于经脉骨节之间。独活尚可治风寒表证（恶寒发热、头项强痛、全身骨节酸楚），多与羌活合用，其祛风散寒之力不弱于麻黄汤也。

小儿脾虚泄泻有何外治方法？

答：小儿脾虚（脾气虚和脾阳虚）泄泻，是指非肠道感染的泄泻，属于功能性消化不良范畴。孙老常用外治法治疗，简便易行，疗效较好，现介绍如下：

1. 脾气虚泄泻

患儿形体瘦弱，面色少华，腹泻稀便，其色淡黄，夹杂未消化之食物，腹软不痛，时闻肠鸣，纳少，舌淡，苔白腻，指纹淡暗，脉细弱。大便化验：脓细胞、白细胞、潜血试验均阴性，见脂肪球或未消化食物。此缘素本脾虚或因病后失调，喂养不当，有伤脾气，乃至生化无权，水湿内生而为泄泻。法当健脾燥湿以止泻。

暖脐止泻法：药用炒苍术12g，陈皮6g，砂仁10g，木香6g，干姜6g共研细末。每次用3～5g，纱布小口袋盛贮，覆于脐窝，外以纱布带固定，每隔4～6小时换药1次，如上法，药末用完为止，此寓补于运之法也。

灸穴止泻法：取足三里（双）、天枢（双）、大巨（双），用艾条1根点燃在其穴位上灸之，每穴每次灸3～5分钟或以灸处皮肤发红为度，每日2～3次。执灸者需用两手指置于穴位两旁，以测温度，随时调整艾条与灸治部位的距离，以免灼伤小儿皮肤。脾喜燥宜运，两法均有燥湿运脾之用，湿去脾运，其泻自止。

2．脾阳虚泄泻

此由脾气虚久泻而来。症见形瘦神疲，面白无华，手足欠温，虽重衣而无热感，大便清稀，1日数次，纳少，舌淡苔白，脉细弱。治当温阳化水，使脾旺自能渗湿。

浸足止泻法：药用生附子15g，生姜15g，花椒5g，小茴香5g，艾叶10g，此为1剂量，共煎水约500mL（留滓），俟水温降至适度时，置患儿双足于水中浸泡，并带水按摩足心，10～15分钟（水温下降时，可适当加入热水），浸后勿用清水再洗，揩干双足即可留滓加水再煎一次，同上法此方可配3～5剂，连续使用。

裹腹止泻法：药用肉桂20g，生附子30g，生姜50g（洗净切片），吴茱萸20g，花椒15g，此为1剂量，加水约1500mL。入红棉布带（宽约8cm，长约160cm）1条同煮，煎沸后约15分钟，将布条撩起晾干，裹于患儿腹部，24小时后将布带放开再入原药水中煎煮，撩起晾干裹腹。本方可配3～5剂，同上法，连续使用数天。以上二法，均为温阳止泻法，脾阳虚证多兼有命火不足，故方中加入温肾之品，更有助于鼓舞脾阳。双足为足三阴三阳经脉之所系，浸足可温暖肾；腹背为任督二经之所在，裹腹可使腹背受药，亦温养脾肾之义也。

小儿乳蛾并发咳嗽者应如何治疗?

答:乳蛾因外感时邪而发者,如表解后咳嗽多日未愈,必须审视喉核肿大是否消退,如未消退,此因外邪深入喉络,热毒与血瘀互结不行,除用清咽利喉,活血消瘀药外,尚需加入虫类药以透络剔邪使乳蛾消退,咽隘畅通,则咳嗽自止,并可及早防止蛾体僵化,以免转为慢性乳蛾。兹举例如下:

张某,男,4岁。近因感冒并发乳蛾住某医院治疗,经静脉滴注抗生素治疗3天后外感已愈,但乳蛾未消,咳嗽未止,已延1周,经多次检查排除肺部感染,医院按"急性支气管炎"治疗。曾口服阿奇霉素、罗红霉素、头孢拉定胶囊等药无效,于2005年6月13来诊。经查:体温37℃,两肺听诊呼吸音稍粗,未闻及干湿性啰音,咽微红,两侧扁桃体Ⅲ度肿大,与悬雍垂相连,干咳无痰,舌苔薄白、脉浮。咽喉为气息出入之门户,今喉核肿大,气行不畅,刺激会厌故咳,此名"喉咳"(喉源性咳嗽),病在喉应从喉治,如按急性支气管炎治疗则误矣。孙老常用重楼、射干、木蝴蝶、天花粉、浙贝母、马勃、生甘草清咽利喉解毒,赤芍、桃仁、白僵蚕、蝉蜕、露蜂房(各3~5g)活血剔邪,散瘀消肿,并辅以冰硼散吹喉,每收蛾消咳止之效。

小儿乳蛾如何辨证治疗?

答:乳蛾又名喉蛾(相当于扁桃体炎),前者以形态(形似乳头或蚕蛾)而名,后者以发生部位(喉间)和形态命名。发生在喉之一侧为单蛾,发生在喉之两侧为双蛾。按其发病暴久又分急性乳蛾和慢性乳蛾两种,多见于3~6岁小儿。

1. 急性乳蛾

风寒乳蛾:症见恶寒发热无汗,手足欠温,喉一侧或两侧乳蛾突起,Ⅰ~Ⅱ度肿大,色微红,或微痛或不痛,舌薄白,中根略厚,脉浮。此缘风寒之邪搏结喉核发为乳蛾。方用苏羌达表汤合荆芥汤,甘桔汤加减。药用紫苏叶、防风、羌活疏风散寒;荆芥、牵牛子、白芷、连翘、桔梗、甘草等利咽消肿。考诸方书认为,急性乳蛾,多系受风热之邪,兼胃有燥热之气(或称胃火),并发于咽喉所致。病性属热属火,多主以清宣泻火之剂。至于因外感风寒而发者几未论及。但从孙老临床所见,属外感风寒而发者十居二三,其证要点在于风寒表证凸显,风寒去则乳蛾自消。清·陈宗良所著《喉科指掌·乳蛾门》中明确记录了"风寒乳蛾"和"白色乳蛾"的证候，均主以辛温解表法，可见因风寒而致之乳蛾，在临床上并不罕见。

风热乳蛾：见咽红如丹，两喉核肿大，状似樱桃，上见二三脓点，咽痛，吞咽不利，恶寒发热（体温38℃以上），咳嗽，舌红，苔薄白，脉浮数。方用银翘散疏风散热；天花粉、浙贝母清胃润燥；山豆根、板蓝根泻火解毒（二药味苦性寒，3～5g即可，多用易致腹泻）；外用锡类散或西瓜霜喷剂喷喉，每日数次。

2．慢性乳蛾

肺脾气虚证：临床表现为肺气虚弱，多汗，经常感冒，乳蛾发则滞留不消，色淡红，无脓点，喷嚏，鼻流清涕，偶发低热或不发热，有时咳嗽。方用补中益气汤或玉屏风散加大枣（3枚），两方皆补中有散，而以补为主，使肺脾气壮，四季不受邪则乳蛾自可消矣。

胃阴虚证：原本肺脾气虚，反复呼吸道感染，乳蛾不消，久之转化为肺胃阴虚（脾虚生化无权），虚火上炎，以致蛾体略见增大，咽干微痛，低热（体温37℃以上），两颧泛红，舌光红无苔，脉细数。方用养阴清肺汤去薄荷（生地黄、麦冬、生甘草、玄参、川贝母、牡丹皮、生白芍），加川石斛、地骨皮、射干养阴清热，凉血消肿。外用西瓜霜喷喉，俟症状改善后，予沙参麦冬汤去甘草、桑叶（南沙参、麦冬、玉竹、白扁豆、天花粉），加太子参、黄精、碧玉散（包）、赤芍，意在气阴两固，以杜外感，稍佐清热解毒、凉血活血药，以消乳蛾。慢性乳蛾有反复发作、僵固不消者，《喉科指掌》《喉科秘钥》均称之为"石蛾"，应用活血、散瘀、消结药治疗，如久治不愈，蛾大妨碍吞咽，并丧失卫外功能频发感冒者，及早使用烙法或手术摘除，以免外邪深入。

小儿水痘的临床特征是什么？出疹期和疹后期如何处理？

答：水痘是由水痘带状疱疹病毒感染的急性出疹性传染病，本病多发生于春冬二季，在1～6岁小儿中传播最多，少数成人也可感染发病。本病的临床特征是：

（1）水痘乍见时为红色斑点（点为小丘疹），呈向心性分布，皮疹躯干多，四肢少。数小时内发展为疱疹，椭圆形，瘙痒，4～5天后疱疹干燥结痂，脱痂后，皮肤不留麻点，易与其他皮疹鉴别。

（2）出疹期水痘分批出现，大小不一，皮肤表面可有丘疹、疱疹、结痂三个次第的水痘混合并见，不似天花、麻疹的出疹相对整齐划一。

中医学认为本病是水痘热毒经口鼻而入，由卫到气甚至传营而发病，故本病在出疹期即见由卫入气（发热、咳嗽、面红目赤、口干、皮疹根盘红润）或气营两燔（壮热，烦躁，口渴，面赤唇红，水痘密布、根盘通红）的证候。

其治疗方法，孙老认为无论是何种证候，总以清法为主，及早控制其热毒症状，不得囿于"在卫用汗""是疹必透"之说而贻误病机使热毒内陷心营，乃至引动肝风。实践证明运用清法热退较快，疹自终止，变证亦无从发生。孙老所用清法，以清气、清营为主，重在清热解毒。方用金银花、连翘、大青叶、栀子、黄芩、天花粉、丹皮、丹参、甘草节、生谷芽、卷心、竹叶（用量可根据患儿年龄大小及证候轻重而定）。本方可连服3～5天。如有其他兼症必须处理者，再酌情加味。出疹期经上法处理后，身热已退，新疹即不复再现，此为疹后期。此期原有疱疹及收敛结痂的疹子尚未退清，加之水痘热毒对机体及营血的侵害尚未修复，有的患儿疹后还有余毒未尽（五心作热、唇舌腐破、口臭、干咳、皮肤瘙痒），因此，此期的治法应着重凉血活血、养阴败毒，方用玄参、麦冬、生地黄、丹皮、地骨皮、赤芍、石斛（先煎）、碧玉散（包）、金银花、胡黄连、生谷芽（适量），本方可连服1周。痂落后，要注意保护皮肤，勿令感染，并忌食香燥之物。

小儿雪口用何法治疗？应怎样预防？

答：雪口，又名鹅口疮，是新生儿常见的一种口腔黏膜感染性疾病。本病的特点，《医门补要》谓："口舌白腐，叠如雪片"；《诸病源候论》谓："小儿初生，口里白屑起，乃至舌上生疮，如鹅口里，世谓之鹅口"，此即雪口、鹅口疮之所名也。疮面无痛感，一般不影响吮乳，如不及时治疗，会蔓延到咽喉、气管、食管、肺、肠等处，继而发生呕吐、吞咽困难、呼吸急促、腹泻等症状。

历代儿科医家均认为本病的病因、病机系"胎热"及"心脾热气上熏口舌"（《幼科类萃·耳目口鼻门》《万氏秘传片玉心书·口疮门》）。孙老认为，凡病之生，必具内外二因，"胎热"及"心脾热气"只是本病的内因，而感受湿热之邪，这是本病的外因。"舌为心之苗，口为脾之窍"，若心脾积热与外邪相合，必见于口舌生疮。对本病的治疗，前人有主张升发其火者，有主张泄热导火者，也有主张滋阴降火者。

孙老根据多年的临床体会，认为应表里兼治。在里之热，应用内服药清其积热，在表之疮，应用外治法去其湿热清其积热；药用石斛6g（先煎）、生石膏15g（先煎）、生地黄5g、生甘草2g、淡竹叶3g、连翘3g。共煎水约50mL，分数次喂服。去其湿热：药用土茯苓6g、野菊花3g、板蓝根3g、山豆根3g、生薏苡仁5g、薄荷（后下）2g（1日量）。共煎水30mL，分3～5次，用消毒棉签饱蘸药水，清洗口腔，轻轻拭去白屑，外涂冰硼散少许，每日数次。以上两法，可连用3～5天。痊愈后在给婴儿哺乳时，须清洗乳头，奶具要煮沸消毒。儿母忌食辛辣、炙口及香燥之品，并不得给婴儿多次使用抗生素和激素，以免再发。

心理性咳嗽有何特征？如何治疗？

答：心理性咳嗽的病因与精神心理因素有关。本病多发生于40～45岁以上中年妇女，男性患者较少。其特征是：咳嗽每因精神紧张或情绪波动时发作，呈阵发性剧咳，甚则曲背弓腰，胸胁胀痛，小溲不约。惟寐时不咳，睡眠如常。中医学中无此病名，但比照其临床表现与《黄帝内经》中所谓"肝咳""心咳"有相似之处。如《素问·咳论》谓："肝咳之状，咳则两胁下痛，咳之状，咳则心痛，喉中介介如梗状"。孙老对此类咳嗽常用镇肝养心药并辅以心理治疗。现举例如下。

王某，女，45岁，1999年12月5日初诊。主诉：常于初冬或早春发生咳嗽，已连发3年，服镇咳、消炎药无效。此次发作近1年未愈，诊见咳嗽阵发，连声不断，甚至面红，腰曲，呛吐出汗。咽（－），但有异物感，常刺激咳嗽，两肺听诊呼吸音粗糙，未闻哮鸣音、啰音。X线胸透：肺纹理增粗。舌红，苔薄黄，脉弦数，夜寐如常，饮食不减。从患者谈吐中，知平素情激易怒，多愁善感，病属肝，波及心肺。析其病机，肝气偏亢，扰其心志（母病及子），逆其肺气（木旺侮金），故咳嗽作，入阴心肝气平则咳嗽止。本"见咳休治咳"之义，重在治肝，药用生赭石、石决明（均先煎）各30g，钩藤（后下）15g，生白芍15g以镇肝平肝；生甘草15g、淮小麦30g、大枣3枚（即甘麦大枣汤）以定志缓急；百合20g、生地黄15g（即百合地黄汤）以养心益肺。本方连服5剂，咳减大半，胸胁疼痛亦明显减轻，继服

5 剂，咳止。嘱患者经常注意调节情志，安定心神，以免再发。孙老运用此方治此类咳嗽 20 余例均有较好效果。

新生儿黄疸是怎样形成的？如何治疗？

答：新生儿黄疸，中医称胎黄、胎疸。是指婴儿出生后皮肤、黏膜、巩膜、小便发黄。新生儿黄疸可分为 2 种。

生理性黄疸：黄疸在婴儿出生后 2～3 天内出现，一般情况良好，不伴有其他临床症状，黄疸可在 2 周左右消退（早产儿须 3～4 周）。此种黄疸发生的原因，古代医家多认为系母体素有湿热，遗传给胎儿。如隋《诸病源候论·小儿杂病诸候·验疸候》谓："其母脏气有热，熏蒸于胎……"。清《幼科铁镜·辨胎黄》谓："胎黄由娠母感受湿热，传于胎儿……"。现代医学认为新生儿血清胆红素生成过多，加之肝酶功能不完善，是产生黄疸的重要原因，必须提早喂奶，使胎粪及早排出，以减少胆红素的肠－肝循环，可减轻或消退黄疸。此说与中医对小儿生理特点的认识有相似之处。中医认为小儿"五脏六腑成而未全……全而未壮"（《小儿药证直诀》）肝（胆）脾（胃）的疏泄、运化功能尚未完全，内受之湿热无能渗泄，开奶后，黄疸可自行消退，一般不需治疗。

病理性黄疸：黄疸在婴儿出生后 24 小时内出现，2 周后未见消退且日益加深，并伴有其他症状。其发病原因，除极少数外感而发外（如感染性疾病可有黄疸），大多责在先天。如有的是病毒性肝炎在孕期为母所传，有的是因母婴血型不合（ABO 或 Rh）而引起的同族免疫性溶血性黄疸。也有的是因先天性胆道闭锁，胆液不能循经疏泄，瘀积发黄等。此类黄疸，从中医辨证上说，大多属于"阳黄"，应用茵陈蒿汤清热利湿，亦可适当加入丹参、红花、赤芍等药活血通络。如用之无效，必须及时查明原因，从速治疗。

益母草、茺蔚子均为行血除水药，二者有何特长？

答：益母草又名茺蔚，为唇形科植物益母草的全草，味辛苦，性凉，入心包、肝经，有活血、祛瘀、调经、消水四用。善治产前、产后及月事诸羌，故名"益母"，孙老根据其活血、消水的功能，常用于治疗中青年妇女附件囊肿及小儿急性肾小球肾炎水肿，似有独特疗效。

如曹某，女，38 岁，近 2 月来因少腹不时隐痛，月经愆期而行，曾去某医院妇产科检查，经 B 型超声检查所见：左附件探及 47mm×36mm 无回声，诊断为左附件囊肿，建议请中医治疗，诊得脉稍弦，舌有紫气。除诉左少腹偶有隐痛外，余无所苦。证属血与水结形成囊肿，治当活血行水，处以益母草 15g、生地黄 12g、赤芍 15g、当归 10g、川芎 5g、桃仁 10g、红花 5g、生黄芪皮 10g，每日 1 剂，连续服用 10 剂。再做超声检查，左侧附件回声均匀，示囊肿消失，腹痛亦止，月事已行。孙老已运用此方治疗此类囊肿 10 余例，均在短期内治愈，其中有 2 例分别于半年、1 年后又发，再用此方仍然有效，孙老还曾运用本品配"五皮"（茯苓皮、生黄芪皮、陈皮、桑白皮、大腹皮）治疗小儿（5～10 岁）急性肾小球肾炎（用量可按年龄酌定）每日 1 剂，一般服药 3～5 天，尿检红细胞（－）、蛋白（±），水肿消退，其效果似较西药（消炎利尿）为捷。茺蔚子是益母草成熟的种子，归经、功用与益母相同，但《神农本草经》只载其"主明目、益精、除水气"，而无益母草之名，考文献记载，大概在明代以前"茺蔚古人只用其子"（《本草正义》），明、清及以后的本草著作，则多载益母草之名，其下附茺蔚子，这是医家经过长期的临床实践，认识到茺蔚子与全草两者功用同中有异，而茺蔚子在明目的作用上则独擅其长，孙老常用之配决明子、青葙子等药治疗天行赤眼、内障云翳、迎风流泪等症，确有良效，其清肝泄热之功，似专注于肝之外窍，故久而久之，茺蔚子治妇科经产之证，已让位于益母草矣。

郁金、枳壳、槟榔在儿科临床如何运用？水磨入药有何意义？

答：郁金（常用有黄郁金和黑郁金两种，功用相同）、枳壳（枳实）、槟榔三药，味皆辛、苦，辛能散（开）苦能降，是以一药而具有辛开苦降之功，善治上、中二焦之病。枳实、槟榔其性沉降，多作用于中焦。

儿科在临床上运用三药，主要用治上焦痰气交阻和中焦积滞不下之症。如郁金配苏叶、香附等解表消痰，治疗感冒并发支气管炎咳甚痰多者；枳壳配郁金、桔梗等开提肺气，治疗哮喘性支气管炎气喘并重，声如曳锯者；槟榔配枳实、木香等消积导滞，治疗寒痢白多红少、里急后重者。

孙老常用三药整品（未治成饮片者）水磨入药内服，其疗效似较运用饮片入煎者为优。其意义有二：一是有消磨积滞，以通痞塞之义。如用整枳壳（枳实）1 枚磨汁入药（入头煎，下同）内服，治疗肺、胃痰食交壅的证候。证见温温发热、闷咳不爽、痰鸣气促、胸脘痞满、干呕心烦等，可收顺气消痰、降逆止呕之效。二是可使气质俱入，以充分发挥药力。如用整郁金 1～2 枚磨汁入药，用治䶌喘气急、面灰唇青、鼻孔灰黑等症，以开提肺气，降痰平喘。用整槟榔、枳实各 1 枚磨汁入药，治疗暴饮暴食后脘腹饱胀疼痛、不行大便，以及痢下赤白、白多赤少、里急后重者，以此下气宽中，消积除痢。用槟榔一味水磨，可外涂疮疖肿毒（《太平圣惠方》中有用槟榔水磨，以纸衬晒干，用生油调涂，治小儿头疮）。

浙贝母、川贝母、土贝母各有何功用？如何运用？

答：**浙贝母**：为百合科植物浙贝母的鳞茎，亦名象贝母、大贝母，产于浙江、江苏、安徽、湖南等地。味苦、性寒，入心肺二经。入心，能泄心热、通心脉，有泄热清心、宽胸解郁之功。孙老常用本品配瓜蒌治胸中郁热之胸痹，其效甚佳。

如曾治一张姓患者，男，65 岁。曾在某医院诊为冠心病。给服消心痛（异山梨酯）、丹参滴丸，服后有灼热、嘈杂感，遂停药，邀孙老诊治。主诉：常感胸闷，胸痛，心悸。候脉 20～30 秒出现结脉 1～2 次，口干，舌尖红，苔薄黄。证属胸有郁热，心气不舒；乃用本品配瓜蒌（等量）为散，1 次 6g，1 日 2 次，开水调服。连服 2 天后，胸膺闷痛即解，脉律正常，继服 3 个月停药，随访逾 10 年，未复发。

浙贝母与瓜蒌同用有"贝母瓜蒌散"（《医宗必读》）、"蒌贝养营汤"（《瘟疫论》）等。二药合用长于治疗因胸中郁热而致的胸痹。浙贝母，《医宗必读·本草征要》谓其能"涤热清心"，治"胸中郁结神哉"；瓜蒌，《名医别录》和《本草图谱》皆言其主治胸痹，今二药合用，其效益彰。入肺，有止咳化痰，清热散结之功。孙老常取本品配天花粉治疗小儿（3～5 岁）喉源性咳嗽，其效颇佳。

如治小儿李某，5 岁，咳嗽月余，经连续抗感染治疗 20 日无效来诊。诊见干咳无痰，低热（体温 37.6℃），查患儿见咽峡、上颚充血，两侧扁桃体肿大与悬雍垂紧贴。证属风热（毒）搏结咽喉，发为乳蛾，气道不利，而致呛咳。治以疏风清热，解毒散结。药用浙贝母、天花粉、山豆根、板蓝根、薄荷、连翘、桔梗、甘草（适量），连服 3 剂，肿消咳止。后用本方治疗此症 10 余例，均在 3～5 日内治愈。

川贝母：为百合科植物乌花贝母或棱砂贝母、卷叶贝母的鳞茎，以产于四川省阿坝藏族自治州者为佳。味苦、甘，性微寒，其归经、功用与浙贝母相同，唯长于治疗阴虚肺燥之咳。今人曾用于抗癌，似有抑制癌细胞转移的作用。如已故南京中医药大学丁光迪教授，早年治一乳腺癌患者，术后未行"放疗"，而用本品研末吞服，每服3g，每日3次，连服3年，随访20余年未见复发。孙老学习丁老经验亦用本品防治肺癌、胃癌、鼻咽癌术后复发或转移，效果亦好。考诸方书，均未见川贝母有明确的抗癌之说，仅《日华子本草》和《本草汇言》中有"破症结""敷恶疮"的记载，是否即为治癌之用，供参考。

土贝母：为葫芦科植物假贝母的块茎，产于河南、河北、山东、山西等地。味苦、性凉。入肺经，功用与浙贝母、川贝母相通。但《本草纲目拾遗》专载其治疗一切痈疽肿毒、瘰疬、杨梅结毒等症，旧时治花柳病多用之。近年来，淋病患者增多，尿浊如脓，尿时涩痛，余常处以"二土丸"（即土贝母、土茯苓，等量，研粉，水泛为丸，如绿豆大），每次10g，每日3次，开水送下，一般连服1～2周可愈。土茯苓，《滇南本草》谓："治五淋白浊，兼治杨梅疮毒"，二药和用，可增强解毒、除湿、通淋之效。

贝母在《本草纲目》以前的文献中，只有一名，嗣后《本草汇言》《本草正》《本草从新》始分别立浙、川、土贝母之名，其功用有共性，也有个性。如浙贝母、川贝母均有止咳消痰的作用，但前者治风痰或痰火咳嗽，后者治阴虚肺燥咳嗽。而土贝母则长于治疗一切痈疽肿毒及杨梅结毒，临床应分别运用。

小儿多汗的原因是什么？如何止汗？

答：小儿在乳儿期（从满月到1周岁）最易出汗，哺乳时汗出尤多，皮肤常保持湿润，这是正常的生理状态，反之，往往是外感、伤食的发病先兆。

小儿多汗系指1～3周岁小儿每晚寐时汗出较多，头面颈项汗出如珠，沾湿衣衫，熟寐后约1小时始渐渐收敛。此种出汗貌似盗汗，但无潮热、舌红、唇焦、口干、便燥等阴虚症状。究其原因大多与肺肾不足有关。明·万密斋认为小儿"肾常不足，肺常虚。"肺与肾有着相互资生、相互依存的关系，肾虚不能承上以滋肺，则肺虚易汗；肺虚不能养下以滋肾，则肾虚不摄，故多主以敛肺固肾之剂。

孙老运用家传验方"二子散"（五味子、五倍子）敷脐，治疗小儿多汗效果较好，现介绍如下：

五味子、五倍子各15g，共研细末，分3份（每份10g），于每晚睡前取1份，加温开水调成干糊状，捏成圆形药饼，稍大于脐，贴于小儿脐窝，上覆洁净塑料薄膜一块（较药饼稍大），外用纱布绷带裹腹（如螺旋式从上腹裹至下腹，使之相互牵连固定药饼，免于滑脱），翌日清晨俟儿起身时去绷带及药饼，当晚再如法。连敷3次为1个疗程，敷后汗出即止。

五味子、五倍子二药均入肺肾二经，其味皆酸，《伤寒论注》云："肺欲收，急食酸以收之，以酸补之"，故用于肺虚出汗极为有效。用五倍子止汗，见于《本草求真》，该书谓："常出自汗，睡中出为盗汗，用五倍子研末，津调填脐中，缚定，一夜即止也"二药合用，有金水相生、肺肾同补之义，其功效倍于单味药。药性寒温相济，其性平和，无刺激过敏反应。脐窝为神阙穴所在，属任脉经，循其经脉上达心肺，下交肝肾，使入肺肾二经之药性随其经气直达病所。孙老运用本方治疗小儿多汗20余例，无一不效。

小儿多动症的病因、病机是什么？如何治疗？

答：小儿多动症（以下简称本症）的病因大多缘于先天因素。明·万密斋在总结前人经验的基础上，指出小儿生理病理的特点是"三有余"（肝、心、阳有余）、"四不足"（肺、脾、肾、阴不足）。孙老认为本证的发生与"肾虚""肝余"这一先天因素有关。因肾属水、肝属木，如肾虚（肾阴不足），水不涵木，则可导致木气有余，疏泄太过，从而发生以肝为主的病证。

"肝者将军之官"其性刚劲；肝属风木之脏，其性善动。本症的临床表现是以"性躁""多动"为特征的。在婴儿期即表现易激惹、少寐；幼儿期可见频繁动作，任意毁坏玩具；学龄期在课堂上不能集中注意力听讲，甚至以多种动作扰乱课堂秩序，学习成绩差。在家情绪极不稳定，冲动任性，喜怒无常，如不注意约束，常易发生意外事故。这些表现正是集中反映了肝的病理特征。

常用药物：熟地黄、山萸肉、五味子、甘枸杞、生白芍、石决明、败龟板、牡丹皮等。肝与心包同属厥阴经，精神情志的变化与心亦有很大的关系，也可适当加入宁心安神之品：茯神、远志、枣仁、夜交藤之类。如肝火偏旺有痰热内扰者，亦可加用泄热化痰药：龙胆草、黄芩、天竺黄、鲜竹沥、海蛤壳等。

姜某，男，7岁，小学一年级学生。足月顺产，母乳喂养。幼时即见脾气急躁，稍不遂意，常啼闹不安，任意撕毁和摔坏玩具。现龄7岁，已入学。观其外形，身体较瘦小，头颅正常，神情呈兴奋状态。诊脉时动作频繁，坐立不安。诊后在室内来回奔走，随意搬动座椅，玩弄诊断用具，无一刻安宁。纳、寐尚可，大便干，常2～3日1解，脉细数，舌红，舌中心见微白苔。证属水不涵木、肝阳有余而致之多动症也。本叶天士"介类以潜之，柔静以摄之，味取酸收，或佐咸降"之意处之：生、熟地黄各50g，山萸肉30g，牡丹皮30g，石决明50g，败龟板50g，茯神50g，生白芍15g，生枣仁30g，龙胆草15g，生山栀15g，羚羊角粉15支（每支0.3g，中成药厂生产，肆中有售），泽泻30g。上药共研细末，每次5g，加糖少许，开水调服，1日3次。本方连服1月，多动明显减少，后以上方为基础，酌情选用双钩藤、碧玉散、生鳖甲、钗石斛等味出入，连服半年余，情绪稳定，能自知自制，安心课堂学习，成绩较好。

山栀、黄芩同为清热泻火药，主治有何异同？儿科临床如何应用？

答：山栀、黄芩性味苦、寒，苦能泄热之标，寒能折火之本，故二药均有清热泻火作用。

栀、芩清热泻火的作用，历代方书大都认为有程度和层次的不同，如谓山栀是清热泻火药，"能统泻三焦之火"；黄芩是清热燥湿药，可"清上中二焦之热"。孙老认为二药功用相同，均可清表里之热。山栀清里热，侧重清胆、小肠、膀胱之热，善治阳黄、痛淋等证；黄芩清里热，主要清肺和大肠之热，善医痰热喘嗽、湿热下痢等证。

孙老认为栀、芩是很好的退热药。如外感热病之气分证，证见壮热无汗，烦躁欠安，胸中懊忱，唇干，口渴，或见咳逆上气，便燥、便秘，舌苔黄厚或黄腻，脉浮数或滑数，必须运用栀、芩清气泄热。方如"栀子豉汤""凉膈散""黄芩汤""三黄石膏汤"之属。

对于小儿外感发热，其始虽在卫分阶段，孙老认为但见下列症状之一者，如：体温较高（39～40℃）、面颊潮红、咳嗽有痰、气息声粗、唇干、口渴、舌苔微黄、大便燥、腹胀、小溲黄，即可径投栀、芩退热。因为小儿病理变化的特点是"易寒易热"，小儿外感表证，热变尤速，故须及早投入清气药，以杜病邪深入。今人作药理实验研究，认为栀、芩对多种病菌有抗菌作用，黄芩对"流感"病毒又有一定的抑制作用，故用作治小儿外感发热较为合拍。

　　孙老常喜栀、芩二药合用。黄芩得栀子清邪热并泄肺火；栀子佐黄芩泄肝热而免动风，对防治小儿继发感染和高热抽风有较好的作用。黄芩应用枯芩（即片芩），李中梓认为枯芩可清肺部之热（《医宗必读·本草征要》）；山栀用皮，善清表热（《本草从新》）。二药质清味薄，其性较子芩（条芩）、山栀为逊，用于小儿较为妥帖。孙老治疗小儿外感，常于解表药中加入栀、芩二味，每收热退身凉之效。

孙浩　高军／文

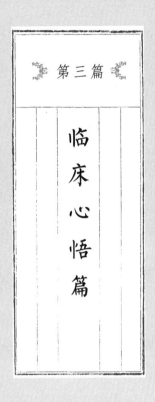

第三篇

临床心悟篇

中西医结合治疗乙型脑炎 138 例临床报告

1972—1973 年余共收入乙型脑炎 138 例患者（其中 1972 年 108 例，1973 年 30 例）进行中西医结合治疗，并取得了较好的效果，平均病死率为 2.9%（1972 年死亡 4 例，1973 年无 1 例死亡）。现报告如下：

1. 临床资料

138 例患儿大都居住在本市（仪征市）沿江一带蚊虫密度较高地区。其中男性 72 例，女性 66 例；年龄 1 岁以下 5 例，1～2 岁 24 例，3～5 岁 75 例，6～10 岁 27 例，10 岁以上 7 例。

入院病例均有不同程度的发热，体温大多在 39℃～41℃，主要症状有嗜睡、昏迷、抽搐及神经系统的阳性体征。其中昏迷、抽搐 47 例，嗜睡 68 例，颈强 66 例，屈腿牵伸试验阳性 59 例，抬头试验阳性 47 例，划跖试验阳性 29 例。

2. 分型、治法和疗效

全部病例均经西医检查（包括脑积液检查）确诊为乙脑。其中轻型 34 例，占 24%；普通型 59 例，占 43%；重型 45 例，占 33%。

中医按卫气营血辨证，分为卫分型（轻型）、气分型（普通型）、气营两燔型（重型）三型。辨证要点：卫分型表现为发热、头痛、舌苔薄白；气分型表现为高热、口渴、脉数、舌苔薄黄或厚黄、呕吐、便秘；气营两燔型表现为高热（40℃ 以上）、舌质红绛、昏迷、抽搐。

治疗方法是在中医辨证分型的基础上，按照"暑病首用辛凉，继用甘寒，终用甘酸敛阴"的治疗法则，分别用"乙脑Ⅰ号""乙脑Ⅱ号"方，并根据病情需要，适当采取退热、解痉、祛痰等中西医结合治疗措施。

"乙脑Ⅰ号"（适用于卫分型、气分型——轻型、普通型）：银花 10g，大青叶 10g，板蓝根 10g，生石膏 100g，知母 10g，连翘 10g。（注：本文所列病例虽有卫分型——轻型 34 例，但体温均较高，且有不同程度的伤津现象。）鉴于暑热之邪，传变极速，卫分型似不宜拘泥于"汗法"，故于"银翘散"中去薄荷、豆豉，加"白虎"、大青叶、板蓝根以清热解毒。

"乙脑Ⅱ号"（适用于气营两燔型——重型）：连翘15g，板蓝根10g，生石膏（先煎）15g，知母12g，生地黄12g，石斛（先煎）12g，石菖蒲3g，钩藤（后入）12g，胆南星3g，麦冬12g。本方根据"透热转气""继用甘寒"的治则，加入开窍、熄风、豁痰等药组成。

上药1日1剂，水煎至50～200mL，分2～3次口服或鼻饲。重症高热、昏迷、抽搐者，酌加安宫牛黄丸、紫雪丹1～2粒。

其他治疗措施：退热用物理降温，或加用保太松5mg/（kg·次），口服或鼻饲；解痉用10%水合氯醛溶液0.8mL/kg/次灌肠，或加用苯巴比妥、氯丙嗪、异丙嗪等药物；祛痰则重用鲜竹沥30～60mL，口服或鼻饲；其他如纠正呼吸衰竭用甘露醇、山梗菜碱等。

经以上措施治疗后，138例患者的平均病程为7.3天（1972年7.9天，1973年5.5天），平均疗程为4天（1972年4.3天，1973年2.9天）。其中1天内退热的44例，5天以上退热的10例，平均退热时间为3.3天（1972年3.5天，1973年2.6天）。恢复期留有神经、精神症状者18例，表现为震颤、失语、强直性痉挛等，经针灸、抗利通、氯脂醒等治疗，短期显效者3例。

3. 体会

中西医结合治疗乙型脑炎是提高治愈率的有效措施，特别是中药中的清热解毒药用于暑热邪毒效果良好，退热较快。1973年在"乙脑Ⅰ号""乙脑Ⅱ号"中加用蚤休、鸭跖草各10g，加强了清热解毒的功效。

物理降温亦是退热的有效措施。1973年我们团队在用井水（当时本地尚无冰块）湿敷的基础上，改进了操作方法，用塑料布做成水袋，置高热患儿于井水袋上，最快降温速度为6小时，一般为18小时，较其他物理降温法优。

脑水肿及痰阻是乙型脑炎患者的致命因素，所以正确使用脱水剂及有效的祛痰药是降低死亡率、提高治愈率的关键。重病例如出现深度昏迷、频繁抽搐、四肢内收、呼吸稍有不整、瞳孔不等大的表现，应立即使用脱水剂，使用时间要稍长些，以度过极期为好，否则会突然形成脑疝，危及病人生命。

对痰阻病人除用人工吸痰以防窒息外，更加强调清热化痰。中医认为暑温传入气、营阶段，邪热炽盛，酿成之痰性质属热，故选用"竹沥"一味清化热痰，解除痰阻。如患者曹某，女性，9岁，诊断为重型乙脑，有昏迷、抽搐、痰阻表现，吸痰无效，经鼻饲竹沥60mL，10小时后痰液消失，神志转清。

孙浩/文

口疮治火四法

口疮好发于唇内、颊、舌、上腭等处，此证与火攸关。火有虚实之分，实火，每因肝胃之气有余；虚火，常系心肾之阴不足，也有因元阳败竭，火不归原者。余对口疮的治疗，分别运用滋阴潜火、泄木泻火、通腑泻火、温阳摄火四法，疗效甚佳，现介绍如下：

1．肾虚火浮，滋阴潜火

例　江某，男，45岁。腰部酸痛经年，如解如堕。左耳若扪，时觉蝉鸣，五心烦热，口干虽多饮不解，舌尖边红赤，中布淡黄薄苔，舌边、底各有如绿豆大溃疡1块，痛如火灼，进食尤甚，夜多躁扰不寐，小溲黄热，脉细数。证属元阴不足，肾火浮越，心阳亦随之上亢；治以滋阴潜火，交通心肾。

处方　生地黄12g，玄参12g，败龟板（先煎）24g，肥知母10g，盐黄柏10g，细木通3g，甘草梢6g，川黄连3g，肉桂（后入）3g，生龙骨（先煎）30g，常法服3剂。

二诊　药后舌体红赤转淡，溃疡见敛，灼痛已解，夜能安寐，小溲黄热亦减。前方去木通，加卷心竹叶20片，常法服3剂，服后诸症悉瘥。经随访三年余，未再复发。

按　此证为阴虚口疮。耳鸣、腰酸、溲热，显系肾阴不足，肾火偏亢；舌尖边红赤破溃，乃心火上炎之征。方中知母、黄柏、地黄、龟板泻相火，滋肾水；黄连、肉桂交通心肾；甘草梢、木通与地黄相合有导赤之意，引心火下达小肠；龙骨与龟板配合共奏敛阴潜阳之效。

2. 肝经火烁，泄木泻火

例 刘某，女，46岁，工人。患者性躁易怒，5月前因与人口角，情志过激遂患口疮。数月来时发时收，近则淹留不愈。诊见舌边两侧各有如绿豆大溃疡1块，进食苦痛，胸闷嗳气，两胁攻撑作痛，口干苦，五心烦热，舌红苔黄厚，脉弦。血压160/100mmHg。证属肝失条达，气郁化火；拟泄木泻火法治之。

处方 醋柴胡10g，炒黄芩10g，炒山栀9g，生白芍12g，炒金铃子10g，娑罗子10g，木蝴蝶5g，碧玉散（包）30g，生赭石（先煎）30g，常法服3剂。

二诊 药后口疮已敛，痛止，口干苦亦解，情志较前安适，血压140/90mmHg。方已获效，不事更张，原方继服3剂。药尽后口疮平复，随访多年，未复发。

按 肝火多因气郁而成。《医碥》有谓："郁未有不为火者也，火未有不由郁者也"。本例为肝经实火之口疮，方取柴、芩、栀清肝；金铃子、木蝴蝶、娑罗子疏肝；白芍、碧玉散、生赭石敛肝、凉肝、镇肝，肝平火靖，口疮自愈。

3. 阳明火炽，通腑泻火

例 秦某，男，42岁。平素喜进香燥辛辣之品，胃有积热。近1周来，颊内右侧、下唇内缘各有如豌豆大溃疡1处，疼痛，畏食，口气热臭，并自觉干苦。舌红苔黄厚而糙，脉滑实有力，便燥常秘结不解，少腹轻度胀痛，小溲黄热。证属阳明火炽，上熏外窍；治以通腑泻火。

处方 生山栀10g，连翘10g，黄芩10g，生大黄（后入）9g，芒硝（冲）9g，天花粉15g，浙贝母10g，六一散（包）30g，淡竹叶6g，服2剂（第2剂隔日服）。

二诊 药后当日及第3日共泻5次，便质先硬后溏，口疮亦已收敛，灼痛大减，苔尽退，口转润，溲淡黄。原方去硝、黄，加麦冬15g，干石斛（先煎）15g，常法服3剂。药尽后口疮痊愈，随访2年余未复发。

按 胃热口疮有因胃阴不足、虚火上炎者，证见舌红少津，甚或舌如镜面，较少有便秘及下腹胀痛之征，脉多虚数；有因阳明热结、胃火上犯者，证见舌苔黄糙，大便燥结，少腹胀痛，脉多滑实。前者宜甘寒养阴清热，后者须苦寒通腑泄热。故本例取凉膈散意加花粉、浙贝、六一散泄热、利膈、散结、清燥。二诊去硝黄，加麦冬、石斛，于清泄余火中养阴润燥，而获痊愈。

4. 阳虚火僭，温阳摄火

例 黄某，女67岁。口舌生疮已近1年，此伏彼起，缠绵不愈。嗣后即大便溏薄，日二三行，曾服中西药治疗效不明显。诊见面色灰白，精神萎靡，反应迟钝。颊内右侧、舌底、上唇各有溃疡1块，如绿豆大小，色淡红。诉口中有凉气，唾液清冷，脘如凉水浇灌，全身畏寒喜温，纳少，苔薄白，脉沉细。实验室检查：红细胞3.2×10^{12}/L，血红蛋白80g/L。大便检查：质稀，色淡黄，不消化食物（＋）。证属中阳不足，阴寒内盛，无根之火上僭；治以温阳摄火。

处方 潞党参10g，茯苓10g，炒白术10g，炙甘草5g，广皮4.5g，煨白芍9g，炮姜9g，肉桂（后入）4.5g，炒泽泻10g，常法服3剂。

二诊 药后便薄转稠，1日2次，口冷、脘凉已温，口疮敛半。上方加明附片10g、煅龙骨（先煎）30g，肉桂加至6g，常法服3剂。

三诊 药后口疮已愈，便溏转实，惟年事已高，脾肾之气渐衰应予参苓白术丸、肾气丸缓固其本。

按 阳虚口疮为内虚寒外假热之证。患者年迈体弱，脾肾皆虚，理宜温阳摄火。方中设理中之品，旨在温中宫之阳，加桂附壮命门之火，用龙骨潜游离之火。清·吴仪洛有云："凡口疮用凉药不效者，乃中气不足，虚火上炎，宜用反治之法，参、术、甘草补土之心虚，干姜散火之标，甚者加附子或噙官桂，引火归原"（《本草从新·木部·黄柏》）。此即对阳虚口疮而言，确为经验之谈。

孙浩/文

孙浩治疗小儿脾虚泻的经验

孙老师至今行医已60余年，积累了丰富的临床经验，尤精于儿科疾病的诊治，现仅就老师治疗小儿脾虚泻的经验简述如下：

1．病因病机

小儿腹泻是婴幼儿时期发病率较高的疾病之一，常见于 2 岁以下婴幼儿。中医认为小儿泄泻分为外感与内伤两大类。小儿具有"脾常不足"的生理病理特点，故临床所见小儿腹泻病多数属于脾虚型。但无论何种泄泻，均与"脾""湿"二字攸关。[1]祖国医学关于脾虚泄有丰富的论述。正如《医学三字经》云："湿气胜，五泻成"。《素问·阴阳应象大论篇》曰："清气在下，则生飧泄"。《素问·脏气法时论篇》曰："脾病者，……虚则腹满肠鸣，飧泄食不化。"《医宗必读》云："脾虚泄之因，脾气素虚，或大病之后，过服寒凉，或饮食不节，劳伤脾胃，皆成脾虚泄泻之证。"《幼幼集成》谓："脾胃受伤，……，精华之气不能输化，乃合污下降，而泄泻作矣。"《医宗金鉴》云："肝盛脾衰金气弱，金失承制木生风，每因吐泻伤脾胃，……"，所以泄泻日久必伤脾气，土虚则木乘，而致肝木无制，虚风内动，出现慢惊风、慢脾风等重症。[2]肾为先天之本，脾为后天之本，久泻伤脾，脾病及肾，可致脾肾阳虚之泄泻。不论是体质因素或是外部因素，均可导致小儿脾胃虚损、湿浊下注而发为泄泻。现代医学认为多种原因均可导致小儿慢性腹泻病，儿童在不同年龄段的生活环境、饮食、机体状态均不同，因此，不同年龄段常见的慢性腹泻病因不同地域、不同经济发展水平和卫生环境水平而存在明显差异，卫生环境水平较低地区以感染和感染后腹泻为主，城市则以非感染和感染后腹泻为主。[3]

2．治疗

脾虚泄临床表现为久泄不止，或反复发作，大便稀薄，或呈水样，带有奶瓣或不消化食物残渣，神疲纳呆，面色少华。舌质偏淡，苔薄腻，脉弱无力。孙浩老师认为该型腹泻或因先天不足，脾气久虚；或因后天失调，中阳欠运，或因恙后体虚，脾气薄弱；或因便泄日久，脾肾两虚，凡此均须暖胃温脾。[1]且小儿"脏气清灵，随拨随应，但能确得其本而撮取之，则一药可愈……"，故用药需精、简，药性宜平和。对于此类腹泻除了用内治法外，还可以采取外治法也能取得很好的临床效果。

内治法：脾虚泄泻，病在脾胃，关系肝、肾二脏。孙老根据多年的临床经验认为治宜健脾益气、温脾助运，方选香砂六君子汤加官桂、乌梅炭、炮姜、明附片。香砂六君子汤出自《时方歌括》："人参、茯苓、白术各二钱，炙甘草一钱，陈皮一钱，半夏二钱，木香、砂仁各八分"。原方主治"气虚肿满，痰饮结聚，脾胃不和，变生诸症者"。方中四君子为气分之总方，其中"人参致冲和之气，白术培中宫，茯苓清治节，甘草调五脏，加陈皮以利肺金之逆气，半夏以疏脾土之湿气，木香行三焦之滞气，砂仁以通脾肾之元气。"根据"壮火煅土""泄木安土"的原则，尽管临床并没有表现出明显的肝旺、肾虚的症状，但也需加入官桂、炮姜、明附片、乌梅炭这类药物，以起到促进脾气健旺的作用。

外治法：孙老认为小儿脾虚泄泻包括脾气虚和脾阳虚，多为非肠道感染性泄泻，大部分属于功能性消化不良范畴，运用外治法，常能取得较好疗效。我国在秦汉以前就采用外治法治疗疾病，如《礼记》中提到："头有疮则沐，身有疮则浴"。外治法是与内治法相对而言的，《理瀹骈文》谓："外治之理，即内治之理，外治之药，即内治之药，所异者法耳"。

1）脾气虚泄泻

（1）暖脐止泻法：脐，内连五脏六腑，为冲任经气汇集之处，其表层薄，药物易于穿透，通过敷脐以温中散寒，健脾止泻。药用炒苍术12g、陈皮6g、砂仁10g、木香6g、干姜6g，共研细末，3～5g/次，纱布小口袋盛贮，覆于脐窝，外以纱布绷带固定，4～6小时换药1次，至药末用完为止，此为寓补于运之法。

（2）艾灸止泻法：取足三里（双）、天枢（双）、大巨（双），用艾条1根，点燃，在穴位上灸之，每穴每次灸3～5分钟或以灸处皮肤发红为度，每日2～3次。注意：执灸者需用两手指置于穴位两旁，以测温度，随时调整艾条与灸治部位的距离，以免灼伤小儿皮肤。

脾喜燥宜运，两法均有燥湿运脾之用，湿去脾运，其泻自止。

2）脾阳虚泄泻

（1）浸足止泻法：《灵枢·顺逆肥瘦》谓"……，足之三阳，从头走足；足之三阴，从足走腹。"足踝以下分布着66个穴位，占全身穴位1/10，是五脏六腑经气输注汇聚之处，浸足可温暖脾肾。药用生附子15g、生姜15g、花椒5g、小茴香5g、艾叶10g，共煎水500～800mL，留滓，待水温降至适度时，置患儿双足于水中浸泡，并按摩足心，10～15分钟（水温下降时，可适当加入热水），浸后勿用清水再洗，揩干双足即可。留滓加水再煎一次，同上法。此方可配3～5剂，连续使用。

（2）裹腹止泻法：腹背为任督二经之所在，裹腹可使腹背受药，可温养脾肾。药用肉桂20g、生附子30g、生姜50g（洗净切片）、吴茱萸20g、花椒15g，加水约1500mL，加红棉布带（宽约8cm，长约160cm）1条同煮，煎沸后约15分钟将布条捞起晾干，裹于患儿腹部，24小时后将布带解开，再入原药水中煎煮，捞起晾干裹腹。本方可配3～5剂，连续使用数天。

以上二法，均为温阳止泻法。脾阳虚证多兼有命火不足，故方中加入温肾之品，更有助于鼓舞脾阳。

3．典型病例

例 解某，女，11月。患儿自3月龄时开始腹泻，5～8次/日，稀水或蛋花样大便，时夹黏液，多次大便常规示脓细胞量多少不等，脂肪球或少量，或多量。开始在本地医院治疗，应用抗生素治疗，口服思密达、妈咪爱等，腹泻无明显好转，于是辗转在南京、扬州、镇江等地求治，曾多次住院治疗，疗效不佳。患儿精神日萎，胃纳减少，食后则泄，夹未消化食物残渣。诊见精神不佳，面色㿠白，哭声低弱，肌肉不丰，肠鸣音稍亢，肛周淡红，舌质淡，舌苔薄白，四末欠温。辨证为脾虚泄泻，拟米炒太子参6g、茯苓6g、炒白术5g、煨木香3g、砂仁（后下）2g、广皮3g、乌梅炭4g、肉桂（后下）2g、制附子（先下）3g、通草2g、甘草2g，常法服3剂。3天后复诊，患儿大便次数稍减，胃纳渐增，后用此方加减治疗半月余痊愈。

孙老强调，小儿泄泻一年四季均可发生。特别是长江中下游地带，雨水多湿度大，夏秋季节更容易发生；再加上小儿饮食不知自节，故泄泻常反复发作，迁延不愈。但是不论何种泄泻都与"脾""湿"密切相关。在治疗脾虚泄时尤其应抓住"健脾"这一根本。张仲景谓："四季脾旺不受邪"。基于这种认识，泄止后，可用附子理中丸调理，其基本点仍着眼于"旺脾胜湿"之道。

高军／文

载于《江苏中医药》2010年第12期

参考文献：

[1] 孙浩. 医学存心录 [M]. 北京：中医古籍出版社，2003.

[2] 汪受传. 中医儿科学 [M]. 南京：东南大学出版社，1998.

[3] 龚四堂. 小儿慢性腹泻病的诊断 [J]. 临床儿科杂志，2006，24（10）：787.

木香槟榔丸治疗急性细菌性痢疾 23 例报告

余曾与本院传染科合作，以中成药木香槟榔丸（以下简称本丸）为主治疗急性细菌性痢疾 23 例，取得了较好的效果。现报告如下：

1. 一般情况

23 例患者均为男性，年龄都在 40 岁以下。其中职工 8 例，农民 10 例，商贩 5 例；便泻次数每日 10 次以上者 17 例，便次无度者 6 例；便下脓血、赤多白少者 3 例，白多赤少者 20 例，多有腹痛、里急后重；夹表恶寒发热者 12 例，恶心呕吐者 7 例。23 例大便检查均符合菌痢诊断。

2. 方药作用及用法

本丸取自清·汪昂《医方集解》一书，由木香、槟榔、青皮、陈皮、枳壳、黄柏、黄连、三棱、莪术、大黄、香附、黑牵牛、芒硝等药组成（本丸采用镇江中成药厂所产）。其中木香、香附、青皮、陈皮行气解郁，枳壳宽肠导滞，黑牵牛、槟榔下气散结，黄柏、黄连清热燥湿，三棱、莪术破气活血，大黄、芒硝泻热行滞。

诸药合用，使湿热去，气血和，则二便自调，三焦亦通泰矣。现代药理实验研究认为黄连、黄柏、大黄、木香均有抗痢疾作用；牵牛、槟榔能促进肠蠕动并能使肠黏膜充血，分泌增加，以利排便、排毒。中医学认为痢疾是因痢疾杆菌乱于肠腑，伤及气血，以致气欲行而反滞，血欲和而反妄，故见痢下赤白、腹痛、里急后重等症。此形似通而实非通也，应用"通因通用"之法，通其腑气，祛其邪毒，邪毒去，则肠腑自和矣。本丸用量体质壮者每服 20g，体质一般者每服 15g，均为 1 日 2 次，连服 2 天为一疗程。入院补液每天 1000～1500mL。

3. 疗效观察

本组病人服药 1 天止泻者 12 例，服药 2 天止泻者 8 例；服药 12 小时腹痛止者9例，服药18小时腹痛止者4例，服药42小时腹痛止者4例；服药18小时体温正常者15例；服药12小时恶心呕吐止者7例；服药48小时大便正常者20例；服药48小时后症状未见好转者3例（均为血痢），后加用抗生素类药物治愈。

4．病案举例

例1 彭某，男，28岁，学校职工，因发热（39.2℃）、腹泻、恶心呕吐入院。诊时皮肤灼热，无汗，头痛，身困，痢下赤白，腹痛，里急后重，舌苔淡黄厚腻，脉象浮数。血常规：白细胞 1.020×10^9/L，中性粒细胞百分比86%，淋巴细胞百分比14%；大便常规：黏液（＋＋），红细胞（＋＋＋），吞噬细胞0～1。证属外感暑湿，内有积滞，仿"逆流挽舟"之意，予疏表祛暑、导滞逐湿法处之，汤、丸并进。方用香薷10g、大豆卷15g、连翘10g、薄荷（后入）5g，煎汤送服本丸15g，药后2小时全身出汗，体温降至37.5℃，连解稀黄便3次，量多，赤白明显减少。第二天停服煎药，仅服本丸2次，解稀便2次，腹痛、里急后重感消失，大便检查正常。

例2 陈某，男，33岁，铝器厂工人，因痢下赤白、腹痛伴里急后重半天入院。大便常规：脓血便，黏液（＋＋），红细胞（＋），白细胞（＋），吞噬细胞0～1。诊时舌苔黄，中心厚腻，小溲短黄，脉濡滑。证属湿热伤于肠腑，腑气不利，法当通腑导滞，令其一泻为快。予本丸20g，1日2次。服药1次后，解稀黄便3次，服药2次后解稀黄便2次，脓血已明显减少。第2日上午服本丸15g，解溏便1次，已无脓血，下午停服本丸。患者服用本丸后腹痛、里急后重消失时间约12小时，止泻时间约36小时。

孙 浩／文

中药"覆脐止泻散"
外治小儿腹泻 212 例疗效观察

余自 1986 年夏在门诊采用中药"覆脐止泻散"覆盖神阙穴，治疗小儿腹泻，取得了较好效果。现将 212 例疗效观察结果报告如下。

1．一般资料

212 例中男性 124 例，女性 88 例；1 岁以下者 151 例，1～2 岁者 33 例，3～4 岁者 28 例。按照中医辨证分型分，其中伤食（乳）泻 74 例，风寒泻 83 例，湿热泻 28 例（湿偏重者 16 例、热偏重者 12 例），脾虚泻 19 例，脾肾阳虚泻 8 例。212 例中有轻度脱水者 11 例。大便常规检查：大多数病例脂肪球（＋）～（＋＋），红细胞 0～6，少数病例大便稀黄，余（－）。

2．药物组成及用法

川椒、吴茱萸、肉桂、小茴香、淡干姜各等分，共研细末，以瓷瓶或玻璃器皿盛贮，勿令泄气。每用 3g，盛入小纱布袋内，覆盖于神阙穴上，外以绷带固定；24 小时后取下，再用原药末 3g，用法如前，连覆 2 次（计 48 小时）为 1 疗程。

3．疗效评定与统计

痊愈：用药 1～2 次腹泻停止，大便成形，镜检无异常，全身症状消失，连续观察半月以上无腹泻者。

有效：用药两个疗程，腹泻停止，大便濡软，1 日 2～3 次，镜检无异常，全身症状消失，加服健脾和胃药后，大便始成形，1 日 1 次，观察半月无反复者。

无效：用药两个疗程以上，腹泻未止，大便镜检仍有脂肪球（＋）～（＋＋），白细胞 0～3，黏液少许（±），加服中药后治愈。

212 例中，痊愈 131 例，占 61.7%；有效 51 例，占 24.06%；无效 30

例，占 14.15%。其中以伤食（乳）泻、风寒泻效果较好，脾虚泻、脾肾阳虚泻，因病程较长，患儿体质较差，一时不易奏效，大多加服健脾利湿或补脾温肾药而痊愈。

4．病例介绍

例1 陶某，男，1岁。腹痛，便利稀黄，日泻十余次，味如败卵，泻后稍安，口干欲饮，饮入即吐，嗳噫酸腐，舌苔淡黄厚腻，指纹紫滞。大便镜检：有不消化食物之残渣，脂肪球（＋＋）。证属脾胃呆滞、纳运无权之伤食泻，予覆脐止泻散温脾和胃。

用药1疗程后，腹泻、呕吐均止，腹部疼痛消失，嘱注意饮食调理，未再用药。

例2 许某，男，2岁。患儿面色微黄，形体瘦弱，食少运迟，大便1日3～4次，质溏，寐时磨牙，近日便次增多，伴完谷不化，神情委顿，舌质淡、苔薄白而腻，指纹淡暗。大便镜检：脂肪球（＋＋），不消化食物残渣（＋＋）。证属脾虚欠运，胃气不和；予覆脐止泻散6g，覆脐2次。

二诊 覆后便次减少，质薄略稠，神情转佳，因脾虚日久，转拟健脾和胃法治之。

处方 米炒太子参10g，炒白术6g，云茯苓9g，广陈皮2.4g，砂仁米（杵，后下）、白蔻仁（杵，后下）各2g，炒扁豆9g，炙鸡内金3g，焦薏苡仁9g，炒谷芽、炒麦芽各6g，清炙草1.5g，小红枣3枚，煨姜1片，常法服2剂。另于覆脐止泻散续用1疗程。

三诊 腹泻已止，大便性状正常，惟纳食欠香。按汤药3倍剂量为散，1日3次，每服3g，以善其后。

5．体会

小儿泄泻与"脾""湿"二字攸关，《内经》云："脾病则飧泄""湿胜则濡泄"。故治泻多从运脾利湿着手，临床常用的有醒脾、运脾、补脾和化湿、利湿、燥湿等法。然脾属足太阴经，任脉为之司，故取任脉中神阙一穴，覆以温燥辛香走窜之剂，以通经、温脾、燥湿。

散中用味辛性热之川椒、吴茱萸，暖脾胃而散寒邪；肉桂味厚甘辛大热，壮命门之阳；小茴香辛温开上下经之通道，调中止呕下食；干姜辛热守而不走，以"燥湿而补脾"。诸药合用，共奏调任督、和阴阳、行气血、健脾胃，除寒湿之效，故对于治疗小儿泄泻较为适宜。

根据我们的观察，"覆脐止泻散"对于婴幼儿伤食（乳）泻和风寒泻疗效均佳，可能因为婴幼儿肌肤薄嫩，皮肤黏膜对药的沁入性较强，因而作用于肠道的效果也较好。年龄较大、辨证为脾虚或脾肾阳虚久泻的患儿则疗效较差，必须加服中药方能治愈。

此外还需注意，本药末必须盛入纱布袋内覆盖脐部；如将药末直接填敷脐中，刺激性太强，易导致小儿皮肤黏膜损害。

［注］辨证分型参考全国《中医儿科病证诊断疗效标准》第一辑（试行）

孙　浩／文

孙浩老师治疗小儿再发性腹痛验案 4 则

小儿再发性腹痛是儿科临床常见的病证，发病年龄大多在 4～10 岁之间，痛发时手捂腹部，或拒按，甚至呕吐，平时大便性状正常，与饮食、心理有一定的关系。每月均有发生，至少连续 3 个月以上，发作严重时可影响小儿的正常活动，而在发作间歇期表现正常。

诊断标准[1]：①腹痛发作超过 3 个月；②疼痛为非特异性间段发作；③疼痛部位多在脐周、上腹部或无固定范围，腹部查体可有脐周压痛或无异常表现；④可伴有恶心、呕吐、腹胀等症状。

孙老治疗小儿再发性腹痛经验甚多，他认为小儿的病理特点为易寒易热、易虚易实，临证时应细心诊察，辨证清楚，切忌孟浪从事。现将他在临床治疗小儿腹痛常见的 4 种证型举例介绍如下。

1. 饮食积滞腹痛

例　秦某，男，8 岁。平素经常腹痛，以上腹部为主，阵发性发作。来诊时腹痛腹胀，拒按，不欲食，口有异味，寐时磨牙，卧不安宁，大便干结，舌苔厚腻，脉滑。平素嗜荤食，尤其爱吃"肯德基"等油煎食品。证属食滞中焦，脾胃不和；治宜消食导滞，和胃止痛。

处方 生山楂 12g，炒麦芽 12g，槟榔片 10g，陈皮 5g，制半夏 10g，煨木香 6g，炒枳壳 6g，莱菔子 10g，炙鸡内金 10g，瓜蒌 15g，常法服 3 剂。

二诊 药后行大便 1 次，腹痛、腹胀消失，口中无异味，夜卧安宁，纳食渐香，上方再服 3 剂。

三诊 该患儿已无任何不适，为病后防复，予王氏保赤丸，每日 2 次，每次 1 支，连服 1 周即可；同时嘱节制饮食，适当进食蔬菜、水果（水果要用开水烫一下，不宜冷食）。

按 小儿由于饮食不节、暴饮暴食，或过食不易消化的食物，以致损伤脾胃，食积中州，壅塞气机，升降违和，传化失职，因而发生腹胀腹痛。本方山楂、麦芽、炙鸡内金、莱菔子消食化积，陈皮、木香、枳壳、瓜蒌、槟榔理气行滞。气行滞消，故其病自愈。

2．寒凝气滞腹痛

例 洪某，女，9 岁。平素经常腹痛，多因感寒而发。近日因食冰镇食品后，痛又大作，脘痛时发时止，啼闹不安，面色苍白，手足发凉，喝热水后痛稍止，时泛清水，不欲纳食，舌苔白厚，脉沉紧。此乃嗜食冷饮、中阳欠运所致，治宜温阳、化气、止痛。

处方 肉桂（后下）3g，附子（先煎）5g，吴茱萸 4g，淡干姜 3g，甘草 3g，白芍 10g，枳壳 6g，延胡索 8g，常法服 3 剂。

二诊 服药后即痛止，周身温暖舒适，泛恶清水亦止。惟脘满不思纳谷，治以温中和胃、理气助运。原方去肉桂、附子、吴茱萸、淡干姜，加炒谷芽、焦山楂各 10g，陈皮 5g，连进 3 剂即愈。嘱禁食冷饮，以防复发。

按 中医认为小儿脾胃薄弱，如外受寒邪，内伤冷饮，使脾胃升降功能失常，气机闭阻不通，导致腹痛。本方以附子、肉桂、吴茱萸、干姜温中散寒，枳壳、延胡索行气止痛，加白芍、甘草缓急止痛。痛止后治以运脾和胃为主，防止病复。

3．脾胃气虚腹痛

例 刘某，女，5 岁。来诊时见面色萎黄，神疲乏力，腹痛绵绵，时作时止，痛处喜按，纳差，动则出汗，舌淡苔薄白，脉细弱。证属脾胃气虚，纳运失常，治宜健脾益气。

处方 米炒太子参 20g，茯苓 15g，白术 15g，陈皮 10g，炒白扁豆 15g，淮山药 20g，焦薏苡仁 20g，鸡内金 10g，生山楂 30g，炒麦芽 20g，焙五谷虫 10g。上药共研细末，每服 6g，上下午各 1 次，开水调如糊状，顿服。

二诊 药后患儿饮食略增，精神转佳，偶有腹痛，汗仍较多，已示脾气转苏，但肺虚玄府未固，可酌情增益补药。上方加黄芪 15g、五味子 3g，制法、服法同前。

按 小儿"脾常不足"，饮食不能自调，导致脾虚胃弱，纳运失常。方中以太子参、山药、茯苓、白术、白扁豆、薏苡仁补益脾气，鸡内金、山楂、麦芽、陈皮、五谷虫助胃消食。二诊加黄芪、五味子益气固表、收肺敛汗，药后诸症悉解。

4. 脾胃气滞腹痛

例 郑某，女，10 岁。平素经常腹痛，特别是在考试前发作明显。发作时腹痛，连及两胁，暖气吞酸，心烦少眠，口苦咽干，不欲饮食，大便黏滞不爽，舌苔薄腻，舌质淡暗，脉弦。证属脾胃气滞，不通则痛；治宜调脾和胃，理气止痛。

处方 柴胡 6g，白芍 8g，枳壳 5g，郁金 10g，香附 5g，木香 5g，延胡索 6g，白术 8g，茯苓 8g，薏苡仁 10g，甘草 3g，常法 3 剂。

二诊 服药后腹痛明显减轻，无暖气吞酸，睡眠正常，大便成形，惟纳食不香，原方去香附、木香，加炒谷芽、焦山楂各 10g，连服 3 剂即愈。嘱患儿家长多与之进行心理沟通，消除其紧张情绪。

按 小儿由于心理发育不健全，自我调控能力较差，情绪紧张导致脾胃气滞，不通则痛。本方以柴胡、枳壳、郁金、香附、木香疏肝理气，和胃调脾；白芍、甘草缓急止痛；延胡索理气止痛；白术、茯苓、薏苡仁健脾益气，消食助运，全方共奏调脾和胃、理气止痛之功。但须注意，做好患儿思想工作，消除其紧张情绪，才是防止复发的根本。

林伟／文

载于《中医儿科杂志》2010 年第 6 期

参考文献：

[1] 王茂贵. 小儿再发性腹痛的诊断思维程序 [J]. 中国实用儿科杂志，2000，15（3）：154.

［2］董梅. 要重视小儿再发性腹痛的诊断与治疗［J］. 中国实用儿科杂志，2000，15（3）：135.

［3］刘凤霖，徐晓华. 儿童再发性腹痛与幽门螺旋杆菌感染关系的探讨［J］. 中国实用儿科杂志，1998，13（1）：23.

孙浩老师运用内外合治法治疗小儿再发性腹痛的经验

孙老运用内外合治法治疗小儿再发性腹痛的经验，是笔者在跟师学习过程中总结老师经验做的临床研究，获得江苏省中医药局科技资助项目（编号：LZL31912），现总结如下。

小儿再发性腹痛（RAP）是由多种器质性和功能性原因引起的小儿常见慢性腹痛病，因其病因涉及范围广泛，且具有反复发作、长期持续、常规治疗疗效不甚理想等因素，故成为临床诊治的难点。中医药治疗本病能发挥特色优势，针对病因进行辨证论治，疗效明显，复发率低，无明显副作用，在临床上越来越被广大患儿及家长所接受。

孙老从事儿科临床工作60年余，治疗小儿再发性腹痛经验甚多。他在临床治疗小儿再发性腹痛，常根据中医辨证分型，可分为四个证型：饮食积滞证、寒凝气滞证、脾胃气虚证、脾胃气滞证。治疗原则分别为消食导滞、和胃止痛；温阳化气、散寒止痛；健脾和胃、益气止痛；调脾和胃、理气止痛，自拟消导汤、温通汤、补脾汤、理气汤分别治之。其中寒凝气滞证最常见，孙老运用内外合治法，即内服温通汤、外用温寒止痛散敷脐，疗效最佳。

1. 小儿再发性腹痛诊断标准

（1）小儿再发性腹痛的临床诊断标准：①发作性腹痛，疼痛为非特异性间断发作，多为隐痛、钝痛，少数呈痉挛性疼痛。3个月内至少有3次发作；②疼痛部位多在脐周、上腹或无固定范围，腹部查体可有脐周压痛或无异常发现[1]；③有反复发作的特点，发作时间无规律，无明显诱因，可伴食欲不振、腹胀、呕吐、便秘等症状，而发作间期缺乏异常体征[1]；④通过粪常规、腹部立位 X 线平片、胃镜、幽门螺旋杆菌、胃动力学等相关实验室检查，排除其他可引发腹痛的疾病。

（2）中医主要症状：腹部中寒，腹部疼痛，阵阵发作，痛处喜暖，得温则舒，遇寒痛甚，肠鸣辘辘，面色苍白，痛甚者，额冷汗出，唇色紫暗，肢冷，或兼吐泻，小便清长，舌淡红，苔白滑，脉沉弦紧，指纹红。

2．治疗方法

内外合治法，即内服温通汤、外用温寒止痛散敷脐。

温通汤方药如下：肉桂（后下）3～5g，附子（先煎）5～10g，青陈皮3～5g（各），淡干姜2～3g，炙甘草3g，煨白芍10g，台乌药5～10g，煨木香2～3g，红枣10g。

温寒止痛散方药如下：吴茱萸30g，肉桂15g，小茴香20g，北细辛15g。上药研粉，每用3～5g，盛入小纱布袋内，覆盖于神阙穴上，外以绷带固定。24小时后取下，再用原药末3～5g，用法如前，每日1次。治疗半个月，用药后随访半年。经治疗后患儿在半年内所患腹痛次数明显减少，临床症状改善。

3．病案举隅

例　刘某，女，7岁。患儿平素经常腹痛，多以热毛巾敷脐后缓解，此次因食较多冰激凌所致腹痛已5天，以脐周为甚，呈阵发性发作，以热毛巾敷脐后好转不明显，追问病史该患儿多贪凉，喜食冷饮，察其手足不温，舌淡苔白厚，脉沉紧。查 B 超示肠系膜淋巴结稍肿大，幽门螺旋杆菌阴性。诊断为小儿再发性腹痛，证属寒凝气滞，不通则痛，治拟温寒止痛。方选温通汤口服，外以散寒止痛散敷脐。予治疗1周，腹痛明显缓解，再巩固治疗1周，已痊愈，并嘱其不能吃冷食。随访至今，未再复发。

4．讨论

小儿再发性腹痛临床比较常见，其中大部分是功能性腹痛，功能性 RAP 是指疾病的发作不能从组织结构及生化方面变化解释，但确实是真实存在的，并非是精神性或假想性的。其病因多包括以下几方面：遗传易感性、家庭及社会心理因素、自主神经功能失调、内脏感觉高敏感性、胃肠动力功能失调[2]。近年来，国内外报道小儿幽门螺旋杆菌（HP）感染与 RAP 关系密切[3]。

孙老认为，小儿脾胃薄弱，经脉未盛，易为内外因素所干扰，特别是容易感受寒邪，寒邪搏结肠间、胃脘，聚而不散，寒主收引，寒凝则气滞，气血壅塞不畅，经脉痹阻不通则导致腹痛，故腹部中寒、寒积腹痛者居多。脾土弱，肝木失抑而亢旺，而肝旺更致脾虚，互为因果，导致症状反复不愈。孙老提出治疗该证之法：温阳化气，散寒止痛；方选温通汤口服，外用温寒止痛散敷脐。温通汤方中肉桂味厚甘辛大热，可壮命门之阳；附子、干姜辛热，守而不走，以"燥湿而补脾"；乌药气雄性温，外解表而理肌，内宽中而顺气，入肺而宣通，入脾而宽中，故能行气散寒止痛；木香辛行苦泄温通，芳香气烈而味厚，善通行脾胃之气滞；陈皮、青皮二者皆可理中焦之气而健胃；甘草、白芍、红枣缓急止痛。温寒止痛散中吴茱萸暖脾胃而散寒邪；小茴香辛温开上下经之通道，调中止呕下食；细辛含挥发油，具有解热、抗炎、镇静、抗惊厥及局麻作用，能松弛平滑肌的痉挛。脾属足太阴经，任脉为之司，故取任脉中神阙一穴，覆以温燥辛香走窜之剂，以通经、温脾、燥湿。

林伟／文

载于《中医外治杂志》2014年第6期

参考文献：

［1］王茂贵. 小儿再发性腹痛的诊断思维程序［J］. 中国实用儿科杂志，2000，15（3）：154.

［2］董梅. 要重视小儿再发性腹痛的诊断与治疗［J］. 中国实用儿科杂志，2000，15（3）：135.

［3］刘凤霖，徐晓华. 儿童再发性腹痛与幽门螺旋杆菌感染关系的探讨［J］. 中国实用儿科杂志，1998，13（1）：23.

孙浩运用"补运结合"法治疗慢性胃炎经验

孙老治疗慢性胃炎的经验丰富，收效甚佳，现将其整理如下。

1. 发病之本：脾胃虚弱

慢性胃炎无特定中医病名与之对应，但根据其症状可归属于中医的"胃脘痛""胃痞"等范畴。中医对慢性胃炎病因多有论说，如《素问·痹论》云："饮食自倍，肠胃乃伤"；《脾胃论》曰："肠胃为市，无物不受，无物不入，若风寒暑湿燥一气偏胜，亦能伤脾损胃"。中医认为六淫内侵、饮食失调、七情内伤、劳倦内伤等原因导致了慢性胃炎的发生，从而出现胃脘疼痛胀满、纳呆食少等症状。《黄帝内经》言："邪之所凑，其气必虚"，故孙老认为慢性胃炎发病与正气亏虚有关，中医所讲的人体正气，就是人的抗病机能，由先天肾精与后天脾胃之气结合而成，因此正气与脾胃密切相关，脾胃一直被历代医家尊为"后天之本"，脾胃同居中州，灌溉四旁，以膜相连，脾宜升则健，胃宜降则和，脾胃健运，则正气充沛，不易为外邪所侵，即使感邪也很快能驱邪外出。基于以上理论，在经过多年的临床观察和总结，孙老认为慢性胃炎的基本病机是脾胃虚弱，是诸多证候的病理基础，故脾胃虚弱是慢性胃炎发病的根本。正如李东垣所云："内伤脾胃，百病由生"。

2. 发病之标：痰湿内蕴

《临证指南医案》云："脾胃之病，虚实寒热，宜燥宜润，固当详辨，其于升降二字，尤为紧要"，慢性胃炎由于各种因素导致脾胃损伤，而致脾胃升降功能失常。脾胃位居中焦，通上连下，脾主升清，胃主降浊，一升一降，升降有序，脾健胃和，运化正常，津液自调，如果脾胃虚弱，升降失常，运化失职，制水无权，脾不能为胃行其津液，致水谷津液不行，即停聚而为痰湿，正如《医宗必读》所云："脾土虚弱，清者难升，浊者难降，留中滞膈，瘀而成痰"。痰湿居中日久，阻塞中焦气机，痰气互结，阻塞不通，不通则痛，故见胃脘痞满、胀痛；痰湿不化，犯逆于上，发为恶心、呕吐、呃逆、嗳气、反胃等；痰湿内蕴于脾胃，使脾胃受纳失常，气血升化乏源，形体失养，则见纳谷不香、神疲乏力。

3. 证治原则：补运结合

孙老认为慢性胃炎的基本病机是中虚不运，其病理特点是本虚标实，故临床治疗时既要补益脾胃，又不可单纯施补，若治疗上不顾其实，单用补法，纯用滋腻补益之品易碍脾，使脾胃更加壅滞胀满，致使脾胃之气停滞不运，变生他证；慢性胃炎因中焦有痰湿之邪，且正气已虚，已不耐攻伐，若不顾其虚，运用汗、吐、下、清、消这五法攻邪，易使脾胃功能再次受损，致使脾胃之气更加虚损不健，变生百病；温法又与慢性胃炎的病机不符，因此孙老认为：八法中只有和法才能祛除脾胃之实邪，因其法不偏不倚，具有中和之性而不伤脾胃之气。孙老运用"运脾法"治疗慢性胃炎，当代医家江育仁教授首先应用"运脾法"治疗小儿脾胃病中脾虚不运之证，并且指出运脾法属于和法的范畴[1]。运脾法实为一种综合性的治疗法则，即能充脾实体，增强转输能力，畅通运送渠道，移除中焦病理产物及能减少其生成的方法[2]，这就对运脾法的概念进行了扩充。运脾法有行、转、旋、动之功，能动态地使脾胃调和，能祛脾胃中之邪，且无损脾胃之气，因此孙老认为运脾法非常适合慢性胃炎的诊治，为慢性胃炎的治疗法则之一。

孙老在慢性胃炎的治疗中，根据其病机及病理特点，提出了以"补运结合"为指导思想的治疗原则，二法结合，补中寓消，消中有补，补不碍滞，消不伤正，使脾胃恢复健运的功能。只有脾胃运化功能正常，才能运化水湿、消化水谷、生化气血，为机体提供足够的营养物质；反之，若脾胃运化功能低下，处于停滞状态，即使服用滋补药品，亦须借助正常的脾胃功能才能被吸收利用。

4. 治疗大法：益气运脾

孙老根据"补运结合"思想，自创益气运脾汤，该方也是孙老治疗慢性胃炎的基本方剂，其组成如下：炙黄芪15g、太子参12g、茯苓10g、枳壳8g、陈皮10g、白术10g、砂仁5g（后下）、神曲10g、麦芽10g、炙甘草8g。组方意义：黄芪配四君子益气健脾、健固中焦；陈皮辛行温通，有行气止痛、健脾和中之效；枳壳善理气宽中、行气消胀，有调气运脾之功[3]；神曲合炒麦芽健脾化湿、和中消滞；砂仁芳香醒脾、化湿和胃，《本草从新》称其为"醒脾胃之要药"。孙老认为运脾要药苍术，其性苦燥暴烈，易伤脾胃之气，不宜用于慢性胃炎，故临证多喜用砂仁，意在取其平和。诸药合用，既能补气以自运，更可理中以健运，使痰湿无由以生，脾胃无由阻滞，脏腑调畅，则脾运复健，升降如常，诸症自除。

5．典型案例

例 郑某，男，57岁。胃痛5余年，期间胃痛反复发作，曾服用奥美拉唑等抑酸药，疗效不显，停药后症状又著，遂寻求中医药治疗。诊见胃中隐隐作痛，按之则缓，伴脘胀、嗳气，饭后加重，神疲乏力，纳谷不香，乏力，二便尚调，舌淡红，苔薄白，脉细。胃镜检查示：慢性萎缩性胃炎，幽门螺旋杆菌检测阴性。病理报告示：中度萎缩性胃炎伴肠上皮化生。四诊合参，本病当属"胃痛"范畴，辨证为脾胃虚弱，运化失常；治当益气运脾，理气和胃，以"益气运脾汤"加减。

处方 炙黄芪15g，太子参12g，茯苓10g，枳壳8g，陈皮10g，白术10g，砂仁5g（后下），神曲10g，麦芽10g，仙鹤草15g，白花蛇舌草15g，炙甘草8g。共7剂，水煎服，每日1剂。

二诊 药后尚合，服药后胃痛有所缓解，乏力好转，饮食不香，胃部仍胀满，嗳气，食后加重，舌脉同前。原方加鸡内金15g以消导助运，佛手10g以疏肝解郁、理气和中，续进7剂。

三诊 药后尚合，胃痛、乏力不显，胃胀、嗳气缓解，饮食渐增，上方续进7剂。

患者以"益气运脾汤"为基础加减用药治疗2月余，诸证缓解，后复查胃镜示糜烂消失，中度萎缩性胃炎变成轻度萎缩性胃炎，肠上皮化生消失。

6．小结

孙老采用"补运结合"法作为调治慢性胃炎的治疗原则。补脾法即补益脾胃之气，以治其本；运脾法就是要就脾之所喜而去脾之所恶，为脾胃纳运排除各种不利因素，创造良好的条件，使脾胃纳运机能保持"健运"状态[4]。补运结合法即八法中的补法与和法的结合，共调脾胃之气，以使升降复常，脾运得健。二法相须为用，使脾胃运化复常，得标本同治之功。笔者认为孙老治疗慢性胃炎的关键一在运用补益脾气药物使脾运的功能恢复正常；二在使用运脾药物使脾主动发挥运化作用，以驱除脾胃的病理产物。二者动静相辅，促脾运正常，使胃炎得治。

王其兵／文

载于《湖南中医杂志》2015年11月

参考文献：

［1］江育仁.脾健不在补贵在运——运脾法在儿科临床的实践意义［J］.中医杂志，1983，（1）：4.

［2］禹正玲.运脾法实质及儿科用方举隅［J］.江苏中医.2000.21（12）：45.

［3］王煜.王自立主任医师运脾思想探悉［J］.西部中医药.2014.27（3）：50－53.

［4］孙浩.江育仁教授"运脾法属于和法"之浅识［J］.江苏中医.2002.23（2）：17.

孙浩运用"胃咽同治"法治疗慢性胃炎经验探析

孙老在临床实践中，发现慢性胃炎患者大多合并有慢性咽炎，慢性胃炎久治不愈与慢性咽炎的存在有密切的关系，运用"胃咽同治"法治疗本病，疗效显著，屡用屡效。现概述如下：

1. 胃咽本一体，胃病则咽病

慢性胃炎为临床常见病、多发病，表现为上腹部不适或隐痛，嗳气，反酸，恶心，消化不良等症状，并呈持续性或反复发作。现代医学认为，慢性胃炎患者由于胃食管反流等多种原因造成咽部炎症，迁延不愈即转变成慢性咽炎，故其临床表现会伴有咽干、咽痛、咽部异物感等症状，故慢性胃炎多同时合并有慢性咽炎，正所谓"胃咽同病"。

中医也认为胃与咽之间联系密切。《医贯》述："咽者胃脘、水谷之通道。"《重楼玉钥》曰："咽者咽也，主通利水谷，为胃之系，乃胃气之通道也"。《灵枢·经脉》谓："胃足阳明之脉……其支者，从大迎前，下人迎，循喉咙，入缺盆，下膈，属胃，络脾。脾足太阴之脉……入腹，属脾，络胃，上膈，挟咽，连舌本，散舌下。"《血证论》曰："凡咽痛而饮食不利者，胃火也"。《黄帝内经》云："咽喉干燥，病在脾土"。由此可见，咽既为胃之关隘，又是胃之外侯，胃咽在生理上相互协调，病理上相互影响，胃气和顺，咽之功能才能正常。孙老根据上述理疗提出：胃咽本一体，胃病则咽病。

2．胃咽当同治，益胃须利咽

《黄帝内经》云："邪之所凑，其气必虚""正气存内，邪不可干"。病邪犯胃，胃失和降，运化失司，升降失常，清浊相干，日久腑病及脏，脾胃必虚，故孙老认为脾胃气虚贯穿于慢性胃炎的发病全过程。孙老认为：胃咽之间相互影响，脾胃气虚，运化无力，气血亏虚，咽关失养，致使咽关不利，反之，咽之邪气，日久不除，下侵于胃，致使胃气失常。如果单纯治胃，胃功能恢复，咽之功能未恢复正常，这样胃病还会复发，这就是慢性胃炎反复发作、迁延不愈的主要原因，故临床治疗时，必须胃咽同治。孙老自拟"益胃利咽汤"为基本方随证化裁治疗，取得满意疗效。

基本方药：太子参10g，茯苓10g，炒白术10g，陈皮10g，苏梗10g，乌贼骨15g，蒲公英15g，马勃5g，玉蝴蝶5g，炙甘草6g。

加减：肝气不舒者加香附、绿萼梅；胃脘胀满疼痛者加檀香、延胡索；胃脘冷痛者加高良姜、吴茱萸；纳差不思进食者加神曲、麦芽；便秘者加瓜蒌仁、火麻仁。

3．典型病例

例 赵某，女，32岁。诉食后胃脘部不适伴咽部异物感1年余。患者原有慢性胃炎病史，近1年来常感食后上腹部胀闷不适，时有疼痛、嘈杂、嗳气，咽干，有咽部异物感，神疲乏力，纳少，夜寐欠佳，二便正常，舌质淡红，苔薄白，脉细弦。咽部检查示：咽部黏膜肥厚，弥漫充血，颜色偏淡，咽后壁淋巴滤泡增生。胃镜检查示：慢性浅表性胃炎、幽门螺旋杆菌检测阳性。证属脾胃虚弱，咽喉不利；治宜补脾益胃，清热利咽。

处方 太子参10g，茯苓10g，炒白术10g，陈皮10g，苏梗10g，乌贼骨15g，蒲公英15g，延胡索10g，檀香片（后下）3g，玉蝴蝶5g，马勃5g，炙甘草6g。共14剂，水煎服，每日1剂，嘱患者分2次饭后口服，每次200mL。要求患者规律饮食，饮食宜淡，避免辛辣刺激和甘甜滋腻之食物。

二诊 患者服药后诉食后上腹部胀闷、嘈杂、嗳气不显，咽干好转，咽部异物感明显减轻，仍胃纳欠佳，寐尚安，二便通利，舌质淡红，苔中根薄腻，脉细弦。孙老认为药已中病，仍以原方出入，去延胡索、檀香，加六神曲10g、炒麦芽12g以消食健胃，续进7剂。

三诊 患者服药后诉咽部无异物感，无咽干，饮食渐增，上腹部无不适，寐尚安，二便正常，舌质淡红、苔薄白，脉细。孙老认为治疗显效，效不更方，上方再进7剂，以巩固疗效。嘱其调和饮食，舒畅情志。随访半年，未再复发。

4. 讨论

现代医学研究认为慢性胃炎久治不愈与幽门螺旋杆菌感染有关，有报道[1]从咽喉的分泌物中检测到幽门螺旋杆菌。这说明胃咽之间相互感染，易使胃咽同病，故孙老运用"胃咽同治"法治疗本病。方中的太子参、茯苓、炒白术、炙甘草补益脾胃之气，苏梗、陈皮理气和中，乌贼骨制酸和胃，蒲公英、马勃、玉蝴蝶清热利咽，诸药合用，共奏益胃利咽之功。玉蝴蝶味微苦、甘，性微寒，归肺、肝、胃经，体轻善升，善清热利咽、润肺开音，又能疏肝理气、和胃止痛，并且具有收敛生肌作用。马勃味辛，性平，归肺经，善清热解毒、利咽、止血。现代药理研究表明[2]，蒲公英、马勃的煎剂对金黄色葡萄球菌、绿脓杆菌、肺炎链球菌及少数致病真菌有抑制作用，亦对幽门螺旋杆菌有较强杀灭作用。玉蝴蝶有保护胃黏膜作用[2]，马勃所含的磷酸钠对胃黏膜的充血、渗出、出血等也能起到一定的止血疗效[3]。玉蝴蝶、马勃及蒲公英共用既可清热利咽，又有保护胃黏膜、杀灭幽门螺旋杆菌作用，可达到胃咽同治之效。孙老认为在临床治疗慢性胃炎时应谨遵治"胃咽同治"的原则，即使没有慢性咽炎的症状，也要"胃咽同治"，防止病变上传于咽，这也是"治未病"思想的体现。

王其兵／文

载于《实用中医药杂志》2014年10月

参考文献：

[1] 李丽娜，张延平，刘金伟. 慢性咽炎患者咽分泌物中幽门螺旋杆菌的超高倍显微镜检测结果 [J]. 山东大学耳鼻喉眼学报，2009，23（3）：60-62.

[2] 高学敏. 中药学 [M]. 北京：中国中医出版社，2007.

[3] 丁晓明. "马勃"的临床应用 [J]. 苏州医学院学报，2000，20（8）：769.

孙浩治疗小儿慢性原发性血小板减少性紫癜的经验

原发性血小板减少性紫癜是临床常见的出血性疾病，发病机制尚未完全清楚。目前临床上西医多用肾上腺皮质激素、丙种球蛋白及（或）免疫抑制剂进行治疗。但长期服用激素有较大的副反应，丙种球蛋白费用又较为昂贵，一时不易推广[1]，且免疫抑制剂易损害肝肾功能[2]。中医按照标本缓急的原则结合辨证论治和辨病论治的方法，对血小板减少性紫癜进行治疗，不仅能显著改善临床出血症状，而且能双向调节免疫功能，抑制抗血小板抗体产生，使血小板破坏减少，血小板计数逐渐恢复正常，长期应用无明显副反应[3]。孙老治疗小儿原发性血小板减少性紫癜主要从脾气虚弱、肝肾阴虚、脾肾阳虚等方面进行论治，同时结合芦荟外治止血，取得了较好的临床疗效，现将其治疗经验简述如下。

1．学术思想

1）病因病机

原发性血小板减少性紫癜患儿在发病前常有病毒感染史。病毒感染后使机体产生相应的抗体，这类抗体可附着于血小板表面与血小板膜发生交叉反应，从而导致血小板寿命缩短或受损而被单核－巨噬细胞系统清除[2]。本病的临床表现与"肌衄""发斑"相似，属于中医"血证"的范畴。历代医家对此多有阐述。《景岳全书·杂证谟·血证》云："血本阴精，不宜动也，而动则为病；血主营气，不宜损也，而损则为病。盖动者，多由于火，火盛则逼血妄行；损者多由于气，气伤则血无以存。"《诸病源候论·九窍四支出血候》云："凡荣卫大虚，脏腑伤损，血脉空竭……，血脉流散。"《小儿卫生总微论方》谓："小儿诸血热者，由热乘于血气也。血得热则流溢……，自皮孔中出也。"而孙老认为如病程延长，反复出血不止，致使营卫大虚，脏腑伤损，则会出现诸多见症。根据孙老多年临床所见，本病属脾气虚弱者十居八九，属肝肾阴虚、脾肾阳虚者十居一。

2）辨证治疗

（1）脾气虚弱，统摄无权。此类证候多因小儿"脾常不足"，或因母乳缺乏，喂养失调，久之资源匮乏，化源亏虚，两不既济，以致统摄无权，血溢于外；证见面色不华，神疲乏力，纳食不馨，紫癜大小不一，偶有鼻衄或齿衄，舌淡，脉细等。清·唐容川《血证论》谓："经云'脾统血'，血之运行上下，全赖乎脾，脾阳虚则不能统血"，故主张以治脾为主。孙老在临床上常以归脾汤为主治疗本病，药用党参、炙黄芪、茯苓、炙甘草、炒谷芽、陈皮、当归、熟地黄、旱莲草、生白芍等（其中当归气味辛香浓烈，用量宜小，熟地黄与陈皮二味视患儿饮食情况，用量相对作适当调整）。一般服药10～15天紫癜即可消失，血小板可逐渐上升。

（2）肝肾阴虚，火伤血络。此证多因患儿素体肾虚肝旺，性急好动，由于出血时间较长，渐至肝肾阴虚，虚火内炽，伤于血络，更令出血不止。证见两颧潮红，五心作热，口唇干红，多喜饮冷，两下肢紫癜较多，伴有鼻衄或齿衄，舌光红无苔，脉细数。清·吴澄《不居集》认为"虚火则阳亢阴微，宜滋阴降火"。孙老对此种证候，方选知柏地黄丸合大补元煎加减，药用生地黄、牡丹皮、知母、黄柏、玄参、麦冬、龟甲、鳖甲、地骨皮、生白芍、旱莲草、肉桂（补阴配阳，用量宜小）等。

（3）脾肾阳虚，血不归经[4]。此缘于小儿先后天不足，罹病后反复出血，迁延日久，阴损及阳，乃至阳虚不摄。血不归经，而缓缓溢出；证见面色㿠白，精神差，四末欠温，纳少便溏，下肢少腹散见紫癜，舌淡，苔薄白，脉沉弱。清代的《医述》有云：出血"因血不能附气，失于归经者，当温脾肾二经"。方取参苓白术散、肾气丸二方加减，药用米炒太子参、茯苓、炒白术、焦薏苡仁、炒扁豆、煨白芍、生地黄、山茱萸、炒泽泻、肉桂、熟附子、炙甘草、炮姜炭等。

如果伴有明显的齿衄、鼻衄者，可以外用芦荟止血。此用芦荟非泻火，乃止血也，因芦荟质脆易碎，有较强的黏附性，遇水（血）则溶化如胶，可黏住出血处，故能止血[5]。本病病期较长，治疗期亦较长，方药剂型以丸、散为好。服用方便。小儿为稚阴稚阳之体，用药宜缓宜小，不可大滋大补、大清大温，以免有伤胃气，反生他变。

3）常用药物

（1）黑桑葚、五味子。①黑桑葚：《随息居饮食谱》谓黑桑葚能"滋肝肾，充血液，祛风湿，健步履"。②五味子：润肺，滋肾，涩精。二药均具有补肾生髓之功。相关研究表明，二药合用可调整机体阴阳平衡，调节免疫功能，降低毛细血管通透性[6]。

（2）旱莲草、白芍。①旱莲草：旱莲草气味俱阴，入肝肾，善补肝肾之阴，主骨生髓。②白芍：入肝脾二经，"补血，益肝脾真阴"。研究认为旱莲草可不同程度地刺激血小板增高，降低血管通透性[7]。

（3）生地、白茅根。①生地：性味甘寒，直入血分，不仅能凉血止血，且质润多液，善滋养阴血。②白茅根：甘寒多液，清热而不燥，凉血止血而不留瘀。现代药理研究表明，生地有升高血小板、降低血管通透性、抑制血小板抗体产生等作用[8]；白茅根含有钾盐，可减轻激素的副作用，同时有止血作用。

（4）仙鹤草、藕节。①仙鹤草：此药不仅为凉血止血之良药，同时也是一味补虚佳品，有强身壮体的作用。②藕节：有收敛止血之功，兼能清热散瘀，涩中有散，止血而不留瘀。研究认为仙鹤草能使凝血时间缩短，血小板计数增加[9]。

（5）牡丹皮、水牛角。①牡丹皮：善透阴分之伏火，善清血热而又活血。②水牛角：清热，凉血，解毒。《陆川本草》曰："凉血解毒，止衄"。丹皮除有明显的抗炎、免疫抑制作用外，还有广谱的抗病毒、抗细菌作用[10][11]，这种抗炎、抗菌及免疫抑制等多方面的作用，可使机体自身抗体的产生明显减少[12]。水牛角煎剂可使凝血时间缩短，血小板计数增加。

（6）当归、生地炭。①当归："能引诸血各归其所当归之经"（《医宗必读·本草征要》）。②生地炭：凉血止血，用于治疗吐血、衄血。当归可刺激骨髓造血；生地炭清热、凉血、止血，其提取物可促进血液凝固故，有止血作用，炒炭后不仅能保持它的止血作用，又能使它具有炭的吸着性，使止血作用增强[13]。

（7）党参、黄芪。二药常合用以补气摄血。黄芪能补中益气、升发阳气。药理试验发现黄芪能刺激骨髓造血，并能兴奋中枢神经系统，增强网状内皮系统的吞噬功能，提高机体抗病能力，同时还有降低血管脆性作用，对预防和控制感染起着重要作用[13]。

2．典型病例

例　陈某，男，12岁。患者于1年前无明显诱因出现皮肤青紫斑点，鼻衄、齿衄。查体：生命体征平稳，巩膜无黄染，浅表淋巴结未触及，心率 82 次/分，律整，未闻及病理性杂音，腹软，肝脾未触及，双下肢无浮肿，神经系统检查无异常，无其他慢性病史，肝肾功能正常。血常规：白细胞 $5.1 \times 10^9/L$，血红蛋白 155g/L，血小板 $12 \times 10^9/L$。经外院骨髓检查诊断为原发性血小板减少性紫癜，此前治疗曾使用肾上腺皮质激素及丙种球蛋白等药物，血小板最高至 $60 \times 10^9/L$，但随着药物的减停血小板随之下降，波动在 $2 \times 10^9/L \sim 20 \times 10^9/L$ 之间，皮肤青紫斑点和齿衄时轻时重。3 天前上述症状加重，伴咽干咽痛、食欲不振、夜寐欠安、舌红、苔薄黄、脉缓。查血常规示：血小板 $16 \times 10^9/L$，其余正常。据其症及舌脉表现，中医诊断为血证、紫斑；辨证为脾不统血，兼感热毒之邪；宜益气摄血治其本，清热解毒去其标。

处方 太子参 12g，白术 10g，黄芪 15g，甘草 5g，茯苓 12g，连翘 10g，牡丹皮 6g，白芍 15g，水牛角（先下）15g，常法服 7 剂。

二诊 齿龈渗血停止，咽痛减轻，咽干，新生皮肤青紫斑点较前减少，复查血小板 $38 \times 10^9/L$。

处方 在上方基础上去连翘、牡丹皮、加生地 12g，续进 14 剂。后用孙浩教授经验方统血消癜汤（散）（潞党参 10～15g，炙黄芪 6～10g，茯苓 10～15g，炙黄精 10～15g，炙甘草 3～5g，炒谷芽 10～15g，全当归 3～5g，熟地黄 5～10g，旱莲草 10～15g，生白芍 15～20g），调理 6 个月而愈。

3. 讨论

慢性紫癜是一种临床上常见的儿科出血性疾病。现代医学对本病的病因及发病机理尚未完全明了，目前认为是一种自身免疫性疾病。本病的临床表现，属于中医"衄血"范畴。关于其病理因素，有人认为斑与荣卫、脏腑虚损有关，有人认为斑因于火（热）。在治疗上，清·叶天士对虚斑和阴斑的治法提出"当温之"的原则；唐容川明确指出血证的病因、病机、病位在脾，其治亦在脾。孙老认为小儿"脾常不足"，加之饮食失调，化源匮乏，以致气虚不摄，血溢于脾主部位（四肢肌肉）则为斑，伴有鼻衄、齿衄者，虽与肺、胃有关，但大多是母病及子、燥湿不济使然，亦当从脾治之[4]。

慢性紫癜患儿病程较长，体虚较甚，治疗时应以扶正固本为主，即使新感外邪也当扶正祛邪。本例患儿来诊时伴有外感热毒之象，故在补益脾气的同时酌加连翘以清热解毒。热毒之邪易伤津耗液，二诊时咽干咽痛减轻，故去连翘加生地辅以凉血养阴。后期所用统血消癜汤（散）乃仿归脾汤意，以补益脾气、统摄血液为主，药用党参、黄芪、白术、黄精、甘草补益脾气，加谷芽运脾和胃，以利补气药的运用。当归、地黄和血养阴。当归"能引诸血各归其所当归之经"，是治疗血证不可或缺之药，然其气味辛香浓烈，不宜多用。旱莲草、白芍味酸性收，功擅敛阴止血。白芍入肝脾二经，其功效在于"补血，益肝脾真阴"，对于因"脾不统血""肝不藏血"所致的各种血证用之多有良效。本方补而不滞，温而不燥，阴阳相济，寒温平调，适用于小儿之体，并有利有节地发挥治脾的效用，从而达到化源充足、气血调和、血循经行、衄必自止的目的[4]。

高军／文

载于《中国中西医结合儿科学》2012年第5期

参考文献：

[1] 胡亚美，江载方. 诸福棠实用儿科学：第7版［M］. 北京：人民卫生出版社，2002：1802.

[2] 沈晓明，王卫平. 儿科学：第7版［M］. 北京：人民卫生出版社，2008：365，367.

[3] 汪亮，刘显银，赵俊. 中药对血小板减少性紫癜的治疗作用及作用机理研究进展［J］. 辽宁中医药大学学报，2007，9（2）：37.

[4] 孙浩. 医学存心录［M］. 北京：中医古籍出版社，2003.

[5] 孙浩. 统血消癜汤（散）治疗小儿慢性紫癜［J］. 江苏中医，1997，7（18）：4.

[6] 张永欢，冯沙，杨曦. 慢性特发性血小板减少性紫癜肾虚证免疫紊乱的临床研究［J］. 西安医科大学学报，2000，21（2）：119.

[7] 薛慧. 中西医结合治疗小儿特发性血小板减少性紫癜30例疗效分析［J］. 中外健康文摘，2009，6（24）：273.

[8] 马迪. 中西医结合治疗血小板减少性紫癜28例［J］. 实用中医内科杂志，2006，20（1）：45.

[9] 董益河，董清，郭雪. 三草汤治疗血小板减少性紫癜85例疗效观察［J］. 中医药学刊，2005（09）：1726-1727.

[10] 刘盛，陈万生，乔传卓. 不同种质板蓝根和大青叶抗甲型流感病毒作用

[J]. 第二军医大学学报，2000，21（3）：204－206.

[11] 汤文璐，李俊，徐叔云. 丹皮总苷的抗炎免疫作用及部分机制研究 [J]. 中国药理学通报，2002，18（6）：656－660.

[12] 李军，顾伯林，陈萍. 应用益气凉血汤治疗难治性ITP的临床研究 [J]. 中国血液流变学杂志，2004，14（4）：543.

[13] 刘凤英，吕月明，张吉善. 中西医结合治疗小儿特发性血小板减少性紫癜疗效观察 [J]. 牡丹江医学院学报，2006，27（3）：45.

孙浩主任医师辨证治疗小儿过敏性鼻炎举隅

过敏性鼻炎以鼻痒、流涕、喷嚏、鼻塞为主症，中医称"鼻鼽"或"鼽嚏"。病名首见于《礼记·月令》："季秋行夏令，民多鼽嚏"。《素问玄机原病式》曰："鼽者，鼻出清涕也；嚏，鼻中因痒而气喷作于声也。"

孙老认为小儿过敏性鼻炎的发生，有"标"和"本"两层关系。在《医学存心录》[1]中，孙老指出，"标"指外感因素，如风寒、风热、湿热之邪及某些致敏之物（包括某些气味），使肺气上逆，喷嚏连连，鼻窍窒塞不通；"本"指身体素质，常见的是肺脾气虚体质，肺气虚，宣肃功能失常，其气逆行而上，脾气虚，气血津液匮乏，不足以滋养肺经，使肺气无力抗邪。"标"和"本"的双重作用与连锁反应，是形成本病的原因。临床主要分为4个证型：肺脾气虚型、肺虚感寒型、肺热上干型和气滞血瘀型。治疗时必须"标""本"兼治。健脾益气以固其本为基本治法，辅以宣肺通窍，同时兼以散寒、清热、化瘀等以治其标。孙老以内服补中益气丸补益正气、外用自拟鼻炎方熏洗鼻腔宣肺通窍辨证治疗小儿过敏性鼻炎，收到了很好的疗效。

1. 肺脾气虚型

例 王某，女，6岁。平素鼻塞、喷嚏、流涕均多，咳嗽阵发，易感冒，汗多，纳差。诊见面色稍白，流少许清涕，偶咳，舌质淡白，苔薄白，脉细弱。证属脾肺气虚，卫外不固；治宜温肺益气，健脾补中。

处方　内服补中益气丸，1次6粒，每日3次；外用中药熏洗，药物组成：生麻黄10g，北细辛6g，辛夷10g，白芷10g，苍耳子10g，生黄芪15g，炒白术10g，川芎6g，生甘草6g。7剂后喷嚏、流涕减轻，惟仍鼻塞不通，予上方7剂继续熏洗，诸症明显好转。后守方调理。

按　《黄帝内经·灵枢》云："肺藏气，气舍魄，肺气虚，则鼻塞不利少气"，提出了肺气虚致鼻病说。而脾气虚，气血津液匮乏，常可导致肺气的不足，两者相互作用，使肺之升清降浊功能减弱，导致鼻塞、流涕、喷嚏。孙老认为此例患儿诊见面色白、流清涕、舌质淡白、苔薄白、脉细弱，平素亦见恶风怕冷、胃纳欠佳、气短自汗等气虚表现，辨证为肺脾气虚型；治当健脾益肺、益气固表。除内服补中益气丸外，外用熏洗方中的生麻黄、细辛、辛夷、白芷、苍耳子辛温可宣肺通窍，加黄芪和炒白术补气健脾、益卫固表。黄芪为补中益气要药，既可补脾气又可补肺气，益卫固表，《神农本草经》曰"补虚，小儿百病"；而白术被《本草通玄》称"补脾胃之药，更无出其右者"。

2．肺虚感寒型

例　周某，女，15岁。自幼鼻塞，打喷嚏，流清涕，平素畏寒，易感冒，舌质淡白，舌苔前半部薄白、根白厚，脉细。证属肺虚感寒，卫阳不固；治以温肺散寒，益气固表，调和营卫。

处方　内服补中益气丸培补中焦；外用中药熏洗以散寒宣肺，药物组成：生麻黄10g，北细辛6g，辛夷10g，白芷15g，苍耳子15g，防风10g，羌活10g，桂枝10g，生甘草6g。5剂后复诊，喷嚏、流涕减少，鼻塞好转，舌苔已退。上方去羌活，续用7剂。

按　《诸病源候论》[2]谓："夫津液涕唾，……得冷则流溢不能自收。肺气通于鼻，其脏有冷，冷随气入乘于鼻，故使津液不能自收。"《景岳全书杂证·鼻证》言"凡由风寒而鼻塞者，以寒闭腠理，则经络壅塞而多鼽嚏"，皆指肺气感寒导致鼻鼽。本例患儿久病体虚，卫表不固，肺虚感寒，肺气不通，鼻窍不利；治宜温肺散寒，益气固表，调和营卫。故在原方宣肺通窍基础上加防风、羌活祛风散寒解表、胜湿止痛，桂枝发汗解肌、调和营卫。但孙老认为患儿本虚，祛风散寒不可过用，临证处方始终以温肺益气固表为要务。内服补中益气丸正是基于"正气存内，邪不可干"之旨。

3. 肺热上干型

例 阚某，男，7岁。患儿长期鼻塞，流脓涕，经专科检查诊为过敏性鼻炎，服用抗过敏药开瑞坦、西替利嗪及外用邦鼻净、内舒拿等，起初症状缓解明显，不久复发如故。幼时有严重湿疹病史，有过敏性紫癜病史，舌质淡红，苔薄黄，脉细数。证属风热上干，久羁不解；治宜内外合治，内补外清。

处方 内服补中益气丸，1次8粒，每日3次；外用中药熏洗，药物组成：生麻黄10g，北细辛6g，辛夷10g，白芷10g，蔓荆子10g，苍耳子10g，川芎6g，炒黄芩15g，野菊花10g，薄荷6g。7剂后复诊，鼻塞已通，流涕减少，上方去野菊花，黄芩减至10g，续用10剂。

按 《素问玄机原病式·六气为病·火类》中的"嚏，鼻中因痒则气喷作于声也。鼻为肺窍，痒为火化，心火邪热干于阳明，发于鼻而痒则嚏也"指出肺热导致鼻鼽，如刘完素所说"肺热甚则出涕"。过敏性鼻炎其本为虚，早期可伴有寒证，但若日久不愈，寒郁化热，此时治当清热化湿、宣肺开窍。患儿鼻病日久，缠绵反复，寒郁化热，湿热郁滞，壅堵清窍，气机不利，故喷嚏、流脓涕。用药当首选黄芩，黄芩主入肺经，尤善清上焦湿热，具有清肺泻热、燥湿解毒之效；配以野菊花辛散苦降，清热解毒；薄荷轻清凉散，芳香通窍。《滇南本草》谓薄荷能"上清头面诸风……治伤风咳嗽，脑漏，鼻流臭涕"，再和基础方宣肺通窍，其效甚佳。

4. 气滞血瘀型

例 李某，男，16岁。患儿自3岁入托儿所以来反复感冒，长期鼻塞、喷嚏、流浊涕，香臭不闻，舌质暗红稍紫，苔薄，脉细涩。证属病久入络，气滞血瘀；治宜行气活血，散寒通络。

处方 内服补中益气丸；外用中药熏洗，药物组成：生麻黄12g，北细辛8g，辛夷10g，白芷15g，苍耳子15g，蔓荆子15g，川芎15g，川郁金15g，赤芍10g。

按 《叶天士医学全书》[3]云："其初在气在经，其久入络入血。"过敏性鼻炎患儿鼻塞持续不解，乃为鼻黏膜长期处于充血、水肿状态而致气滞鼻窍、瘀血阻络，常有鼻甲肿大，呈紫灰色或暗紫色等血瘀的表现。《灵枢·终始》曰："久病者……去其血脉"，治宜活血化瘀、通络开窍。本例患儿久病入络，寒凝气滞血瘀，故选麻黄、细辛辛散温通、散寒除滞，加川芎、郁金、赤芍，此3味皆善行气活血、通窍止痛，配伍专治鼻窍之辛夷、白芷、苍耳子、蔓荆子，可使寒散、气行、血畅、窍通，诸症自除。《本草汇言》谓川芎"上行头目，下调经水，中开郁结，血中气药"，郁金能活血止痛、行气解郁，赤芍清热凉血、散瘀止痛。

5. 结语

补中益气丸源于金代李杲《脾胃论》之补中益气汤，由黄芪、人参、当归、橘皮、升麻、柴胡、白术、甘草组成，能补脾益肺、益气固表、培土生金。明代薛立斋在《内科摘要·卷上·元气亏损内伤外感等症一》[4]中就曾以医案的形式指出鼻鼽的病因为肺脾气虚，腠理不固，治宜补中益气，其曰："一儒者素勤苦，恶风寒，鼻流清涕，寒禁嚏喷。余曰：此脾肺气虚不能实腠理。……遂以补中益气加麦门、五味治之而愈。"

外用熏洗方的药物组成：生麻黄、北细辛、辛夷、白芷、苍耳子、川芎，每日1剂，每剂煎2次，每日用药汁熏洗鼻腔2次，每次10～15分钟。方中生麻黄辛温发散，善于宣肺气、开腠理、透毛窍；细辛能散风邪、化湿浊，辛夷外能祛除风寒邪气，内能升达肺肾清气，两者均芳香透达，善通鼻窍；白芷可宣利肺气，通鼻窍而止疼痛；苍耳子温和疏达、苦燥湿浊，善通鼻窍，用治鼻病头疼、不闻香臭、时流浊涕，一药数效，标本兼治；川芎可活血行气、祛风止痛；全方共奏辛温发散、宣肺通窍之功。正如《理瀹骈文》所云："外治之理，即内治之理，外治之药，亦即内治之药，所异者法耳。"

孙老以补中益气丸内服、中药熏洗方外用辨证治疗小儿过敏性鼻炎，疗效甚佳，充分体现了中医学辨证论治、治病求本的精髓。

朱明馨 高军/文
载于《中医儿科杂志》2014年第4期

参考文献：

[1] 孙浩. 医学存心录 [M]. 北京：中医古籍出版社，2003.

[2] 巢元方. 诸病源候论 [M]. 北京：人民卫生出版社，1984.

[3] 黄英志，李继明，陈钢. 叶天士医学全书 [M]. 北京：中国中医药出版社，1999.

[4] 薛己. 内科摘要 [M]. 北京：中国中医药出版社，1997.

儿童鼻窦炎的辨治思路

　　儿童鼻窦炎有较高的发病率。臣字门中医儿科提出，儿童鼻窦炎的病因病机主要是外感风邪、肝胆郁热、脾胃湿热、肺气虚寒和脾气虚弱，其中正气虚弱是发病的重要因素，贯穿疾病的始终。宣降肺气、通窍祛浊为基本治疗方法，早期祛邪后必须及时固护正气。临床采用中药汤剂内服和中药熏蒸鼻腔的方法治疗儿童鼻窦炎均取得了较好的疗效。

　　1. 古代文献有关"鼻渊"的论述

　　中医学将本病归属于"鼻渊""脑漏"等范畴。《素问·气厥论》曰："胆移热于脑，则辛颏鼻渊。鼻渊者，浊涕下不止也。"《灵枢·本神》谓："肺气虚则鼻塞不利少气"；刘完素谓："鼻热者，出浊涕。凡痰涎涕唾稠浊者，火热极甚，销浊致之然也。"张景岳亦谓："鼻渊总由太阳督脉之火，甚者上连于脑而津津不止，故又名脑漏。此证多因酒醴肥甘或久用热物，或火由寒郁，以致湿热上蒸，津汁溶溢而下，离经腐败。"明·虞抟《医学正传》曰："触冒风寒，始则伤于皮毛，而成鼻塞不通之候，或为浊涕，或流清涕……名曰鼻渊，此为外寒束表之证也。"明·李梴在《医学入门》中曰："鼻乃清气出入之道……鼻塞久则气壅不转，热郁于脑，清浊混乱，为鼽、为渊。鼽者鼻流清涕热微……渊者鼻流浊涕热盛。"明·张介宾在《景岳全书》中曰："凡鼻渊……新病者多由于热。"《寿世保元》谓："鼻流浊涕不止者，名曰鼻渊。乃风热在脑，伤其脑气，脑气不固，而液自渗泄也。"李东垣认为"脾胃虚则九窍不通"，所以在《兰室秘藏》中首创益气升清之法；《疡医大全·卷十二》："人有鼻流清涕，经年不愈，人以为内热成脑漏也，谁知肺气虚寒乎？……热属实，寒属虚，今流清涕而不臭，正虚寒也……"《赤水玄珠》在论鼻渊时提到："此必治之早也，当以保肺为君，开郁顺气为臣，补阴养血为佐，稗火息金清，降令青行，气畅郁分，清窍无壅"。《东垣试效方》中指出："若因饥饱劳役损伤，脾胃生发之气即弱，其营运之气不能上升，邪害空窍，故不利而不闻香臭也。宜养胃气，使营运阳

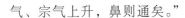

气、宗气上升，鼻则通矣。"

2．对小儿鼻窦炎认识

急性鼻窦炎大多继发于急性上呼吸道感染，故在表现出局部症状的同时还伴有一些全身症状。具体表现为：①头痛、头晕：大部分急性鼻窦炎患者都有，只是程度、性质有别，如全头痛或前头痛，为胀痛或头昏或伴眩晕，阳光下或者遇热后尤甚。②发热：多为低热，若多窦同时发病或病势剧烈亦可表现为高热，同时伴有剧烈的头痛。③鼻音重：是鼻窦炎的特征性症状，鼻窦内膜发炎时产生的分泌物部分或全部堵塞窦腔，窦腔共鸣部分或全部消失，从而导致了鼻音；急性鼻窦炎中下鼻甲黏膜充血水肿，堵塞鼻道导致通气功能障碍时亦可出现鼻音重的表现。④流涕：多在头痛、发热或重鼻音后出现黄浊浓涕或黄白稠涕。⑤咳嗽：是鼻腔内容物倒流入后鼻道、咽部所致，多在夜间卧位或晨起时明显，咯吐黄色黏痰。⑥嗅觉减退：鼻黏膜水肿充血，嗅神经灵敏度降低所致，急性鼻炎鼻甲肥大时亦可出现嗅觉下降。

慢性鼻窦炎的临床症状与急性鼻窦炎相似，但症状较轻，具体表现为：①流黄白涕：鼻涕黏稠，或黄或白或清涕。②头痛：为一侧或以一侧为主，多为胀痛、钝痛，伴头晕或眼胀，有时与体位有关，如咳嗽、用力及转头时加重，酒后、吸烟等亦可导致加重。③鼻塞：鼻黏膜长期水肿或者鼻甲肥厚及鼻涕堵塞所致。④咳嗽、咽炎：长期鼻后滴流、逆吸、口式呼吸对咽部的反复刺激所致；有相当部分患儿，咳嗽其是唯一症状。⑤嗅觉迟钝或者基本消失。此外有部分鼻窦炎患儿会出现记忆力下降、精力不集中等表现。注意，"过去一段时间内是否频繁感冒"是慢性鼻窦炎必不可少的问诊项目。

儿童鼻腔、鼻窦解剖和病理生理与成人存在较大的差异。儿童鼻窦炎经药物正规治疗后基本可以治愈，所以，儿童鼻窦炎应以保守治疗为主。

从中医整体观的角度看，人体是一个有机的整体，以五脏为中心，通过经络联系，精、津、气、血各自发挥生理作用，人体脏腑发挥正常的生理功能。耳、鼻、咽、喉等不同部位的病理变化，也是由脏腑经络中某一环节的功能失调所导致的。所以耳、鼻、咽、喉的功能活动在一定程度上反映了人体脏腑的功能。正如《丹溪心法·能合色脉可以万全》谓："欲知其内者，可以观乎外，诊于外者，斯以知其内，盖有诸内者，形诸外"。

1）病因病机

鼻窦炎属于中医学"鼻渊"范畴，主要表现为鼻塞、流涕（或清或脓性）、头昏头痛、精力涣散、记忆减退等症，还有相当一部分患儿以反复咳嗽不愈为特征。早在《素问·气厥论》中就提到"胆移热于脑，则辛頞鼻渊。鼻渊者，浊涕下不止也"的理论，并形成了对鼻渊病因病理的初步认识。小儿脏腑娇嫩，形气未充，鼻窦开口较大，鼻腔及鼻窦黏膜防御功能较差，一旦感受外邪，极易引发鼻塞流涕等鼻部症状。中医学认为本病虽病在鼻，但与脏腑虚弱、经脉失畅、气血不和有关，主要与肺脾两脏虚损关系密切。肺脾气虚，清肃不力，清阳不升，气血运行不畅，致湿浊停聚窦窍，使鼻窍窒塞，浊涕不断，浊阴上扰清窍，则头痛脑涨。《黄帝内经》谓："正气存内，邪不可干。"万全提出小儿"三有余、四不足"的病理生理特点，基于上述理论，结合临床实践，孙老认为儿童鼻渊的病因主要是外感风邪、肝胆湿热、脾肺气虚；其中正气虚弱是发病的重要因素，贯穿疾病的始终。

2）辨证分型[1]

鼻窦炎的中医辨证分型如下：①肺经风热。鼻涕色黄或黏白，量多，间歇或持续鼻塞，嗅觉减退，眉间或颧部有压痛，全身症状或可见发热、恶寒、头疼、咳嗽有痰色黄，舌质红，苔微黄，脉浮数。②肝胆湿热。鼻涕黄浊，黏稠如脓样，嗅觉差，头疼，眉间及颧部叩压痛明显，可伴发热、口苦、咽干、目眩、耳鸣、少寐、多梦，舌质红，苔薄黄，脉弦数。③脾肺气虚。鼻涕白黏，咳嗽，鼻塞或轻或重，嗅觉减退，若遇冷风流涕、鼻塞、咳嗽加重，伴肢体乏力，食少，气短，肢冷，舌质淡，苔薄白，脉弱。

3）辨证论治

（1）内治法。孙老根据万全"三有余、四不足"及《黄帝内经》"正气存内，邪不可干"的理论指出，无论患儿是何种证型的鼻窦炎，都存在着不同程度的正气亏虚。在早期祛邪后必须及时固护正气，尤其是大多数医家在治疗慢性鼻窦炎急性发作时，将其当作实证鼻渊，单纯强调祛邪，忽略了扶正固本，使正气亏虚得不到改善，邪毒容易再次入侵，疾病再次出现。[2]无论何种证型，"通窍祛浊"为最基本方法，肺经风热则辅以疏风清热，肝胆湿热辅以清肝利胆，脾肺气虚辅以健脾补肺。在此基本治疗方法的指导下形成了以辛香苍耳散（主要药物组成：黄芩、香白芷、郁金、苍耳、辛夷、浙贝母、胆南星、藿香）为主方的内服方药。肺经风热加用桑叶、菊花、薄荷（后下）疏风宣肺；肝胆湿热加用龙胆草、柴胡、山栀利湿化胆；脾肺气虚加用太子参、黄芪、茯苓、白术健脾益肺，其中黄芪味甘性微温，归肺、脾经，《本草汇言》谓其"补肺健脾，实卫敛汗，祛风运毒之药也"，另据《神农本草经》记载，黄芪有"排脓止痛"之功。对鼻窦炎患者，黄芪加宣肺通窍药，能起到托里透脓排浊的作用[6]；黄脓鼻涕较多加鱼脑石（先下）、蒲公英；口臭加佩兰；湿甚加生薏苡仁；头昏、头痛加蔓荆子、菊花、川芎；耳鸣或耳有闭气感者加磁石（先下）、沉香片（后下）；便秘加大黄；窦腔黏膜明显增厚及咽部有异物感加丹参、桃仁。

（2）外治法。吴师机在《理瀹骈文》中指出："外治之理即内治之理，外治之药亦即内治之药。所异者，法耳。"孙老认为在鼻窦炎的治疗中"宣肺、通窍"尤为重要，所以外治药物多以"辛"为主。常用处方：细辛10g、生麻黄15g、辛夷15g、香白芷12g、蔓荆子20g、苍耳子20g、薄荷20g。此方为8～12岁儿童用量，临床药量视儿童年龄大小酌情增减。

用法：上述药物用纱布包裹，放入陶瓷或不锈钢容器中加入2000mL凉水、浸泡30min后，加盖武火煎开，文火再煎15min，然后将面部置于容器上方，调整到适当高度谨防烫伤，然后均匀呼吸吸入蒸汽。每日2～3次，煎煮法同前，若煎煮药液减少可以再次加入适量凉水煎开后再用，用浴巾盖住头部效果更佳。此方主要适用于8岁以上儿童及成人。

3. 典型病例

例1 杨某，男，10岁。患儿素体不丰，常易感冒并发咳嗽、流涕等。此次于两周前感冒后出现鼻塞、流涕、喷嚏、咳嗽，自述头疼，胃纳不佳，大便稀糊状，小便正常。来诊时见面色黄困，鼻塞，流黄涕，咳嗽，舌质红，舌苔尖边薄白，中根厚腻，脉细。CT示：上颌窦炎。证属脾虚湿盛，肺气不宣，鼻窍不通；治以宣肺通窍祛浊，兼健脾化湿。

处方 内服方：香白芷9g，辛夷6g，黄芩10g，京菖蒲3g，浙贝母10g，苍耳子9g，郁金10g，胆南星8g，藿香8g，茯苓15g，黄芪10g，杏仁10g，共7剂，水煎服，每剂煎2次，每次150mL，口服。

外用方：细辛10g、炙麻黄15g、辛夷15g、香白芷12g、蔓荆子15g、苍耳子20g、苦丁茶15g、薄荷20g。共7剂，上药煎水外熏鼻腔，每次15～20分钟，1日2次。

二诊 经治疗后，鼻塞已解，喷嚏已止，流涕减少，鼻涕颜色变淡，惟咳嗽痰多，舌质淡，舌苔白、中根偏厚，脉细。予内服补中益气丸（仲景牌），每次8粒，1日2次。外用方如前，加橘红15g、前胡15g，共7剂，用法同上。

按 患儿素体脾气不足，运化功能失调，易内生痰湿，因外感致肺气不宣，故见鼻塞、流涕、喷嚏、咳嗽、胃纳不佳、大便稀糊等症状。痰湿郁久化热，循经上扰头目清窍，故见面色黄困、鼻塞、流黄涕、头痛等症。因此治疗上当标本兼治，在宣肺、通窍、祛浊的同时加入益气、健脾、化湿之药。本内服方中香白芷、辛夷、黄芩、京菖蒲、浙贝母、苍耳子、藿香、胆南星、郁金宣肺通窍祛浊；茯苓、黄芪、杏仁健脾化湿；外用方为辛香苍耳散，以"苍耳子散"为主方，该方出自《济生方》卷五，原方主治鼻渊之鼻流浊涕不止，用于风邪上攻之鼻渊，现代临床上急、慢性鼻炎和急、慢性鼻窦炎及过敏性鼻炎等皆可用本方加减治疗。方中苍耳子发散风寒、通鼻窍、祛湿止痛；辛夷发散风寒、通鼻窍；白芷解表散寒、祛风止痛、通鼻窍、消肿排脓；细辛解表散寒、祛风止痛、通窍；薄荷疏散风热、清利头目、疏肝行气，上述药物皆以"辛"为主，可以宣肺通窍。此外，《医林纂要》谓苦丁茶"苦甘，大寒"，能散风热，清头目。诸药合用，内外同治，共奏宣肺通窍、祛浊化湿之功。慢性患者在疾病早期即予以扶正，急性患者在疾病中后期及时健脾补肺、固护正气，可极大地提高治疗效果。

例2 倪某，女，7岁。近半年来反复感冒，咳嗽，时或低热不已，流涕。曾多次静脉输注或口服抗生素治疗，症状可以缓解但不久即复发。诊见咳嗽，喉间有痰，鼻流浊涕，头晕，精神不振，困倦，舌质红，苔厚腻。查体肛温38.3℃，见咽部充血，后壁可见淋巴滤泡增生，附着黄色黏稠痰，颧部有压痛，两肺呼吸音稍粗糙，未闻及啰音。鼻旁窦华氏位X线摄片示：双侧上颌窦密度普遍增高，窦壁黏膜增厚。诊断为双侧上颌窦炎；辨证为肺经有热，湿蕴脾胃；治以清肺化湿，宣通鼻窍，方拟鱼脑石鼻渊汤加减。

处方 藿香10g，陈胆星10g，黄芩8g，薄荷（后下）6g，白芷6g，苍耳子5g，浙贝母10g，甘草3g，佩兰10g，蔓荆子10g，菊花8g，生薏苡仁10g，石菖蒲6g，鱼脑石（先下）15g，鱼腥草10g，鹅不食草8g，常法服7剂。

二诊 头晕已愈，精神转佳，流涕明显好转，舌质淡红，苔白稍厚。患儿肺热渐清，湿热渐去，上方去黄芩、佩兰、生薏苡仁，加丹参8g、蝉衣6g以增强活血化瘀、宣肺通窍之力。

三诊 诸症悉减，舌质淡红。二诊方去鱼腥草、苍耳子、浙贝母、菊花、蔓荆子，加黄芪8g、茯苓10g、白术8g、防风6g以补肺健脾，续进10剂。药后复查鼻旁窦华氏位X线摄片已无异常。

按 本例患儿病程较长，来诊时以肺胃蕴热为主。初诊方中藿香其气芳香，善行胃气，辛能通利九窍，为治鼻渊之主药；鱼脑石消炎利窍治疗鼻炎、脑漏；苍耳子散风通窍，兼能止头痛，为治鼻渊要药；鱼腥草清热解毒治鼻渊；鹅不食草通鼻窍、止咳，用于咳嗽痰多、鼻塞不通、鼻渊流涕等；陈胆星清热化痰；黄芩清热燥湿解毒；白芷散风寒、通鼻窍，与苍耳子合用为治鼻渊头痛鼻塞、香臭不闻、流涕之主药；薄荷疏散风热、利头目；浙贝母清热化痰；石菖蒲化浊、开窍；甘草调和诸药。诸药合用于清热解毒、利湿通窍。此外，现代药理学研究显示，丹参、蝉衣有较强的抗过敏作用，在此处尚可活血化瘀；用黄芪、茯苓、白术、防风旨在健脾补肺，有固卫之功。

孙浩 高军／文
载于《江苏中医药》2017年总第49卷第3期

参考文献：

［1］淑华，严道南. 中医眼耳鼻咽喉科学［M］. 南京：东南大学出版社，1998.

［2］国家中医药管理局. 中医病证诊断疗效标准［S］. 南京：南京大学出版社，1994.

［3］孙浩. 医学存心录［M］. 北京：中医古籍出版社，2003.

［4］南晋生. 顽固性鼻窦炎辨治体会［J］. 四川中医，2004，22（5）：11.

儿童"嗅觉失灵"的中医治疗浅析

嗅觉失灵，又称失嗅症。引起成人嗅觉障碍的病因比较复杂，包括鼻或鼻窦疾病、外伤、病毒感染、化学物质、手术损伤等[1]，而引起儿童嗅觉障碍的主要病因多为鼻或鼻窦疾病。西医治疗以糖皮质激素、锌制剂、维生素C、维生素B1 及神经生长因子为主。中医认为该病属于"鼻聋""不闻香臭症"等范畴，与心火偏旺、脾肺不足、清阳不升等相关，通过辨证论治可以有效地改善患者嗅觉功能。

1. 病因病机

《灵枢·脉度》曰："五脏常内阅于上七窍也，故肺气通于鼻，肺和则鼻能知臭香矣。"《灵枢·邪气脏腑病形》云："其宗气上出于鼻而为臭"，由此可见鼻闻香臭的功能主要依赖人体的宗气。《难经·四十难》谓："心主臭，故令鼻知香臭"，由此知鼻的嗅觉功能与心的功能有密切关系。《诸病源候论》谓："鼻气不宣调，故不知香臭，而为齆也""肺主气，其经手太阴之脉也，其气通鼻。若肺脏调和，则鼻气通利，而知臭香。若风冷伤于脏腑，而邪气乘于太阴之经，其气蕴积于鼻者，则津液壅塞，鼻气不宣调，故不知香臭"，所以鼻的嗅觉灵敏性与肺主气的功能紧密相关。《证治准绳·杂病·鼻》曰："若因饥饱劳役，损脾胃生发之气，既弱其营运之气，不能上升，邪塞孔窍，故鼻不利而不闻香臭也"，故鼻的嗅觉与后天脾胃功能紧密相连。

2. 辨证分型

中医认为，嗅觉的生理病理与肺、心、脾密切相关，临床可以分为以下四个证型：

（1）肺气虚寒。《证治准绳·杂病·鼻》谓："鼻塞久而成，盖由肺气注于鼻，上荣头面，若上焦壅滞，风寒客于头脑，则气不通，冷气停滞，搏于津液，脓涕结聚，则鼻不闻香臭，遂成齆也。"临床见嗅觉不灵敏或失嗅，鼻流清涕，自汗、畏风，易于感冒，面色淡白或㿠白，神疲体倦，舌淡苔白，脉弱无力。

（2）肺热内蕴。《证治准绳·杂病·鼻》谓："鼻塞不闻香臭，或但遇寒月多塞，或略感风寒便塞，不时举发者，世俗皆以为肺寒，而用解表通利辛温之药不效，殊不知此是肺经素有火邪，火郁甚则喜得热而恶见寒，故遇寒便塞，遇感便发也。"《张氏医通·鼻》曰："肺家有病，而鼻为之不利也，有寒有热，暴起为寒，久郁成热。"临床见嗅觉长期不灵敏或不闻香臭，鼻流浊涕，时咳嗽，有黄痰，咽干，大便秘结或小便黄，舌质红，苔黄，脉滑。

（3）心火旺盛。《难经·四十难》谓："心主臭，故令鼻知香臭。"心火旺，则烧灼五液，心火克金，耗损肺阴，鼻失濡养，临床可见不闻香臭，流黄涕，伴口苦，心烦，大便干结，口舌生疮，夜寐不佳，舌尖红，苔薄黄，脉数。

（4）脾气虚弱。《难经·四十七难》谓："人头者，诸阳之会也。"《素问·经脉别论》曰："饮入于胃，游溢精气，上输于脾，脾气散精，上归于肺。"脾气虚弱，不能升清阳于头面，鼻窍失于濡养。临床可见不闻香臭，流白浊涕，伴纳食不馨，腹胀，大便溏薄，肢体倦怠，少气懒言，面色萎黄，形体消瘦，舌质淡胖，脉弱无力。

3．辨证论治

（1）肺气虚寒。因肺气本虚或外感风寒，肺气失宣，头面不荣，寒性凝滞，气不疏利，见鼻塞而不闻香臭；治以补肺散寒，宣肺通窍，可用温肺止流丹合麻黄附子细辛汤加减。

（2）肺热内蕴。因反复感受风寒风热之邪，邪郁化火，羁留肺经，内舍脏腑，阳明不清，致鼻窍不利，不闻香臭；治以清肺泻热，宣闭通窍，可用泻白散合苍耳子散加减。

（3）心火旺盛。精神紧张、情志不遂，气郁生火，心火上炎，克伐肺津，金不生水，鼻窍失养，失司闻之职；治以清心泻火，养阴润窍，可用导赤散合百合固金汤加减。

（4）脾气虚弱。饮食不节或外邪伤脾，致中土虚弱，运化不健，升降失调，清阳不升，精微不能上输鼻窍，鼻窍失养，故不闻香臭；治以补脾益气，补肺通窍，可用补中益气汤合苍耳子散加减。

"不闻香臭症"病程一般较长，颜德馨提出"久病必有瘀，怪病必有瘀"，故在治疗本病时无论何种证型皆可加入适量活血化瘀之品；亦可配合针刺以提高疗效，常选用迎香、攒竹、印堂等穴。

4．典型病案

例　患儿王某，男，11岁。嗅觉失灵6年。患儿素有鼻窦炎及过敏性鼻炎，5岁开始出现嗅觉减退渐至失灵，曾在本地及南京、镇江多家医院治疗，效果不佳。来诊时对任何气味皆不敏感，鼻塞，晨起鼻流清涕，无咳嗽，舌质淡，苔薄白，脉浮。辨证属肺气虚寒。

处方　生黄芪12g，炙麻黄8g，石菖蒲8g，白芷8g，细辛4g，苍耳子4g，郁金8g，川芎8g，藿香8g，山药15g，麦芽12g，甘草5g。共7剂，常法煎服。

一诊 服用上药后，流涕减轻，鼻息已畅，舌质淡，苔薄白，脉浮。上方去炙麻黄加丹参12g、红花12g，共12剂，常法煎服。

二诊 嗅觉好转，舌质淡，苔偏厚，脉滑。予黄芪12g、炒白术8g、防风8g、细辛4g、白芷10g、苍耳子5g、石菖蒲8g、丹参12g、川芎8g、红花10g、生山药12g、藿香12g、太子参12g、当归8g、法半夏6g、陈皮8g、升麻5g、生甘草5g、炒麦芽12g、薄荷（后下）12g，共7剂，常法煎服。

另予以揿针针刺迎香穴、印堂穴，2日1次，连续3次。

三诊 患儿鼻息已畅，时流清涕，舌质淡，舌苔白偏厚，脉滑。予藿香12g、白芷10g、苍耳子4g、细辛4g、干姜4g、石菖蒲8g、浙贝母12g、丹参12g、川芎12g、郁金10g、鹅不食草8g、黄芪15g、生甘草5g，共7剂，常法煎服。

四诊 药后鼻息畅，嗅觉逐渐好转，舌质淡，苔白偏厚，脉滑。予黄芪15g、炒苍术12g、防风12g、细辛4g、白芷10g、苍耳子5g、石菖蒲8g、丹参12g、赤芍8g、生山药12g、藿香12g、干姜4g、生甘草5g、炒麦芽12g，共7剂，常法煎服。

五诊 患儿嗅觉基本恢复，可以闻到苹果香味，鼻息已畅，偶流涕，舌质淡，苔薄白，脉滑。予黄芪12g、炒苍术10g、细辛4g、郁金12g、白芷12g、苍耳子5g、石菖蒲8g、象贝12g、鹅不食草6g、生山药12g、藿香12g、干姜4g、生甘草5g、炒麦芽12g、炙麻黄8g，共7剂，常法煎服。

按 孙老认为在各种类型的鼻部疾病中"肺气不宣""鼻窍不通"是基本的病理变化，而儿童患者因其"三有余，四不足"（即"肝常有余，心常有余，阳常有余，脾常不足，肺常不足，肾常虚，阴常不足"）的病理生理特点，正气虚弱是发病的重要因素，贯穿疾病的始终[2]。根据这一基本的病理变化，孙老制定了"宣肺、通窍、祛浊"的基本方法治疗儿童鼻部疾病。该患儿嗅觉失灵长达六年，迭经治疗效果不佳，久病肺虚，所以治疗应以补肺为主。在该病的整个治疗过程中全程运用黄芪、藿香、细辛、白芷、苍耳子、石菖蒲这6种药物。黄芪味甘性微温，归肺、脾经，《本草汇言》谓其"补肺健脾，实卫敛汗，祛风运毒之药也"，《神农本草经》言其有"排脓止痛"之功。黄芪加宣肺通窍药，能起到托里祛浊通窍的作用[3]。

藿香性微温，入肺、脾、胃经，有醒脾快胃、振动清阳、利湿除风之功用，其气芳香，善行胃气，辛能通利九窍。苍耳子散风通窍，兼能止头痛，常用于治疗鼻部疾患。辛夷、白芷性辛温，散风寒、通鼻窍，多与苍耳子合用，为治鼻渊头痛、鼻塞、香臭不闻、流涕之主药[4]。石菖蒲辛温，《神农本草经》谓其能"开心孔，补五脏，通九窍，明耳目，出音声。"在本案第一诊及最后一诊中皆用了炙麻黄，《滇南本草》认为麻黄能"治鼻窍闭塞不通、香臭不闻"，达到疏达肺金，而鼻塞自通，能闻香臭的目的[5]。但麻黄终是辛温发散之药，过用可耗伤肺气。一诊时用之可以宣通肺气，末诊时患儿正气已复，短期用之无耗气之虞，且可宣肺以巩固疗效。

在本案中辅以揿针针刺可疏通经络，提升疗效。迎香穴为人体腧穴之一，属手阳明大肠经。此腧穴有疏散风热、通利鼻窍的作用，主要用于治疗鼻塞、鼽衄等病症。阳明经与太阳经在攒竹穴处相交接，而鼻部炎症常与阳明经病变有关，针刺攒竹可促进嗅神经功能的恢复。印堂穴是督脉经穴之一，其主要功用是清头明目、通鼻开窍。

高军　朱明馨／文

参考文献：

[1] 邱恩惠. 嗅觉障碍的中西医治疗 [J]. 山东大学耳鼻喉眼学报，2008，22（3）：253.

[2] 高军. 孙浩治疗儿童鼻窦炎的经验 [J]. 江苏中医药，2013，45（11）：13.

[3] 李莉，刘艳丽，熊大经. 熊大经教授治疗鼻窦炎经验 [J]. 四川中医，2004，22（3）：4-5.

[4] 高军，朱明馨，孙浩. 孙浩教授"辛香苍耳散"加味治疗儿童鼻窦炎的经验 [J]. 中国中西医结合儿科学，2013，5（5）：402.

[5] 张书，王平. 浅谈"肺气不和令鼻齆" [J]. 天津中医药，2013，30（4）：221.

孙浩老师运用中医外治法
治疗小儿呼吸道感染经验浅谈

孙老精通中医儿科、内科诸症，数十年来结合临床研究和运用外治法，创新辨证运用二子散敷脐治汗证、芦荟外用止血、覆脐止泻散外治小儿腹泻等，并取得了较好的疗效。现简单地介绍孙老运用外治法治疗儿童呼吸道感染的经验。

1. 祛暑散热汤沐浴治疗小儿感冒（风热或风热夹湿及暑湿外感）

（1）症状：风热感冒多见于夏季，常见发热重，微恶风，头胀痛，有汗，咽喉红肿疼痛，咳嗽，痰黏或黄，流黄涕，口渴喜饮，舌尖边红，苔薄白微黄。夏季暑热之邪较甚，暑多夹湿，症见热势缠绵，困倦思睡，恶心欲吐，舌苔厚腻。

（2）用法及用量：鲜藿香、香薷、薄荷、浮萍各150g（如无鲜品、干者亦可，各用30g），大豆卷50g，大青叶30g，鲜竹叶50片（为1次量）。

上药共煎水2000～2500mL，煎沸即可，滤去药渣，倾入盆内，俟水温降至40℃左右时，脱去儿衣，置儿于水中，半仰卧，频频用手带水在儿腋下、胸、背、手足心等部位抚摩。10～15分钟后，将儿抱起，揩干身体，隔3小时后再如法1次，以3次为1疗程。如发热不退，则另作他治。运用本法前后，均须饮以银花露、荷叶露，或口服补液盐、10%葡萄糖盐水（任选1种），但均须加温，不宜冷服。[1]

（3）治疗体会：炎夏为暑热邪气及暑湿交蒸之令，最易伤人。小儿为"稚阴稚阳"之体，肺虚脾弱，抗暑御湿的能力均较差，故多夹湿为患。夏令无论风热或夹暑夹湿，但见发热无汗者，均应解表，解表即所以祛暑散湿也，若表热炽甚，汗闭肤干者，更须发汗祛暑，此即《黄帝内经》所谓："体若燔炭，汗出而散"之义。如外感并发泄泻，肺为暑郁，脾受湿困，则必须表里同治。

本方所取鲜藿香、香薷、薄荷、浮萍、豆卷，皆为当令祛暑散热解表之药，用以轻宣肺气，开发腠理，使暑（热）湿之邪从汗而解。其中浮萍一味，功专解表行水，李时珍谓："其性轻浮，入肺经，达皮肤，所以能发阳邪汗也"（《本草纲目》）。暑（热）为阳邪，用之最当。大青叶、竹叶有解毒、清心、利水的功效。全方以辛散为主，温凉合用，药性平和，用于外治，其效与内服药相同。用药物外治，简便安全，"无禁制，无窒碍，无牵掣，无沾滞"之虑（《理瀹骈文》吴师机语），家长患儿均能接受。在运用本法前后，必须口服补液，以防高热伤阴，汗出脱水。

2．五味消毒饮加减灌肠治疗小儿乳蛾（急性扁桃体炎、化脓性扁桃体炎）

（1）症状：临床表现为发热头痛，畏寒，咽痛明显，吞咽时加重，唾液增多等，严重者可出现张嘴困难。查体：扁桃体红肿，表面可见淡黄色或白色的脓点，下颌淋巴结可见肿大。有时幼儿可因高热引起惊厥。

（2）用量及用法：蒲公英10g，半枝莲10g，紫花地丁10g，连翘6g，金银花10g，山豆根10g，板蓝根10g，甘草6g。上药先用凉水浸泡30分钟，共煎水100～150mL，武火煎沸后，文火再煎10分钟即可，滤去药渣，倾入容器内，俟药温降至38℃左右时，灌肠用。为了操作简单便于推广，灌肠器械可以用市售成人用20mL开塞露瓶。将开塞露药液挤尽，用温开水洗净瓶子内壁，然后吸入待用药液，一人将患儿俯卧置于双腿上或者床上，操作者用左手拇指、食指分开患儿臀部，右手持开塞露瓶，在肛门周围滴几滴药液，然后将瓶管（至少2/3长度）轻快插入直肠，用力将药液挤入肛门，迅速拔出，捏住肛门，如此操作两遍为一次治疗。操作完毕，捏紧患儿肛门15～20分钟，每日4～5次。高热不退需对症处理。

（3）治疗体会：急性化脓性扁桃体炎、急性扁桃体炎，中医称之为急乳蛾。《疡科心得集》谓："夫风温客热，首先犯肺，化火循经，上逆入络结聚咽喉，肿如蚕蛾，故名乳蛾。"《济生方·咽喉门》谓："多食炙煿，过饮热酒，至胸膈壅滞，热毒之气不得宣泄，咽喉为之病焉。……皆风热毒气之所致耳"。本病的基本病机是热毒内蕴，搏结于喉核，灼腐肌膜，喉核肿大并见腐物脓液。所以急乳蛾与外科痈疮疖肿有相同的病机。[2]治疗以清热解毒，利咽消肿为法。

本方（蒲公英、紫花地丁、金银花、山豆根、板蓝根、甘草、半枝莲、连翘）化裁于五味消毒饮。金银花、连翘相配以清热解毒散结，可解中、上焦之热结；蒲公英、紫花地丁均具有清热解毒之功，为痈、疮、疖毒之圣药；蒲公英能利水通淋，泻下焦湿热，与紫花地丁相配善清血分之热结；山豆根、半枝莲皆可治疗咽喉肿痛，而山豆根为治疗咽喉疼痛之要药；大青叶清热解毒，《本草纲目》："主热毒痢，黄疸，喉痹，丹毒。"小儿脾常不足，苦寒之药易伤脾胃，故加用甘草以和药性。

3．麻杏石甘汤加减灌肠治疗儿童肺炎喘嗽（风热、痰热）

（1）症状：肺炎喘嗽是小儿常见的肺系疾病之一，以发热、咳嗽、痰壅、气急、鼻煽为主要症状，重者涕泪俱闭、面色苍白发绀。

（2）用量及用法：生石膏100g，生麻黄15g，杏仁15g，甘草10g，金荞麦15g，鱼腥草15g。用法同第2点。

（3）治疗体会：肺炎喘嗽的病名首见于《麻科活人全书》，病因主要有外因和内因两大类。外因主要是感受风邪，风邪多夹热或夹寒为患，其中以风热多见；内因是小儿肺脏娇嫩，卫外不固，易为外邪所中。感受风邪，侵犯肺卫，肺气郁闭，清肃之令不行，出现发热、咳嗽、痰壅、气促、鼻煽等症。痰热是其病理产物，常见痰热胶结，阻塞肺络。所以小儿肺炎急性期以风热、痰热居多，治疗以开肺化痰、止咳平喘为主。

麻杏石甘汤能辛凉宣泄、清肺平喘。麻黄开宣肺气以平喘、开腠解表以散邪，石膏清泄肺热以生津、辛散解肌以透邪。二药一辛温、一辛寒；一以宣肺为主，一以清肺为主，且都能透邪于外，合用相反之中寓有相辅之意。杏仁降肺气，助麻黄、石膏清肺平喘。甘草既能益气和中，又与石膏合而生津止渴，更能调和于寒温宣降之间。四药合用，解表与清肺并用，以清为主；宣肺与降气结合，以宣为主。本方用生麻黄，取其能宣肺而泄邪热，有"火郁发之"之义。金荞麦、鱼腥草常配伍使用主治肺痈，肺热咳喘。本方特点在于重用石膏顿挫热势，以防传变。本方大寒，中病即止。

4．补中益气汤加减浸手泡脚治疗小儿反复呼吸道感染（脾肺气虚证）

（1）症状：本病多见于6个月至6岁的小儿，临床表现为在一段时间内反复出现感冒、扁桃体炎、支气管炎、肺炎等。主症：①反复感冒；②恶寒，不耐寒凉；③平时汗多；④面色萎黄；⑤咳嗽；⑥厌食。次症：①腹泻；②肌瘦或虚胖；③腹胀；④脉细弱。

（2）用量及用法：黄芪20g，白术20g，升麻10g，柴胡10g，陈皮20g，桂枝20g，炙甘草10g，当归20g，1日1剂。

每剂煎 500~600mL，倒入盆内，俟水温适中后，将患儿双手放入盆内浸泡，10~15min，浸后把双手揩干，再把药汁加热后如法浸泡双足，4h后原药再煎一次，如上法再浸双手双足，连浸60天。[3]

（3）治疗体会：小儿反复呼吸道感染表现为在一段时间内屡感外邪，往复不已。《诸病源候论·伤寒病后令不复候》："复者，谓复病如初也。此由经络尚虚，血气未实，更致于病耳。"《证治汇补·伤风》云："有平昔元气虚弱，表腠疏松，略有不慎，即显风证者，此表里两因之虚证也。"中医典籍中无此病名，但历代医家据其临床症状用了多种病名来描述之。急性感染期，根据其临床症状、病位不同，分属于"感冒""乳蛾""喉痹""外感咳嗽""肺炎喘嗽"等范畴。缓解期，根据其临床症状，可归属于"自汗""虚症""内伤咳嗽"等范畴。

本方来源于补中益气汤。方中黄芪味甘微温，入脾肺经，能补中益气、升阳固表；炙甘草、白术补气健脾；当归养血和营，助黄芪补气养血；陈皮理气和胃，使诸药补而不滞；升麻、柴胡升举阳气。本方最妙在用桂枝，《本经疏证》："能利关节，温经通脉……其用之道有六：曰和营，曰通阳，曰利水，曰下气，曰行瘀，曰补中。……"桂枝配黄芪补益气虚，桂枝配当归主治血虚寒滞，桂枝配甘草可以温心阳。诸药合用共奏补气健脾、温阳固表之功。

高军　周勤　时乐／文
载于《江苏中医药》2016年总第48卷第10期

参考文献：

[1]．孙浩．医学存心录：第2版［M］．北京：人民军医出版社，2015.

[2]．张敏涛，万潞．五味消毒饮加减治疗小儿化脓性扁桃体炎60例［J］．陕西中医，2011，33（7）：793.

[3]．林伟．运用浸手泡足法治疗小儿反复呼吸道感染经验［J］．中国现代药物应用，2010，4（17）：214-215.

运用浸手泡足法治疗小儿反复呼吸道感染经验

小儿反复呼吸道感染是儿科临床常见而棘手的疾病，多见于6个月至6岁的小儿。临床常见的感冒、扁桃体炎、支气管炎、肺炎等呼吸道疾病，若在一段时间内反复感染发病即称为反复呼吸道感染，[1]特别是肺脾两虚型小儿反复呼吸道感染比较多见。一般采用中药口服治疗，由于病程长，小儿长期口服中药较难，因此仍有大量患儿得不到有效的治疗。孙老结合自己的临床经验提出了内病外治法，即用补中益气汤浸手泡足法治疗小儿肺脾两虚型反复呼吸道感染，在临床上取得了较为满意的疗效。

1. 小儿反复呼吸道感染诊断标准

1）小儿反复呼吸道感染的临床诊断标准

参照2008年中华中医药学会发布的《中医儿科常见病诊疗指南》诊断标准：

（1）按不同年龄每年呼吸道感染的次数诊断：①2岁以内婴幼儿发生反复呼吸道感染超过7次/年，其中下呼吸道感染超过3次/年；②3～5岁儿童发生呼吸道感染超过6次/年，其中下呼吸道感染超过2次/年；③6岁以上儿童发生反复呼吸道感染超过5次/年，其中下呼吸道感染超过2次/年。

［注］①两次感染间隔时间至少7d以上；②若上呼吸道感染次数不够，可以将上、下呼吸道感染次数相加，反之则不能。若反复感染是以下呼吸道为主，则定义为反复下呼吸道感染；③确定次数须连续观察1年；④反复肺炎指1年内反复患肺炎≥2次，肺炎须由肺部体征和影像学证实，两次肺炎诊断期间肺炎体征和影像学改变应完全消失。

（2）按半年内呼吸道感染的次数诊断：半年内呼吸道感染≥6次，其中下呼吸道感染≥3次（其中肺炎≥1次）[2]。

2）中医诊断标准

（1）主症：①反复感冒；②恶寒，不耐寒凉；③平时汗多；④面色萎黄；⑤咳嗽；⑥厌食。

（2）次症：①腹泻；②肌瘦或虚胖；③腹胀；⑤脉细弱。

凡具备主症4项（第①项必备）及次症2项即可诊断。

2．治疗方法

药物组成：黄芪20g，白术20g，升麻20g，柴胡20g，陈皮20g，甘草15g，潞党参20g，当归20g。1日1剂，每剂煎500～600mL，倒入盆内，俟水温适中后，将患儿双手放入盆内浸泡，10～15min，浸后把双手揩干，将药汁加热后再如法浸泡双足，4h后原药再煎1次，如上法再浸双手双足，连浸60天。经治疗后患儿在半年内所患呼吸道感染次数明显减少，临床症状得到改善。

3．讨论

中医内病外治法源远流长，在公元前二世纪，我国医学典籍《内经·素问》中就有记载。中医自古以来就很重视内病外治的应用，如清·吴师机所著的《理瀹骈文》中提出："外治之理即内治之理，外治之药即内治之药，所异者法耳。"[3]中医认为人体十二经脉与脏腑有直接络属关系，是气血运行的主要通道。早在《灵枢·经别》中就有记载："夫十二经脉者，人之所以生，病之所以成，人之所以治，病之所以起，学之所始，工之所止也。"[4]十二经脉包括手三阴经、足三阴经、手三阳经、足三阳经。《灵枢·逆顺肥瘦》谓："手之三阴，从脏走手；手之三阳，从手走头；足之三阳，从头走足；足之三阴，从足走腹。"[4]其中手太阴肺经，起于中焦，直出拇指桡侧端（少商穴）；足太阴脾经起于足大趾内侧端（隐白穴），最后连舌本，散舌下。所以用药液浸泡手足，可作用于肺（手太阴）、脾（足太阴）二经以补其虚。从整体观来看，浸泡手足也可通畅十二经络，对人体的卫气营血均有调和作用。补中益气汤出自李杲的《脾胃论》，有补中益气、升阳举陷的作用。方中以黄芪为主，大补肺气，潞党参、白术、甘草补脾益气，升麻、柴胡升举清阳，陈皮理气，当归补血。清·汪昂所著的《汤头歌诀》谓本方可治阳虚外感。

4．病案举隅

例　患儿徐某，男，5岁，反复呼吸道感染2年余。每年上呼吸道感染有6～7次，下呼吸道感染有2～3次，其中支气管炎1次、肺炎2次，符合小儿反复呼吸道感染的诊断。该患儿平素体虚，体偏瘦，面色萎黄，反复感冒，不耐寒凉，汗多，易咳嗽，纳食较差，舌淡，脉细弱。证属肺脾两虚，治拟升阳健脾、补益肺气。治疗予上方连续浸手泡足 60 天，患儿面色渐转红润，汗渐少，纳食增多。半年后随访，仅感冒 2 次，且病情轻、病程短，易愈。

林伟／文

载于《中国现代药物应用》2010 年第 17 期

参考文献：

［1］汪受传. 中医儿科学［M］. 北京：中国中医药出版社，2002.

［2］王力宁，汪受传，韩新民.《小儿反复呼吸道感染中医诊疗指南》指标的 Delphi 法评价与结果分析［J］. 中国中西医结合儿科学，2009，1（1）：4247.

［3］吴师机. 理瀹骈文［M］. 北京：人民卫生出版社，1955.

［4］佚名. 灵枢经［M］. 北京：人民卫生出版社，1963.

一分为二话哮喘

哮喘这一病名，在元代中期以前称"咳逆上气""喘呼""齁嗽""齁齁""呷嗽"等，后经朱震亨（元代后期）统一定名为"哮喘"，一直沿用至今。余温习有关文献，结合临床实际，认为哮喘一名，似应一分为二，兹将个人的认识，略述于下。

1. 温习文献探哮喘

根据文献记载，在元代以前相当长的一段历史时期里，古代医家认定哮和喘的症状有各自的特点。如秦汉时期，《素问·太阴阳明论》谓："犯贼风虚邪者，阳受之则入六腑，阴受之则入五脏，入六腑则身热不得眠，上为喘呼。"而《素问·太阴阳明论》则谓："阴静于内，阳扰于外，魄汗未藏，四逆而起，起则动肺，使人喘喝。"顾名思义，其中的"喘呼"，似指喘而言，"喘喝（鸣）"，似指哮而言。《金匮要略·肺痿肺痈咳嗽上气病脉证治第七》中的"射干麻黄汤"方证是"咳而上气，喉中水鸡声"，但在《金匮要略·痰饮咳嗽病脉证并治第十二》又有"膈间支饮，其人喘满……木防己汤主之"的证治。看来前者是哮，后者属喘也。《诸病源候论》对描述哮喘的症状亦各有区别，如谓："肺主气，肺气有余，即喘咳上气，若又为风冷所加，即气聚于肺，令肺胀，即胸满气急也"（《诸病源候论·小儿杂病诸候四》）。在同一书中又谓："肺病令人上气，兼胸鬲痰满，气机壅滞，喘息不调，致咽喉有声，如水鸡之鸣也"（《诸病源候论·气病诸候》）。至宋代，对哮和喘的概念已基本明确。如《普济本事方》中，称哮为"呴嗽"，称喘为"喘嗽"；《医说》中，亦分别称"齁喘""喘病"。元代中期《活幼新书》中，直称哮为"齁䶎"。元代后期，朱震亨根据齁与喘的临床特点，参考前人多种命名的含义，为求统一规范而创立了哮喘这一病名。但对哮喘在针对病因、病机的治疗上，仍分而治之。《丹溪心法·哮喘十四》篇上，记录了"治寒包热而喘：半夏、枳壳炒、桔梗、片芩炒、紫苏、麻黄、杏仁、甘草……；紫金丹：治哮……"。两方所用之药各有所主，可见朱氏虽统一了病名，但在临证时仍从具体病症出发，分别称哮称喘耳。嗣后，明、清两代医家，对哮喘一名有合而称之者，亦有分而称之者，然而对两病的特征并未混同。

2.　审症求因明哮喘

哮喘是以突然发作、呼吸急迫、喉间有声为其特征。然而哮和喘两者的表现也略有差异。前人有谓"哮以声响（喉中有水鸡声）言；喘以气息（呼吸急促）言"，一以哮鸣为著，一以喘呼为著。清代温病学家叶香岩在《临证指南医案》中，将"哮"与"喘"分为两篇立案，并谓："哮与喘，微有不同，其症之轻重缓急，亦微各有异，盖哮症多有兼喘，而喘有不兼哮者。"清·陈复正亦谓："喘者，肺之膹郁也；吼者，喉中如拽锯，若水鸡声者也。故吼以声响言，喘以气息名"（《幼幼集成》）。哮和喘在病因上亦同中有异。如先天遗传，胎禀不足，是两者发病的根据，而诱发条件则不尽相同。关于哮的诱因，宋·张杲有谓："因食盐虾过多，遂得齁喘之疾"（《医说·卷四治齁喘》），这是较早的对哮的发病条件认识。随着社会的发展，医学的进步，认识也逐步深化。明·鲁伯嗣谓："有因暴惊触心，肺气虚发喘者……"（《婴童百问》）；明·万全认为"哮喘之症有二，不离痰火。有卒感风寒而得者，有曾伤盐水而得者，有伤醋汤而得者，至天阴则发，连绵不已……"（《片玉心书》）。清·李用粹从病因病理上概括了哮发的原因是"内有壅塞之气，外有非时之感，膈有胶固之痰，三者相合，搏击有声……"（《证治汇补》）。清·沈金鳌明确指出："哮喘相近，细核实遥。哮专主痰，与气相撩。或嗜咸醋，膈脘煎熬。口开呬吸，口闭呀嗷，呀呬二音，乃合成哮。喘气促急，专主热燎，痰声喝喝，肚撷胸垚，抬肩张口，鼻扇气休"（《幼科释谜》）。沈氏采用歌诀的形式说明了哮喘的病因，特别是运用对比的手法，把哮和喘的临床特征生动形象地刻画出来，好使后人鉴别。沈氏还根据不同的发病情况，提出"食哮""水哮""风痰哮""年久哮"等病名。17世纪60年代，秦景明继之提出："哮病之因，痰饮留伏，结成窠臼，潜伏于内，偶有七情之犯，饮食之伤，或外有时令之风寒，束其肌表，则哮喘之症作矣。"（《症因脉治·哮病论》）秦氏总结了前人的经验，提出"痰饮留伏，结成窠臼"是本病的病理基础，他从临床角度证实了痰是"夙根"之说。关于喘的病因，《素问·通评虚实论篇第二十八》最早提出"乳子中风热，喘鸣息肩……"。唐·孙思邈认为喘的形成与风寒有关，在《备急千金要方·卷十七·肺脏》中谓："形寒寒饮则伤肺，以其两寒相感，中外皆伤，故气逆而上行。"言其热者，指肺中所受之风热也，言其寒者，指肺中所受之风寒也。隋·巢元方谓："咳逆由乳哺无度，因挟风冷，伤于肺故也"（《诸病源候论·小儿杂病诸候四》）。明·张景岳亦认为："实喘之证，以邪实在肺也，肺之实邪非风寒则火邪耳。"（《景岳全书·杂证谟·喘促》）由此可见，哮发多与七情（小儿主要是惊恐）、饮食、气候等因素有关，喘发多与外感（风寒或风热之邪）因素有关。

3．证病相对分哮喘

如上所述，历代医家的传世名著对哮和喘的病因、特点及治法都分述得极为详细，即使在朱震亨统一哮喘的病名以后，后世医家面对临床实际，也不得不把哮喘分而论之、分而治之。纵观现行中医儿科书籍，对小儿哮喘，亦多注明"相当于（或包含了）西医学的小儿支气管哮喘和喘息性支气管炎"，看来名虽合一，其实有分，依余愚见，不若将小儿哮喘分称"哮证"和"喘证"（小儿喘证的发生与发展较成人单纯），可与现代医学的病名相对应，不致含混不清。如哮证者，有过敏史，本因脾肺气虚（内有痰饮夙根），加之因感受某种触发因素而发，大多无外感表证。哮以鼽哮为著，两肺听诊满布哮鸣音。喘证者，是由上呼吸道感染并发，多有外感表证（或有过敏史），咳嗽痰鸣，表现以喘息为主。两肺听诊可闻痰鸣音、湿啰音。此系气管感染性炎症，属现代医学所称的喘息性支气管炎。二证的临床表现，虽有某些相似之处，但可从病史、病因、病程及血象检查上加以鉴别。清·叶香岩对哮与喘在病程上作了经验性的鉴别，认为"若由外邪壅遏而致者，邪散则喘亦止，后不复发。若夫哮症，亦由初感外邪，失于表散，邪伏于里，留于肺俞，故频发频止，淹缠岁月"（《临证指南医案·卷四·哮》）。临床实践证明，小儿发喘控之较易，不似哮证一发，则"淹缠岁月"，难以速解也。叶氏经验，可供参考。

4．辨证论治疗哮喘

古代医家经过长期的临床实践，为我们留下了许多诊治哮喘的宝贵经验和有效名方。如仲景治"咳而上气，喉中水鸡声"的射干麻黄汤；钱乙治"肺虚者，咳而哽气，时时长出气，喉中有声，此久病也"的阿胶散；景岳治虚痰之喘的金水六君煎；万全治喘轻者之五虎汤，重者之葶苈丸等。此外，还有叶香岩治哮的经验。叶氏认为哮证诸如"痰哮、咸哮、醋哮、过食生冷，及幼稚天哮诸症"，多属虚证、寒证，故常从温阳补虚设方，这是完全符合临床实际的。纵观历代医家所立之方，无论是补是泻，但在治哮或治喘上，总是分得很清楚的。余温故学新，略有所悟，认为对哮证与喘证应分别辨证论治，以体现两证的各自特点。这里谈点个人临证的思路和用法。

小儿哮证（支气管哮喘），其本属虚，如因外感诱发并见表证者，只宜用益气解表法或加祛痰药治之。余常取"人参消风散"（《卫生宝鉴》方）去川芎、厚朴、陈皮，酌加黄精、甘草、前胡、橘红等药。方中人参、黄精、甘草、茯苓益气健脾；羌活、荆芥、藿香疏风走表；前胡、橘红散结消痰平哮；白僵蚕、蝉蜕、防风，有舒解支气管痉挛和抗过敏作用。表解后，则以扶正固本为主。《临证指南医案》中指出：哮证"以温通肺脏，下摄肾真为主，久发中虚，又必补益中气，其辛散、苦寒、豁痰、破气之剂，在所不用，此可谓'治病必求其本'者矣"。余对于由其他因素触发、无外感表证的患儿，直接运用补中益气汤、肾气丸二方加紫河车、五味子、白芥子（均适量）研粉为丸3～5g，1日3次，以补益肺、脾、肾之气，兼化风痰，常能收到预防感冒、抗过敏、控制哮症发作的效果。

小儿喘证（喘息性支气管炎），多由上感并发，有风寒外感和风热外感两种，当属实证。余对于风寒外感并发咳嗽齁喘、声如拽锯、舌苔白厚而腻者，应用小青龙汤解表散寒、温肺化饮，其中干姜可用至3～5g。干姜味辛性热，辛能开胸宣肺，热能化解寒痰，能使痰喘立平，屡用屡验。因风热外感而致的喘证，症见发热无汗，气喘痰鸣，舌红苔黄，应用辛凉解表法，方取银翘散加黄芩、天竺黄、天花粉、浙贝母，辛凉透表，清化热痰。有并发乳蛾者，可加用板蓝根、山豆根以清热解毒、消肿利咽，外用冰硼散或西瓜霜喷剂吹（喷）喉，1日数次。此类小儿愈后，多表现为气虚或气阴两虚，气虚者，用参苓白术散加黄芪益气健脾；气阴两虚者，合六味地黄丸或益胃散化裁，气阴两补。对并发乳蛾久治不消者，已示其卫外功能不固，病邪极易乘虚而入，应及早手术治疗，以杜外感后喘证再作，或引发其他疾病。

孙浩/文

孙浩从脾肾论治小儿哮喘缓解期的经验

孙老对小儿哮喘的治疗见解独到，笔者有幸跟随孙老学习，收获颇丰，现将老师治疗小儿哮喘缓解期的经验介绍如下：

早在《黄帝内经》就对哮喘的症状特点进行了阐述；元代朱丹溪《丹溪心法》始以"哮喘"作为独立病名加以论述；明清时期的儿科专家还将小儿哮喘发病的因素分为风哮、寒哮、热哮、食哮、盐哮、醋哮、海腥哮等几种；《证治汇补》云："内有壅塞之气，外有非时之感，膈有胶固之痰，三者相合，闭拒气道，搏击有声，发为哮喘"；《幼科发挥》云："发则连绵不已，发过如常，有时复发，以为宿痰，不可除也"[2]。孙老认为：小儿哮喘发作是内外因相互作用的结果，伏痰是内因，外因为感受外邪、饮食、劳倦等，外因引动伏痰而诱发哮喘。在发作期多以外感实证为主，重在平喘祛痰以祛邪；缓解期多为肺、脾、肾亏虚之虚证，因小儿机体柔弱、气血未盛、脾胃虚弱、肾气未充、腠理疏松，所以肺、脾、肾三脏不足较为突出，后期尤以脾肾亏虚为主，重在补虚扶正。哮喘患儿大多为过敏性体质，也可以说是存在先天禀赋的因素，古人云："痰之本源于肾，痰之动主于脾，痰之成贮于肺"，肾为气之根，肾虚不能摄纳乃气逆作喘，须补肾纳气，补肾又重在温肾，以图益火补土，土旺生金；脾为肺之母，肺虚则子盗母气而致脾虚，补肺不若健脾，因脾为后天之本，气血生化之源，若脾土得健，则正气旺盛，能以此杜绝生痰之源，故孙老提出"急则治肺，缓则治脾肾"的观点，通过温补脾肾、扶助正气，增强机体内在的抗病能力，以祛除病邪，促进生理机能的修复，实乃治本。

例 陈某，男，6岁。咳喘1天，阵发性单声咳，气短，活动后尤甚，偶闻喉间水鸡声，无发热恶寒等表证，纳欠馨，大便多溏，寐不实。自3岁起患哮喘之疾，每年均发病数次，常在季节转换或气候变化时发生哮喘。因家人惧怕西药副作用，未行正规GINA方案治疗。查体：神志清，精神萎，面色灰暗，眼窠稍浮肿，咽淡红，扁桃体Ⅰ度肿大，两肺呼吸音粗，可闻及一过性哮鸣音，舌胖嫩，苔薄白，脉沉细。证属脾肾阳虚之哮喘；治以温肾健脾，纳气平喘。

处方 制附片（先煎）3g，肉桂（后下）2g，山萸肉6g，五味子2g，五倍子5g，太子参6g，茯苓6g，炙黄精6g，炒白术6g，淮山药10g，橘红3g，炙甘草3g，共5剂，水煎服。

二诊 药后咳喘显著减轻，精神转好，寐时安逸，纳渐增，大便转实，咳嗽不频，略有鼻句声，守方三月，日渐平复。经随访年余，未见复发，且患儿身体已日趋健壮。

按 本病例属脾肾阳虚之虚喘，气短、活动后尤甚，眼窠稍浮肿，脉沉细，其本在肾，故运用附子、肉桂鼓舞肾阳使水饮自化，为主药；纳欠馨，大便多溏，属脾虚湿盛，用太子参、茯苓、白术、黄精、山药、橘红、甘草健脾、益气、燥湿以绝生痰之源，山萸肉、五味子、五倍子收纳肾气，还纳命门。整个病程中未用麻黄、杏仁等宣散耗气之品，仍有满意疗效，值得学生学习借鉴。

小儿哮喘是由多种细胞特别是肥大细胞、嗜酸性粒细胞和T淋巴细胞参与的慢性气道非特异性炎症，属于中医学"哮证"范畴，具有反复发作、迁延难愈之特点，对小儿生长发育影响很大。若哮喘在年长儿仍迁延不愈，则难以根除而成为终身痼疾。目前西医主要通过吸入性糖皮质激素、白三烯受体拮抗剂、β受体激动剂等药物来抑制气道炎症、降低气道敏感性并预防哮喘发作，但其远期疗效往往并不理想，尤其是停药后，哮喘发作状况可能随即恢复至治疗前[3]。孙老根据自己多年的临床经验总结认为：哮喘日久，必然由肺累及脾肾，故培补脾肾、固本定喘，可冀杜其凤根。肾失摄纳，呼多吸少，肢冷浮肿者常在桂附地黄汤、七味都气丸等基础上配伍蛤蚧、紫河车、胡桃肉、仙灵脾等纳气定喘之品；脾不健运，痰湿内生，纳差便溏者，常用参苓白术散、六君子汤或二陈汤加减以健脾化痰、培土生金。虽小儿哮喘发作期经药后哮喘平静，但"伏痰"及肺、脾、肾三脏之虚往往易被忽略，因此根治哮喘的关键是在缓解期固本扶正、调和气血，防止复发，疗程不可短于2～3个月。肾阳充足是脾阳健旺的根本，而脾阳健旺是正气存内的根本，正气存内则是邪不可干的保证[4]，故小儿哮喘"缓则治脾肾"，此谓"善治者"！

高媛媛／文

参考文献：

[1] 孙浩. 孙谨臣儿科集验录. [M]. 北京：人民军医出版社，2013.

[2] 江育仁，张奇文. 实用中医儿科学：第2版 [M]. 上海：上海科学技术出版社，2005.

[3] Guilbert T W, Morgan W J, Zeiger R S, et al. Long – term inbaled cortienstrminds in preschool children at high risk for asthma [J]. N EnglJMed，2006，354：1985 – 1997.

[4] 石晓兰. 吴敦序治疗哮喘缓解期经验 [J]. 光明中医，1999，4，14（83）：27 – 28.

儿童心脏神经官能症的治疗体会

心脏神经官能症即β受体功能亢进症，[1]是神经官能症的一种特殊类型，以心血管系统功能失常为主要表现，可兼有神经官能症的其他症状，一般无器质性心脏病的证据。本病多见于20～40岁青年人，尤以女性较多。性格内向、自尊心较强、学习压力大、考试成绩不理想、与他人关系紧张是本病发作的诱因。本病常因焦虑、情绪波动、过度劳累、强烈的精神刺激或进行紧张的脑力劳动等诱发。随着社会的发展，本病在儿童中的发病率逐渐增高。儿童常以"喜长出气""常叹息"而就诊，可有胸闷、心悸、气短等症状，常伴易激动、头晕、失眠、多梦等。[1]

1. 病因病机

西医认为本病发生的主要原因是植物神经平衡失调，在发病过程中，常伴交感与副交感神经功能失衡，是一种因中枢神经和自主神经功能紊乱引起的以循环系统活动失调为主的疾病，属儿童行为－心理障碍范畴。[2]

中医无心脏神经官能症的病名，根据本病的主要症状及发展过程，应属于中医"胸痹""心悸""郁证"等病证的范畴。本病病位在心，与肝脾关系密切。

情志失调是本病的主要致病因素[3]。《黄帝内经》有云："心主身之血脉""心者，君主之官，神明出焉"。心主神志，肝主疏泄，共同调节着人体的精神情志活动，两者均与精神情志活动有关。肝为心之母，如果七情变化过激、过急、过久，肝失疏泄，肝郁日久，肝木乘脾，脾虚无以养心，导致心失所养、神失所藏而发为本病。所以其病机可以归纳为：①肝郁血虚，心失所养。心与肝之间存在着母子相生的关系，若情志不遂，气机郁滞，肝失其条达之性，肝气有余，肝血不足，母不生子，心脉空虚，血运失常，则不能养心。②情志不舒，肝郁抑脾。肝气不舒则脾失健运，血之化源不足而血虚，心失所养故发为本病。③肝郁气滞，心脉痹阻。肝失疏泄，则肝郁血滞，脉道不利，心络为瘀血滞涩，痹阻不通，心神失养。

2. 辨证论治

（1）肝郁脾虚证。症见胸闷，善太息，胃纳不佳，大便不调，舌质淡红，苔薄白，脉弦细。治以疏肝解郁，健脾养心，方用逍遥散加减。常用药物有柴胡、薄荷、白术、白芍、当归、茯苓、麦芽、红枣、甘草、酸枣仁等。

（2）心脾两虚。症见心悸，胸闷，气短，头晕，失眠记忆力减退，面色无华，纳呆食少，口淡无味，四肢倦怠，腹胀便溏，舌淡苔薄，脉细而无力。治以健脾养心，兼以疏肝，方用归脾丸加减。常用药物有黄芪、党参、酸枣仁、茯神、远志、龙眼肉、当归、香附、枳实、白术、甘草等。

（3）肝气郁滞证。症见胸闷，胸痛，善太息，口苦，易激惹，或嗳气，或腹痛、腹胀，舌质偏红，苔薄白，脉弦有力。治以疏肝行气，解郁除烦，方用柴胡疏肝散。常用药物有柴胡、陈皮、川芎、香附、枳壳、赤白芍、酸枣仁、磁石、甘草等。

3．典型病例

例 章某，女，11岁。半月前因考试成绩不佳，被父母训斥后出现深叹息，发作剧烈时每分钟 10 余次，自述时有胸闷，心慌，入睡后消失。曾就诊于我市多家医院，查心电图及心肌酶谱正常。西医建议予心得安（普萘洛尔）治疗，家长因害怕西药副作用来我院就诊。来诊时叹息剧烈，前胸起伏，述胸闷，心慌，无发热及咳嗽。精神欠佳，面色淡白，舌质淡，舌苔薄，脉细弦。我院检查心电图示：窦性心动过速。辨证为肝郁血虚，心神失养。

处方 柴胡 8g，炙黄芪 10g，薄荷（后下）5g，茯苓 10g，茯神 12g，当归 8g，酸枣仁 10g，郁金 8g，磁石（先下）20g，炒麦芽 10g，炙甘草 3g，红枣 5 枚。嘱其家长注意开导，嘱患儿精神愉悦，5 天后复诊，诸症悉减，上方去磁石加煨白芍 12g，续服 5 天而愈。

按 本方柴胡、薄荷、郁金疏肝解郁；炙黄芪、茯苓、炙甘草、红枣、茯神、当归、酸枣仁健脾养心安神；磁石重镇安神；炒麦芽在此有健脾助运和疏肝解郁之功用。二诊时诸症已渐愈，磁石有碍脾胃运化故去之，加养血敛阴柔肝之白芍可获良效。

4．按语

在社会发展和激烈竞争的影响下，由于儿童背负父母的期望值过高、学习压力过大等原因，该病目前呈现出发病年龄偏小的趋势。西医治疗以 β 受体阻滞剂为主。中医认为本病往往由情志刺激，如忧思愤怒、劳心过度等所致，病在心与肝、脾密切相关。所以疏肝解郁治法见于每一个证型的治疗，并且贯穿始终。[4]

目前医学模式已从单纯的生物医学模式向着社会－心理－生物现代医学模式的转变。作为一名儿科临床医生在治疗本病时要明白除了药物治疗，还要给予必要的心理疏导。不恰当的解释会在患者思想意识中形成恶性刺激，加重病情，所以医生对患者要有高度的责任心、同情心，要有热情的态度，让患者对医生产生良好的依从性，保持愉快的心情，让患者树立治愈疾病的信心。

高军／文

载于《湖南中医杂志》2015 年第 31 卷第 2 期

参考文献：

［1］吴升华. 儿科住院医师手册［M］. 南京：江苏科学技术出版社，2004.

［2］张乾忠. 小儿心血管疾病的诊断和鉴别［J］. 中国实用儿科杂志，2000，15（2）：26.

［3］朱丽艳，倪国瑞. 从肝辨治心脏神经官能症 80 例［J］. 实用中医内科杂志，2003，17（3）：175－176.

［4］魏绪华. 加味逍遥散治疗心脏神经官能症 79 例临床观察［J］. 四川中医，2008，（26）5：58.

孙浩外治皮肤病经验赏析

孙老擅长使用多种中医外治法治疗小儿积滞、汗症、夏季热、腹泻、疖肿、湿疹等疾病，现将其运用外治法治疗皮肤病的经验归纳如下。

1．升炉扑粉敛湿疹

方名：升炉散。

组成：黄升（即铅丹）3g，炉甘石15g，枯矾6g，冰片1.5g，苦参9g。

用法：上药共研细末，用消毒药棉蘸散扑于疹面上。如创面干燥，可用麻油调散成稀糊状，用干净毛笔蘸涂，每日1～2次。

功用：除热解毒，收水止痒。

主治：湿疹。

例　崔某，女，5岁。四肢、会阴部位丘疱疹密集，痒甚，手不停搔，有黄水渗出，小片业已结痂。先用野菊花、车前草（鲜品或干品）适量煎汤洗净创面，然后将上药撒敷患处，当日痒止，5天后，皮疹全部消失。

按　湿疹在《金匮要略》中名"浸淫疮"，治以黄连粉外涂，其病机为心火脾湿蕴蓄于内，复感风邪，并发于肌肤而成。黄升，方家多用其"提脓长肉"之功，《本草纲目》谓之"解毒拔毒，长肉去瘀"，但对本品的止痒敛疮作用认识不多，《疡科选粹》认为其善治"风癣、疥癫、血风等疮"；炉甘石收湿敛疮，善治溃疡不敛、皮肤湿疮、阴汗湿痒（《仁斋直指》）；枯矾燥湿收水，对创面糜烂、渗水、瘙痒者最为有效；冰片散热消肿、止痒止痛，凡外治风疮、湿疮、痈肿均不可缺，《本草经疏》谓之"能引火热之气自外而出"；苦参清热燥湿，长于治疗"疥癞、脓窠疮毒，皮肤瘙痒，血风癣疮……"（《滇南本草》）。散中黄升是主药，毒性较大，故用量宜小，以免发生中毒反应。婴儿肌肤薄嫩，使用时扑少许粉于疹上即可；麻油调散用毛笔涂敷时，宜薄不宜厚，以免有伤皮肤。孙老曾以本散剂治疗各型湿疹 125 例，均有不同程度的效果[1]。此散对于风湿热浸淫肌肤之急性、亚急性湿疹较为对症，而慢性湿疹证属血燥风胜者疗效较差。

2. 煎汤外洗治奶癣

方名：消疹汤。

组成：地肤子 15g，白鲜皮 15g，刺蒺藜 15g，蝉蜕 10g，苦参 20g，地榆 15g，野菊花 10g，生薏苡仁 20g，车前草 10g。

用法：上药 1 剂，加水 1000mL，煎至 500mL，放置稍温，清洗患处，并可作湿敷。1 日 2 次，每次 15～20 分钟，5 天为 1 个疗程。如皮损范围较大，肢体皆有，可加大药物剂量和水用量，洗浴全身。

功用：疏风利湿，清热解毒。

主治：湿疹（奶癣）。

例 阚某，男，6 个月。生后 3 月，头面部出现细密红疹，红疹随月龄的增长而逐渐发展，经多方治疗，效不显著来诊。诊见头额部位疱疹破溃，糜烂，融合成片，渗出黄水，两颊见成簇红色细碎丘疹，瘙痒，哭闹不宁，五心作热。处以本方 5 剂，每日 1 剂，每次煎成 500mL，清洗患处，热退疹消，皮损亦逐渐恢复正常。

按 婴儿湿疹，中医名"奶癣"，多发生于婴儿出生后 1～6 个月，疹从两颊开始，逐渐蔓延至额部、顶部，初起为细碎红疹，夹有丘疹、水疱，后融合成片，糜烂，瘙痒，渗出黄水，干燥后结成黄色痂皮。中医认为本病源于内有胎热，外受风湿，内外合而为患，如《外科正宗》谓："儿在胎中，母食五辛，父餐炙煿，遗热与儿"。《医宗金鉴·外科心法》认为"胎中血热"，治当祛风除湿、清热解毒。方中地肤子、白鲜皮、刺蒺藜、蝉蜕祛风止痒；苦参、地榆、野菊花清热解毒；生薏苡仁、车前草利湿泄热[2]。孙老治疗本病先外治其疹，后内调其体，是治疗本病的要法。俟疹消退后再从根本上改善患儿体质，以免复发。在哺乳期，患儿母亲须忌食辛辣、鱼虾、海鲜等发物，以去除"过敏"之源。本方治疗湿疹适用于创面较大者，如婴儿奶癣，而升炉散适用于创面较小者。婴儿皮肤细嫩，经皮吸收较快，使用外洗法可迅速取效，且对皮肤无刺激及过敏反应，较为安全；散剂扑粉适用于较大龄幼儿，药粉可在皮肤停留一段时间，但升炉散有一定毒性，要叮嘱小儿切不可误食导致中毒。

3. 苡仁重用消疣目

方名：平疣汤。

组成：生薏苡仁100g，地肤子50g，地骨皮30g，牡丹皮30g，生地黄30g，紫草15g，赤芍30g，土茯苓50g，板蓝根30g。

用法：上药水煎，待温。疣生手足者，将患肢置药水中浸泡，1日2次，每次10～15分钟。泛发全身者，可加大剂量，进行浸浴。

功用：凉血活血，清热解毒。

主治：疣目（扁平疣、寻常疣、丝状疣）。

例　陈某，男，3岁。因手足部位出现"瘊子"数个，并见增多就诊。诊见右手背、手指边有绿豆、芝麻大小疣目数个，质地坚硬，疣面粗糙不平，右胁及下肢又见细小如刺样尖疣20多个，突出皮面约0.5cm，质地软，用指尖拨动，疣体可以下垂，无痛痒，肤色如常，惟干燥欠润，形体偏瘦。予上方7剂，每日1剂，水煎2次，每次约5000mL，俟水温降至适度时，置于水中浸患处，1日2次，连用7天，浴后疣目全部脱落，皮肤光洁无痕。

按　疣目之毒发于肌肤，肌肤为肺脾所主。《外科启玄》谓本病因风邪搏于肌肤，或因肝虚血燥所致。风为阳邪，如久伏不解，必伤阴耗血，不荣肌肤，致令皮损部位突出而形成疣目。薏苡仁，味甘、淡，性微寒，入脾、肺、肾经，《神农本草经》将其列为上品，"主筋急，拘挛不可屈伸，风湿痹，下气，久服轻身益气"。薏苡仁善抗疣毒，并直入肺、脾二经以消灭之，内服常用于胃肠道息肉性疾病[3]，如疣目较小，亦可将其研粉每日涂擦患处，并配合煮粥内服，旬日疣目可脱落。现代研究表明薏苡仁有抗病毒作用，这可能是其消疣作用的机理所在[4]。方中地肤子善去风热表邪；地骨皮、牡丹皮、生地黄、紫草、赤芍凉血活血；土茯苓、生薏苡仁、板蓝根清热解毒。孙老经多年的临床验证，认为以薏苡仁为主药治疗各种疣有独特疗效，无论辨证为何证均可用之，内服加外用均收效甚佳。

时乐　高军　王其兵/文

参考文献：

［1］孙浩. 医学存心录［M］. 北京：中医古籍出版社，2003.

［2］孙浩. 婴儿湿疹应用何法治疗为好？［J］. 中医杂志，2005，46（5）：394.

［3］时乐，李小飞，单兆伟. 单兆伟教授应用薏苡仁经验［J］. 中国中医急症，2014，23（11）：2039-2040.

［4］孙浩. 薏苡仁去疣有效［J］. 中医杂志，2006，47（8）：575.

升炉散治疗湿疹 125 例

近几年来，余运用自拟升炉散外治湿疹 125 例，取得了较好的效果，现小结如下。

1．临床资料

本组病例属急性湿疹 92 例，亚急性湿疹 21 例，慢性湿疹 12 例。其中婴儿 53 例，幼儿 29 例，儿童 31 例，成人 12 例。

2．药物组成及用法

组成：黄升（即铅丹）3g，炉甘石 15g，枯矾 6g，冰片 1.5g，苦参 9g，共为细末，备用。

用法：先用野菊花、车前草（干品，鲜品均可）适量，煎水洗净疮面，然后用消毒药棉蘸散扑于疹上。如疮面干燥，可用麻油调散成稀糊状，用干净毛笔蘸涂，每日 1～2 次。

3．治疗结果

痊愈（痒止，皮疹消退，皮肤光滑，随访半年以上未复发者）120 例

（急性 92 例，亚急性 20 例，慢性 8 例）；有效（痒减轻，渗出减少，皮损部分消退或愈后短期内复发者）3 例（亚急性 1 例，慢性 2 例）；无效（用药 10 天，症状及皮损无明显改善者）2 例（均为慢性损害）。

4．附注

散中黄升，功能"解热拔毒，长肉去瘀"（《本草纲目》），善治"风癣疥癞血风等疮"（《疡科选粹》）；炉甘石，功能收湿敛疮，善治溃疡不敛、皮肤湿疮、阴汗湿痒（《仁斋直指》）；枯矾（即白矾经火煅至枯干者），功能燥湿收水，对疮面糜烂、渗水、瘙痒者，最为有效；冰片，功能散热消肿、止痒止痛，凡外治风疮、湿疮、痈肿，均不可缺；苦参，功能清热燥湿，长于治疗"疥癞、脓窠疮毒，皮肤瘙痒，血风癣疮"（《滇南本草》）。诸药合用，共奏除热解毒、收水止痒之功。对于因风湿热毒浸淫肌肤所致之湿疹较为对症。惟慢性湿疹之风胜血燥者，疗效较差。

婴儿肌肤薄嫩，方中黄升、冰片、枯矾用量不宜过多，在使用时，以消毒药棉蘸散轻轻扑于疹上即可。麻油调散用毛笔涂时，亦宜薄不宜厚，以免有伤皮肤。

孙　浩／文

运用桂枝二麻黄一汤治愈顽固性荨麻疹

近年来，余运用仲景的桂枝二麻黄一汤治愈顽固性荨麻疹 6 例，现总结如下：

1．临床资料

本组患者男性 4 例，女性 2 例；年龄 15～55 岁；病程 6 个月～5 年。6 例患者均常年恶风，瘾疹此起彼伏，终日不退，如蚊虫叮咬之皮疹，发作较甚时皮疹融合成片，边缘稍红，苔脉无异常。6 例患者均曾服用疏风活血剂及扑尔敏、激素类药物，无明显疗效。

2．治疗方法

6 例患者均予桂枝二麻黄一汤（桂枝、白芍、麻黄、杏仁、甘草、生姜、大枣），每日 1 剂，3 剂为 1 个疗程。治疗期间停服其他药物。

3．治疗结果

6 例患者均在服药 2 剂后皮疹消退。治疗 1 个疗程后，随访半年未复发者 3 例；治疗 2 个疗程治疗后，随访 1 年半未复发者 2 例；治疗 4 个疗程后，随访 2 年未复发者 1 例。

4．典型病例

戴某，女，15 岁。5 年前患荨麻疹，病因不明，经多种方法治疗未能痊愈，长期服用扑尔敏（每次 4mg，1 日 2 次）控制症状，但皮疹仍不能完全消退，且每隔一段时间就有一次原因不明的较重发作。诊见四肢、颈额及胸腹部散在疹块，大小不等，有搔痕，部分皮疹颜色稍红，伴畏风，眼睑轻度浮肿，神疲倦怠，苔薄白，脉浮缓。证属风寒入腠，久稽不解，内舍于络，与气血搏结而形疹于外，缠绵难愈，治宜宣发深伏之风邪。方拟桂枝二麻黄一汤：桂枝 12g，白芍、杏仁、炙甘草各 9g，水炙麻黄 6g，大枣 5 枚，生姜 2 片。服药 2 剂后皮疹消退，停药后随访 2 年未复发。

5．小结

荨麻疹多因风寒客于肌肤，与气血相搏而成。如风寒久稽不解，深入血络，而致营卫不和，瘾疹反复出没不收，则形成顽固性荨麻疹。此种瘾疹非一般疏风药所能奏效，仲景的桂枝二麻黄一汤，取桂枝汤二分以疏风散寒、通达经络、祛邪达表；二汤（2∶1）合用可加强深入血脉透邪外出的作用，故能治疗顽固性荨麻疹。临床使用本方时，不必拘泥于药物的用量，只需掌握主药桂重麻轻即可。本文所治 6 例顽固性荨麻疹，均未见明显的虚象、热象，对表现为风热、血虚、气虚证者则不宜使用。

孙 浩／文

桂枝二麻黄一汤的异病通用

《伤寒论》桂枝二麻黄一汤系由桂枝汤二分，麻黄汤一分相合而成。本方以桂、麻为主，具有疏风散寒、调和营卫、宣肺利水、温阳化气等作用，凡病机属于寒凝气滞，血脉凝泣，发为脾厥；饮邪内聚，肺失宣肃，发为肿喘；湿气浸淫，筋骨不利，发为痹证者，与本方药理相合，均可通用，非独治太阳病也。兹将余运用本方的粗浅体会简述如下。

1. 入络活血，散凝回厥

血痹好发于冬季，肌体裸露部位——颧、唇、手指经寒风刺激后，即见苍白、紫绀、麻痛，乃至全身畏寒，下肢清冷，保暖后可暂获缓解。《素问·五脏生成篇》谓："卧出而风吹之，血凝于肤者为痹，凝于脉者为泣，凝于足者为厥，此三者血行而不得反其空，故为痹厥也"。本方中桂枝"能和营卫，暖肌肉，活血脉，俾风寒自解，麻痹自开"。麻黄有解表散瘀作用，"以其能透出皮肤毛孔之外，又能深入积痰凝血之中"（《医学衷中参西录》），故对本症有较好的疗效。

例　洪某，男，36岁。1964年冬患雷诺氏症，服药无效，惟取暖后可自行缓解。1965年春始愈，同年12月中旬又发。证见体型虚胖，神情委顿，巅部脱发较多，两手不温，抚其手心湿润有汗，肤色苍白，颧唇、爪甲均见紫绀，舌淡、苔白厚，脉沉涩。证属风寒入络，阳虚不运，血凝于肤所致，此为痹厥；治以温经散寒，活血通络。

处方　桂枝12g，赤芍、炙甘草、熟附块、全当归各9g，鸡血藤12g，水炙麻黄、川芎各6g，干姜4.5g，大枣5枚。服6剂，四末转温，见风后，颧、唇、手指肤色微微发白而无青紫，麻痛感完全消失，舌苔白厚转为白薄，脉沉迟。原方加山萸肉12g，干地黄10g，以5剂之量，共研细末，大枣煎汤泛丸，如梧桐子大，每次服9g，1日2次，开水送下。嗣后一切如常，已随访20年未见复发。

按　本例运用桂枝二麻黄一汤去杏仁、生姜，再易白芍为赤芍，取其有行血之功。伍归、芎、鸡血藤活血和血，加熟附、干姜温经散寒。待寒邪祛除，予以山萸肉、地黄补肾固本，是令阳旺血和，阴寒难以再犯。

2. 通经利腑，行水消肿

水肿初起，良由"外邪与内湿互结，太阳经腑并病，营卫不利，导致气化和水液运行失常"（《蒲辅周医疗经验》）。本方桂麻合用，有通经利腑，行水消肿之效。张锡纯认为桂枝"其宣通之力，又能导引三焦，下通膀胱以利小便"，并认为《金匮要略》用越婢汤治疗风水，"其方以麻黄为主，取其能祛风兼利小便也"（《医学衷中参西录》）。对于水肿因于外邪与内湿互结，三焦气化失常，水邪泛溢于肌肤者，运用本方适当加入利水药，其效可相得益彰。

例 毛某，女，48岁。外出淋雨，初起寒战发热，疑为疟疾，覆被而卧，汗出，寒热减轻。3日后忽见面目、四肢浮肿，尿少。检查体温37.8℃，血压120/80mmHg。面色㿠白，畏寒，无汗，咳嗽，呼吸稍促，舌淡胖，苔白腻，脉沉濡。尿常规：尿蛋白（＋＋），红细胞（＋），颗粒管型0～2。证属风水，治以温阳化气，宣肺行水。

处方 桂枝、茯苓、焦薏苡仁各12g，白芍、杏仁、炒苍术各9g，甘草3g，水炙麻黄6g，生姜2片，小红枣5枚。药后汗出寒热尽解，小溲较长。服完6剂，水肿全消，尿检仅见尿蛋白微量。改予参苓白术丸（上午服9g）、金匮肾气丸（下午服9g）。1周后尿蛋白转阴。

按 本例运用桂枝二麻黄一汤非唯解表，亦借助桂麻之力通阳行水。加入茯苓、苍术、薏苡仁，以健脾燥湿兼治其本，标证一解，专力固本，则水受制而不复为患。

3. 宣肺利气，化饮平喘

哮喘属于寒证者，多因外感风寒与内蓄痰饮相互搏结，肺失宣肃其气上逆所致。其标在肺，其本在脾。在论治上应急则治肺，缓则治脾。本方有宣肺利气，温阳化饮的作用。《金匮要略》指出："病痰饮者，当以温药和之"揣度本方对哮喘之有表寒证者，较苓桂术甘汤尤为合拍也。

例 刘某，女，58岁。平素嗜烟，常咳嗽多痰。近3日因感受风寒，畏寒发热，体温38.5℃，全身如浸冷水中，虽重被、暖壶不温，呼吸促，不能平卧，两肺满布哮鸣音。面色㿠白，唇色微绀，爪甲轻度青紫。咳嗽痰鸣，喉中作水鸡声。咯吐白沫及清稀痰涎，量多，一昼夜约500mL，舌苔白厚，喜热饮，但所饮不多，脉象浮紧。证属外邪引动伏饮，肺失宣肃，气道不利；治以宣肺利气，温阳化饮。

处方 桂枝、茯苓各12g，水炙麻黄6g，煨白芍、杏仁、制半夏各9g，薄橘红、甘草各4.5g，红枣3枚，淡干姜3g。服4剂，恶寒已罢，体温正常，喘平，咳嗽不甚。改予六君子汤加姜枣，连服10日后体质较健，咳痰遂日益稀疏。

按 本例运用桂枝二麻黄一汤，一则宣肺利气，一则温阳化饮。方中易生姜为干姜，伍以苓、夏、橘红均为化饮、蠲饮而设。饮生于脾，而贮于肺，此方又有温肺暖脾作用，虽治标，其实兼有治本作用。曾以此方小其制治疗小儿哮喘性支气管炎多例，病机相同，均能应手而愈。

4. 疏风散寒，宣痹解痛

风寒湿痹因风寒湿三气之侧重而可分行、着、痛三痹，但治法"总以补助真元，宣通脉络，使气血流畅，则痹自已"（《类证治裁》）。方中桂枝横行手臂，善治痛风，得麻黄之助，其温经散寒之力尤强，伍以芍药（可易白芍为赤芍）、甘草和血缓痛，故治本症正相适应。若加入活血、利湿之品，疏风胜湿之效更宏。

例 周某，男，45岁。从事水产业务多年，几经风雨寒暑，因体虚不胜，乃积渐成痹。四肢关节游走酸痛，局部喜温畏寒，阴雨尤甚。舌苔白腻，脉象濡缓。检查血沉57mm/h，抗"O"（抗链球菌溶血素"O"，简称抗"O"或ASO）550IU/mL。证属风寒湿痹；治以疏风散寒，宣痹解痛。

处方 桂枝12g，水炙麻黄、甘草各6g，赤芍、炒苍术、茯苓、焦薏苡仁、全当归、川牛膝、宣木瓜各9g，生姜三片，大枣5枚。3剂后四肢骨节酸痛已愈，改予独活寄生丸、人参养荣丸，早晚各服9g，连服1月。半月后复查，血沉3mm/h，抗"O"500IU/mL。

按 桂枝二麻黄一汤去杏仁，伍苍术、茯苓、薏苡仁，有通阳祛湿之效；易白芍为赤芍，配归、芎活血祛风；加川牛膝利湿，引药下行；佐木瓜舒筋活络。全方可横行手臂，下趋膝胫，环贯经络，俾风寒湿三气尽泄无遗，使气血流畅，筋骨舒利而痹证自解。

孙浩/文

《章次公医案》"儿科惊厥五案" 读后感

　　章次公先生（1903—1959 年，生前任国家卫生部中医顾问）业精轩歧，学贯中西，是现代杏林的一位大医，受到医界同仁的尊重和景仰。自朱良春教授率门人搜集整理先生的医案、医论问世以来，其学术思想和临床经验对中医药学术研究产生了重要的影响。2003 年 4 月是先生 100 周年诞辰，怀着缅怀先生之情，重读《章次公医案》，倍受启迪，兹将学习"儿科惊厥五案"的浅识，述之如下，以作纪念。

　　惊有急慢，辨证分明。惊为儿科四大重症（麻、痘、惊、疳）之一，言其重者，以示治疗之不易也。案中所列五例，诊为急惊三例、慢惊两例。顾案："病甫三日，壮热口噤，角弓反张……"。孟案："浴后，旋有热，因热之高，而合目有惊惕状"。以上二案均受外感时邪，发病暴急，"壮热""因热之高"，燔动肝风，而发生惊厥。吴案："骤然而厥者……"，亦示暴发，"考其既往症及得病之由，病者是食厥……"，因中焦食积不运，其气上逆，蒙蔽清窍而厥。以上三案皆诊为急惊。陈案："头向后倾，右腿屈伸不利，两手时时抽搐，瞳孔反应消失。西医诊为结核性脑膜炎，注射链霉素五十瓶无效"，病程较长，又无高热。唐案："受惊，入寐惊惕，因汗多而小溲少，手足不温"。病因受惊而起，入寐始惊，非急惊状，手足不温示无热，故二案均诊为慢惊。以上五案对惊之分类极为明确，概言之，凡起病暴急，惊因高热而发，属阳属实者为急惊风。如病久脏衰无热，属阴属虚者为慢惊风。前者示人以急，非从速定惊不可；后者示人以缓，中虚体弱，欲速而不可达。如是者，始能胸有成竹，对"症"下药，庶免寒寒热热、虚虚实实之误。

　　寒热补泻，运筹在握。如前所述，在急惊三案中，因外感时邪而致者有二。其一（顾案），辨证之明在于"舌尖红绛"，已示温热之邪入营（血）窜肝，属热证、实证，方用犀角地黄汤清营凉血，地龙、钩藤勾、明天麻、蝎尾入肝熄风定惊。方中复加蚤休 5g、当归龙荟丸 5g，是其出奇制胜之处。

蚤休善治外科痈疽肿毒，临床用治惊风者甚少。《神农本草经》《日华子本草》《本草纲目》《本草正义》等书，均谓其入肝，为足厥阴之药，"主惊痫""治胎风搐手足"。现代药物实验研究认为本品有抗多种致病菌及流感病毒的作用[1]，用于外感时邪高热抽风之证，最为恰当。当归龙荟丸是朱丹溪所立之泻火方，善治肝胆实火而致的惊悸、抽搐、谵语发狂。今用治小儿实热之惊，苟非审证明确，遣方果敢者，几不可为。其二（孟案），病初起，邪已入气动风，但与顾案相比，病热较轻，故方取菊花、连翘、七叶一枝花（即蚤休）、淡黄芩，清透泄热；双勾丁、大地龙，熄风止痉；加地枯萝（即地骷髅，有利水消痰作用）、白薇，利水而不伤阴。其三（吴案），为食厥，不用消食导滞药，而用葛根芩连汤清肠泄热；四逆散调和肝脾；蚤休、大地龙、钩藤，熄风解痉。可见此为食厥中之热者，非独伤食，亦与肠道感染有关，案中"大便溏不爽"五字，已概乎其中。

慢惊两案，均属虚寒证，取温法治疗。陈案，西医诊断为结核性脑膜炎，病程已长，土虚木旺生风，运用附子理中汤（去炮姜）温中，加僵蚕、蝎尾、明天麻、远志止搐，此为扶土抑木之法，缓惊缓治，是其宜也。唐案，入寐惊惕，汗多，手足不温，缘于胎禀不足，素体阳虚，染病后虚寒之象毕露，方用淡附片、细辛、淡干姜、肉豆蔻，加云苓、白术、炙甘草、山萸肉等温养脾肾，合磁石、煅牡蛎，重以镇怯。牡蛎与浮小麦为伍，又能入心敛汗。牡蛎含多种钙质，对因缺钙而致之婴儿手足搐搦症（亦属慢惊范畴），亦有较好的疗效。两方标本兼顾，配伍精当，乃千古不易之方！

综观五案，先生根据小儿生理（心肝之气有余，脾肾之气不足）病理（寒热虚实易于转化）特点，在辨明小儿惊厥寒热虚实的基础上，稳准投入温凉补泻之剂，以杜寒热虚实的转化，并始终把握小儿"肝常有余"这一特点，认定惊风的病机在肝，无论急惊慢惊、用寒用热，而平肝熄风药方方不缺，诚治惊之大要也。

孙浩／文

参考文献：

[1] 何明生，李秀. 重楼药理作用的研究进展 [J]. 世界中医药，2012，7（6）：580.

孙浩从脾论治肾病综合征的经验

中医传统认为，肾病综合征其本在肾，当从肾而治。孙老临床诊治该病时认为，虽其本在肾，但其枢在脾，当从脾论治。现将孙老治疗肾病综合征的经验整理介绍如下。

1. 病因病机

肾病综合征无特定对应中医病名，其最常出现的症状是浮肿和蛋白尿。蛋白尿在中医典籍亦无相应记载，而现代医学认为蛋白质是构成人体和维持生命活动的基本物质，与中医中的"清气""精微"的概念相类似。《素问·经脉别论》云："饮入于胃，游溢精气，上输于脾，脾气散精，上归于肺，通调水道，下输膀胱"，表明精微物质的吸收输布虽然与肺肾有关，但是枢纽在于脾，脾主统摄升清，若脾气不充，固摄无权则脾气下陷，精气下泄，精微下流难摄则产生蛋白尿。《素问·至真要大论》曰："诸湿肿满，皆属于脾"，脾气亏虚，运化无力，气不化水，以致水邪泛滥，则见浮肿。基于以上理论，孙老认为：脾气亏虚贯穿于肾病综合征发病始终，脾不摄精、清气下陷和脾失运化、水湿不化是肾病综合征产生蛋白尿、浮肿的直接机理，故孙老治疗肾病综合征都从脾论治。

2. 辨证治疗

《丹溪心法·水肿》认为"水肿因脾虚不能制水，水渍妄行，当以参、术补脾，使脾气得实，则自健运，自能升降运动其枢机，则水自行"，因此孙老临床上常以参苓白术散为基本方治疗本病。药用生黄芪、太子参、茯苓、炒白术、薏苡仁、怀山药、炒扁豆、莲肉、芡实、陈皮、升麻、炙甘草。方中黄芪的用量是关键，黄芪补气健脾、利尿消肿。现代药理研究示，黄芪能促进机体代谢，抗疲劳，促进血清和肝脏蛋白质的更新，有明显的利尿作用，能消除实验性肾炎蛋白尿，能增强和调节机体免疫功能[1]。孙老的经验是根据患者的尿蛋白定性检测结果来决定黄芪的用量，尿蛋白（＋）则黄芪用量为20g。当患者有明显浮肿时，应以祛除水湿之邪为急，但患者多伴正气亏虚，不耐大攻大伐，如选用甘遂、芫花等峻猛逐水之品，会损伤正气，使脾气益虚，反而变生他证。孙老常选用淡渗利水消肿的药物，如猪苓、泽泻、车前子等，再配合使用参、芪等健脾益气药物，以达标本同治之功。当水邪消退时，当以健脾益气、升提固摄为先，脾气充足，则固摄有权，则精微物质得以运行，则不下泄，蛋白尿则可自除。脾气健运，气行则水行，则水湿无停留之地，不逐水则水自祛，以达根治水肿、尿蛋白之功。

3. 典型病例

例 康某，女，37 岁。患者在某医院诊断为肾病综合征，一直口服泼尼松 30mg，每日 1 次，早晨顿服，雷公藤多甙片 20mg，每日 3 次，效果欠佳。下肢时有浮肿，多次小便检查示：尿蛋白（＋）～（＋＋）。近 1 月来自觉下肢浮肿加重，小便检查示：尿蛋白（＋＋＋），24h 尿蛋白测定：3660mg/24h。生化检查示：白蛋白：31g/L，总胆固醇：7.36mmol/L。某院要求泼尼松加量至 60mg 口服，然患者已出现激素副作用，不愿再加量，遂至孙老处求诊。诊见下肢重度水肿，满月脸，全身乏力，心情烦躁，纳差，夜寐不安，小便量偏少，舌胖有齿印，苔少，脉沉细而弱。辨为水肿（阴水）；证属脾肾两虚，水湿不化；治以补脾温肾，佐以利水消肿，以参苓白术散合肾气丸化裁。

处方 生黄芪 60g，太子参 15g，茯苓皮 12g，炒白术 10g，生薏苡仁 15g，怀山药 12g，泽泻 10g，桂枝 10g，制附子（先煎）12g，车前子（包）12g，猪苓 10g，甘草梢 6g。共 14 剂，水煎服，每日 1 剂，分 2 次口服。

二诊 下肢浮肿减轻，身体乏力好转，饮食渐增，夜寐尚安，小便量明显增多，大便正常，舌胖苔白，脉沉细。

处方 生黄芪 60g，太子参 15g，茯苓皮 12g，炒白术 10g，生薏苡仁 15g，怀山药 12g，泽泻 10g，仙茅 10g，仙灵脾 12g，猪苓 10g，车前子（包）12g，甘草梢 6g。继服 14 剂，服法如前，嘱其停用雷公藤多甙片。

三诊 患者下肢中度浮肿，身稍乏力，纳可，寐安，二便正常。舌淡，苔白，脉细。查尿蛋白（＋＋），24h 尿蛋白测定：1560mg/24h。证属脾气亏虚，治以补脾益气。

处方 生黄芪 40g，太子参 15g，茯苓皮 12g，炒白术 10g，生薏苡仁 15g，怀山药 12g，炒扁豆 10g，猪苓 10g，车前子（包）12g，赤小豆 12g，泽泻 10g，甘草梢 6g。继服 14 剂，服法如前，嘱其泼尼松逐渐减量。

孙老以上方为基础，稍事出入调治患者 3 月余，患者下肢未再出现水肿，多次复查尿蛋白（－）～（＋），停服泼尼松。后用基本方制水丸，如豌豆大，每次 10 粒，每日 3 次，长期服用，服用半年后，患者满月脸消退，查尿蛋白（－），24h 尿蛋白测定：120mg/24h。生化检查示：白蛋白：36g/L、总胆固醇：5.3mmol/L。随访 1 年多患者未再出现下肢浮肿。

按 本例患者肾病综合征诊断明确。首次来就诊时以下肢重度浮肿、全身乏力为主要表现，舌胖有齿印，苔少为脾气亏虚之征象。孙老认为水肿迁延不愈，屡经反复，重阴覆阳，火不得内生，肾阳虚衰，阳不化气，气不化水，致使浮肿更甚。患者脾肾两虚，故脉沉而弱，法当脾肾两治。方中以黄芪为君药，补气健脾、利水消肿；黄芪、太子参、白术、山药相合益气补脾之功著；黄芪、茯苓皮、猪苓、生薏苡仁、泽泻、车前子、甘草梢为伍利水渗湿之效彰；附子、桂枝温肾助阳、化气行水，诸药合用共奏补脾温肾之功，运化水渗之效。二诊虑防桂、附辛热，恐伤脾肾之阴，孙老以仙茅、仙灵脾易桂、附，继以补脾温肾。三诊患者浮肿好转，肾阳已平，脾气亏虚仍为该病之本，遂以补脾益气为治法。后患者复诊皆宗补脾益气，升提固摄法治疗。

4．小结

从脾论治肾病综合征充分体现了孙老治病求本的思想，依法治之，患者临床症状及理化指标均恢复正常，疗效显著。本病病期较长，治疗期亦较长，方药剂型以丸、散为好，服用方便。用药平和，补而不滞，利而不峻，久服无不良反应。再则益气健脾法可以培养后天之本，以防复发，正如仲景所言："四季脾旺不受邪"。

王其兵 高军／文

载于《实用中医药》2016 年 09 期

参考文献：

[1] 高学敏．中药学 [M]．北京：中国中医出版社，2007．

芦荟外用止血 201 例疗效观察

芦荟性味苦寒，入肝、胃、大肠经，内服有清热凉肝、泻下杀虫的作用。近几年来，余运用本品外治各种出血，取得了较好的效果，现报告如下。

1. 临床资料

本组 201 例中，男 144 例，女 57 例；2～10 岁 90 例，30～60 岁 109 例，69～72 岁 2 例。按出血原因分拔牙 30 例，鼻衄 86 例，血友病因外伤、口腔溃疡出血不止 5 例，血小板减少性齿衄 17 例，一般性软组织外伤 36 例，直肠小溃疡 1 例，直肠镜活检轧破肠壁小动脉血管 1 例，白血病患者口角溃疡 1 例，肛裂 6 例，痔疮 13 例，下肢溃疡 5 例。

2. 用法用量

（1）芦荟粉适量，用消毒药棉或油纱布条蘸本粉填堵或压迫出血处（此法适用于外伤、小动脉血管破裂出血，量多较涌者）。

（2）芦荟粉 5～10g，撒敷出血处（此法适用于局部少量出血，其势较缓者）。

（3）芦荟粉 3～6g，加温开水 10～20mL 搅化（水呈褐色，其中有不能溶解之黑色胶状物可去之），用塑料滴瓶吸入，令患者仰面，每次滴入出血鼻腔内 1～2 滴，1 日 3～5 次（此法适用于鼻衄，间断出血，其量较少者）。

3. 疗效

运用滴鼻法 45 例，其中 1 天血止者 37 例，2 天血止者 8 例。连续运用本法 2 周、半年至 2 年以上未出血者 43 例，停用本法 7～10 天又出血者（血小板减少症）2 例。

运用撒敷法 42 例，运用本粉填塞或加压法 114 例，均 1 次止血。

4. 病例介绍

例 1 周某，女，64 岁。形体丰腴，高血压病，常服降压药。经某医院眼科检查：眼底动脉硬化。近两年来，两鼻窍经常出血，要求中药止血。诊见两鼻腔干燥，鼻道内附着血痂。予芦荟粉 6g，嘱取 3g，溶于 10mL 温开水中，吸入塑料滴瓶中，每次滴入出血鼻腔内 1～2 滴，1 日 3～5 次。用药当日血止，连续滴鼻 2 周，随访 2 年以上未再出血。

例 2 周某，女，10 岁，患原发性血小板减少症 3 年余，两下肢常见出血性紫癜。本次因鼻衄不止来诊。诊见面色无华，唇、指皆白，下肢散见葡萄状紫癜，左鼻腔出血自用药棉填塞仍不能控制。取芦荟粉 1g，去原堵塞物，用消毒药棉饱蘸此粉塞入出血鼻腔，须臾血止。

例 3 吴某。男，38 岁，有血吸虫病史，在某医院做直肠镜检查取肠黏膜组织时，轧破肠壁小动脉血管。致出血不止 1 天多而入院治疗。入院检查：重度失血貌，精神萎弱。红细胞 0.8×10^{12}/L，血红蛋白 25g/L，血压 70/40mmHg。当时因出血多，肠腔模糊，用直肠镜内窥无法找到出血点，立即取消毒药棉饱蘸芦荟粉填入直肠（深达 8cm）出血立止。同时给予输血、输液，扩充血容量，经观察 1 周未见出血，失血纠正后出院。

4．讨论

芦荟外用疗疾，最早见于唐·刘禹锡《传信方》："芦荟、甘草研末，敷癣甚效"。明代《证治准绳·外科》、清代《医宗金鉴·外科心法》中亦有用本品外治口疮、脑疖、鼻痒等症的记载，惟运用本品外治创伤、炎症出血，古今方书均未述及。《本草纲目》谓本品质黏"似黑饧"，敷之与血溶化如胶，能粘合破裂血管，封闭出血创面，故能止血。本品为治疗急症血证之要药，值得推广运用。

孙 浩／文

二子散敷脐治疗小儿汗证（多汗）63 例报告

余近几年来运用先父所传"二子散"敷脐治疗小儿自汗、盗汗、多汗共计 63 例并取得了较好的效果，现报告如下。

1. 临床资料

63 例中，男 42 例，女 21 例；6 个月～1 周岁 23 例，1 周岁以上～2 周岁 30 例，2 周岁以上～3 周岁 10 例；出汗 1 个月左右 15 例，2 个月左右 28 例，3 个月以上 20 例。对照《中医内外妇儿科病证诊断疗效标准》，其中自汗 51 例、盗汗 2 例、多汗 10 例。

2. 药物组成和用法

五倍子、五味子各 15g，共研细末备用。每晚于睡前取 1 份（10g），加温开水调拌，捏成圆形药饼如银元大，紧贴脐窝，上覆洁净塑料布一块（较药饼稍大），外用纱布绷带裹腹（如螺旋式从上腹裹至下腹，使之相互牵扯，以免药饼滑脱）。翌日清晨俟儿起身时去绷带及药饼，当晚再如法。连敷 3 次为 1 疗程。

3. 疗效评定与统计

痊愈：运用本法 1～2 个疗程（即 3～6 次）汗止，经随访 3 个月至半年以上未汗者 43 例（68.5%）。

有效：运用本法 1～2 个疗程汗止，再 1～2 月内又汗者 16 例（25%）。

无效：运用本法 1～2 个疗程汗止，停敷后 3～5 天汗出渐多，再用本法 1～2 个疗程，停敷后短期又出汗者 4 例（6.5%）。

4. 病例介绍

例 蒋某，女 1.5 岁。生后母乳不足，营养欠佳，形体偏瘦。半年来，月月感冒，感则留连不解，汗出偏多，动时尤甚，舌淡、苔薄白，指纹暗淡。此气虚自汗之证也。予"二子散"敷脐，敛肺止汗。翌日汗出即少，连敷 3 次，汗全止。经随访半月以上未见复发。

5. 讨论

小儿肌肤常表现柔软湿润，身有微汗称"养身汗"，故小儿又名曰"汗团子"。本散所治之汗，系指自汗、盗汗与多汗。多汗指小儿寐时出汗，汗出如珠，沾湿衣衫，以头面、颈项、胸背为多，临床无明显气（阳）虚、阴虚证象，与盗汗、自汗不同，与养身汗亦异。

散中五倍子味酸、咸，性寒，入肺、肾、大肠经。《本草纲目》对其作用作了全面概括："其味酸寒，能敛肺止血，化痰止咳收汗；其气寒，能散热毒疮肿；其性收，能除泄痢湿烂"。五味子味酸性温，入肺、肾经，功能

"滋肾经不足之水，强阴涩精，除热解渴，收肺气耗散之金，疗咳定喘，敛汗固肠"（《医宗必读·本草征要》）。二药均入肺、肾二经，其味皆酸，《伤寒论注》云："肺欲收，急食酸以收之，以酸补之"故用于肺虚出汗极为有效。用五倍子止汗，见于《本草求真》，该书谓："常出自汗，睡中出为盗汗，用五倍子研末，津调填脐中，缚定，一夜即止也。"今二药合用，是先父受朱丹溪"黄昏嗽方"（即五倍子、五味子二药合成，功擅收肺保肾）之启发，认为二药合用有金水相生、母子同补之义，其功效倍于单味药。药性寒温相济，其性和平，无刺激、过敏反应。

脐窝为神阙穴所在，属任脉，可纵横连贯人生十四经脉，上达心肺，下交肝肾，使入肺肾二经之药性随其经气径入病所，故疗效甚捷。

孙浩／文

恬静汤（散）治疗儿童多动症 53 例

近年来，余运用恬静汤（散）治疗儿童多动症 53 例并取得了较好的效果，现整理报告如下。

1．临床资料

53 例中，男 48 例，女 5 例；6～7 岁 29 例，8～9 岁 16 例，10 岁以上 8 例；大多是城镇儿童。他们均经专科检查，排除精神分裂症、多动秽语综合征和风湿性舞蹈病。

2．方药组成及服法

组成：熟地黄 10～15g，山萸肉 10～15g，五味子 3～5g，甘枸杞 10g，生白芍 10～15g，茯神 10～15g，炙远志 5～10g，生龙骨（先煎）20～30g，生牡蛎（先煎）20～30g，炙甘草 5g，淮小麦 50～100g（煎汤代水），红枣 3～5 枚。

服法：上方为 1 日量，每剂煎 2 次，上、下午各服 1 次，连服 10 天。继以本方 10 倍剂量为散，每次 10g，1 日 2 次，加糖少许，开水和服，可连续服用 3 个月，无效停药。

3. 疗效统计

痊愈：服药 1 个多月，多动即明显控制，2 个月后，上课时能安心听讲，较少激动和不安，学习成绩有所上升。再服药 1 个月，停药观察 4～6 个月，仍较稳定。痊愈者 39 例占 33.5%。

好转：服药 3 个月，多动明显减少，上课时尚能集中注意力听讲，不时有小动作。性情急躁，易发脾气，但在家长或老师说服下，能及时收敛，学习成绩略有上升者 10 例占 18.8%（此 10 例经家长要求，尚在断续用药）。

无效：连续服用本方 3 个月，多动易激无明显改变，学习成绩较差。无效者 4 例占 7.7%。

4. 病例介绍

例 张某，男，11 岁。孕期儿母有植物神经功能紊乱症。生后奶水不足，人工喂养，婴儿期即表现易激惹，常啼闹少寐；幼儿期见频繁动作，任意毁坏玩具；学龄期在课堂上不能集中注意力听讲，常以多种动作扰乱课堂秩序，学习成绩差。检查：营养发育中等，肌肉不丰，二目有神，呈兴奋状态。诊脉时坐立不安，诊后在室内外来回奔跑，手足心热，寐少易醒，纳食不馨，喜进冷饮，大便干，数日一解，唇舌皆红，舌中根部被薄白苔，脉细数。此为儿在母腹中，因母病及儿，神（心）志（肾）失藏，生后又土不荣木，乃至心、木之气有余，神离少寐，多动善躁。治当滋肾柔肝，养心益脾；方用恬静汤 1 日 1 剂，煎 2 服，连服 10 天。

二诊 药服 10 剂后，多动明显减少，夜寐较安，继以本方加 10 倍剂量为散，10g，1 日 2 次，开水加糖少许调服。连服 2 月余，多动已基本控制，夜寐安静，学习成绩有所上升。

5. 讨论

儿童多动症以"性躁""多动"为其特征，其病因病理与肝有直接关系。"肝者，将军之官"，其性刚直不阿，肝属风木之脏，其变多动不止。肝与肾有"乙癸同源"之义，肝之条达宣畅，必赖肾水以濡之，小儿"肾常不足"肝失所养，故多肝气乖张之症。方用熟地、山萸肉、五味子滋肾，甘枸杞、生白芍养肝。肝与心同属厥阴经，为神魂之所舍，若肝疏泄太过，必致心神失守，入茯神、远志、龙骨、牡蛎，意在宁心安神。方中甘草、小麦、大枣，为《金匮要略》"甘麦大枣汤"方，仲景用治"妇人脏躁，喜悲伤欲哭，象如神灵所作……"，取其有养心宁神，甘润缓急之用。小儿"脾常不足，肝常有余"，本方用此三药，是培其不足，制其有余。故余认为治疗儿童多动症，应以治肝为主，滋补肾阴固治肝也，然补益心脾在治肝中的重要作用亦不容忽视，二者兼施，其疗效可相得益彰。

在治疗过程中，尚须要求家长给以循循善诱，耐心教养，注意调节其情志活动，使之逐步由多动向自制转化。

孙 浩/文

乐膳散治疗小儿厌食症 35 例报告

近两年来，余根据江育仁教授"脾健不在补贵在运"的学术观点，组成以"运"为主的"乐膳散"并治疗小儿厌食症 35 例，取得了较好的效果。现报告如下。

1. 一般资料

35 例中，男 27 例，女 8 例；年龄 1 岁 3 例，2 岁 5 例，3 岁 8 例，4～6 岁 19 例；病程 3～6 月 20 例，半年以上 15 例；按其证候表现，属脾胃不和者 9 例，脾胃气虚者 8 例，脾肺气虚者 13 例，肝旺脾虚者 5 例。

2. 药物组成及用法

组成：生苍术 15g，生山楂 10g，生麦芽 10g，五谷虫 15g，橘白 10g。若肝旺脾虚者加生白芍 15g；脾肺气虚者加黄芪 10g。

用法：上药共研细末，瓶贮塞紧，置干燥处。1 岁每服 2g，2～6 岁每服 3～5g，加糖少许，开水调服。1 日 3 次，10 天为 1 疗程，可连续用 2 个疗程。

3. 治疗结果

服药 1 周，食欲渐振，食量明显增加 23 例；服药 10 天后，食欲增强，食量增加 12 例。经治后全部有效。

4．病例介绍

例　刘某，男，5 岁。形体孱弱，面色晄白少华，多汗，常感冒并发咳嗽，较少安逸。平时嗜零食，三餐纳食量少。近 3 月来，不欲进食，强食之，量亦极少，大便燥如羊屎，舌淡、苔薄白，脉细弱。证属脾肺两虚，法当健脾益肺。以基本方加黄芪 10g 同研，每次 5g，1 日 3 次（食后），加糖少许，开水调服。连服 10 天，食欲增强，食量增加，经随访半年未见感冒，儿体壮实。

5．讨论

余学习江育仁教授的经验，以运脾法为主治疗本病，确有疗效。方中苍术、山楂、麦芽、五谷虫（本省药肆现有售）运脾开胃，橘白和胃（明·李中梓谓其有补胃之功）。苍术、山楂、麦芽均生用，其所含维生素 A、维生素 D、维生素 C 和淀粉分解酶不致因炒焦、加温而影响其效用。五谷虫载自《滇南本草》，早在宋及金元时期已作药用，善治诸疳，为儿科常用药。五谷虫性寒，与苍术为伍，寒温相济，适合于小儿之体。全方作用于脾胃，消中有养，并具抗邪却病之效。若脾肺气虚者，加黄芪益肺固卫，母子同治，补中有运，无呆脾碍胃之虞；肝旺脾虚者，加白芍入肝敛肝，令肝气平，则脾气易和，今肝脾同治，其效可相得益彰。

此外，患儿在治疗中及治愈后，尚需合理安排营养，注意饮食有节，"使脾胃毋伤，则根本常固矣"（《幼科发挥》万全语）。

孙　浩／文

祛暑散热汤浴治疗小儿夏季发热 103 例

近几年来，余根据小儿夏季发热的病因病理特点，运用自拟祛暑散热汤浴治小儿夏季常见发热 103 例，取得了较好疗效。现总结报告如下。

1．一般资料

103 例中，男 83 例，女 20 例；8 个月～1 岁 68 例，1.5 岁～2 岁 35 例；

感冒 71 例，夏季热 18 例，泄泻 14 例；体温在 38～39℃63 例，39℃以上 40 例；发热 1～2 天者 62 例，3～5 天者 20 例，1 周以上者 21 例。

2. 方药组成及用法

组成：鲜藿香、香薷、薄荷、浮萍各 150g（如无鲜品、干者亦可，各用 30g），大豆卷 50g，大青叶 30g，鲜竹叶 50 片（1 次量）。

用法：上药共煎水 2000～2500mL，煎沸即可，滤去药渣，倾入盆内，俟水温降至 40℃ 左右时，脱去儿衣，置儿于水中，半仰卧，频频用手带水在儿腋下、胸、背、手足心等部位抚摩。10～15 分钟后，将儿抱起，揩干身体，隔 3 小时后再如法 1 次，以 3 次为 1 疗程。如发热不退，则另作他治。运用本法前后，均须饮银花露、荷叶露，或口服补液盐（药肆有售）、10% 葡萄糖盐水（任选 1 种），但均须加温，不宜冷服。

3. 疗效评计

运用本汤浴治 1～3 次后，汗出热退，在 1～2 周内不复热者为痊愈，有 91 例（88.3%）；3 次后出汗热退，1～2 天后又复热、但体温未超过 38℃ 者为有效，有 5 例（4.9%）；3 次后汗出而热未退，或汗出热轻、汗干热重者为无效，有 7 例（6.8%）。其中热未退及退后短期内又复热者，均因继发感染，如支气管肺炎、霉菌性口腔炎等。

4. 病例介绍

例 1 吴某，男，8 月大。发热 2 天，住本市某医院查治，经体格检查和实验室检查均无异常，诊为小儿夏季热。运用物理降温、输液和退热药治疗未效，后转至扬州某医院复查，诊断和治疗与本市某医院基本相同。1 周后，体温维持在 37～38℃，乃主动出院。出院当日下午体温升高，邀余出诊。诊时哭闹欠安，身热炙手（肛温 39.5℃），无汗，唇干口渴，舌红，苔薄白，指纹浮红，小溲清长，腹软，肝脾未扪及，心率速，呼吸粗。羌延旬余，暑热之邪闭肺而未获宣泄，必开腠发汗，祛暑泄热，始能奏效。拟本方 1 剂，煎汤浴身，浴后全身汗出热退。二浴后，身有微汗，热未复作。

例 2 张某，女，1 岁半。发热当天，曾在当地某职工医院检查，诊为"上呼吸道感染"，给予输液、消炎、退热药等治疗无效来诊。诊见形体壮实，营养佳，发热（肛温 38.5℃），无汗，面颊殷红，气息粗，唇干，咽腭充血，扁桃体（-），偶有咳嗽，无痰声，舌红苔白，脉浮数。两肺听诊呼吸音粗糙，未闻啰音，心律齐、率速，腹稍胀，肝脾未及。血常规检查无明显异常。证属暑热伤肺，玄府郁闭；法当开腠发汗，祛暑散热，予本方2剂，煎汤浴身。连浴2次后，即汗出涔涔，体温降至正常，咽颚充血亦退。

例3　王某，男，9个月。发热1天许，翌日下午腹泻，已泻七八次，泻出物如蛋花汤状，喷洒四溅，其味热臭。大便常规检查：黏液（＋＋），脂肪球（＋），红细胞0～5，白细胞（＋）。发热（肛温39℃），汗闭肤干，口渴引饮，小溲短少，腹胀肠鸣，舌红，苔黄腻，指纹清晰，色红。证属暑湿内蕴，闭肺伤中，为湿热泻，一当开腠发汗以祛暑，一当助运利湿以止泻。予本方2剂外治，另用炒麦芽15g、炒扁豆10g（鲜荷叶1张，包）煎汤，频频喂服。浴后身得润汗，热退、泻止而愈。

5．治疗体会

炎夏为暑湿交蒸之令，最易伤人。小儿为"稚阴稚阳"之体，肺虚脾弱，抗暑御湿的能力均较差，故夏多暑湿之证。夏令暑湿外感，（冒暑），但见发热无汗者，均应解表，解表即所以祛暑散湿也，若表热炽甚，汗闭肤干者，更须发汗祛暑，此即《黄帝内经》所谓："体若燔炭，汗出而散"之义。如外感并发泄泻，肺为暑郁，脾受湿困，则必须表里同治。

本方所取鲜藿香、香薷、薄荷、浮萍、豆卷，皆为当令祛暑解表药。用以轻宣肺气，开发腠理，使暑湿之邪从汗而解。其中浮萍一味，功专解表行水，李时珍谓："其性轻浮，入肺经，达皮肤，所以能发阳邪汗也"（《本草纲目》）。暑为阳邪，用之最当。大青叶、竹叶有解毒、清心、利水的功效。全方以辛散为主，温凉合用，药性平和，用于外治，其效与内服药相同。用药物外治，简便安全，"无禁制，无窒碍，无牵掣，无沾滞"之虑（《理瀹骈文》吴师机语），家长患儿均能接受。在运用本法前后，必须口服补液，以防高热伤阴，汗出脱水。

孙浩/文

小柴胡汤加减治疗儿科疾病验案 4 则

小柴胡汤出自张仲景《伤寒论》一书，是治疗伤寒邪在少阳的代表方，有和解少阳、疏理三焦、宣通内外、和畅气血之功，主治"往来寒热、默默不欲饮食、心烦喜呕""身热恶风、颈项强、胁下满手足温而渴"等症，但又有"但见一症便是，不必悉具"之说。由此可见小柴胡汤在临床上的应用相当广泛。

小柴胡汤由柴胡、黄芩、半夏、人参、大枣、生姜、炙甘草等 7 味药物组成，其中柴胡疏泄气机之郁滞，透泄和清，解少阳之邪，使少阳之邪得以疏散为君药；黄芩苦寒，善清少阳相火为臣药，柴胡升散，黄芩苦降，二药相配，一升一降而达到条畅气机，和解少阳之目的；佐以半夏化痰开郁，生姜和胃降逆。二药既助君药以调气，又解中焦之郁滞；人参、大枣、甘草益气扶正祛邪，以防邪之入里。笔者在临床运用小柴胡汤为主方治疗小儿外感发热、感染后咳嗽、感染后鼻炎等均取得了较好的效果。

1. 外感发热寒

例 范某，男，8 岁，因"恶寒发热 1 天伴头痛"就诊。查肛温：39.5℃，发热貌，流涕，咽充血，扁桃体 Ⅱ 度肿大，听心肺无异常，舌质淡，苔白厚，脉浮滑数。血常规示：白细胞 15.9×10^9/L，中性粒细胞百分比 95%。既往有哮喘病史。中医诊断为乳蛾（外感风寒湿邪，咽喉不利）；予荆芥 8g，防风 8g，羌活 8g，白芷 6g，川芎 8g，蝉衣 6g，僵蚕 8g，薄荷（后下）6g，茯苓 10g，淡竹叶 8g，甘草 3g，服 3 剂。西医予以青霉素 400 万 U + 生理盐水 100mL，头孢噻肟钠 2.5g + 5% 葡萄糖 100mL，静脉滴注，每天 1 次，连用 4 天。用药期间体温在 37.0～38.5℃，药尽后家长不愿继续输液，改为口服阿奇霉素 0.2g/次，1 天 1 次，服用 3 天，中药上方去羌活、荆芥，加藿香 8g，佩兰 10g，服 3 剂。6 日后复诊，家长述患儿仍然发热不已，口干无味，食欲不振，时有恶心，夜寐不安。查体：肛温：38.5℃，精神稍萎，面色淡白，咽及扁桃体稍红，听诊两肺呼吸音稍粗糙，未闻及明显啰音，舌质淡红，苔薄白，脉弦细。胸片：两肺未见异常。予：柴胡 10g，黄芩 8g，太子参 8g，法半夏 6g，蝉衣 6g，僵蚕 6g，茯苓 8g，桔梗 5g，生甘草 3g，大枣 3 个，常法服 2 剂。2 天后复诊，患儿母亲述服药后当晚，遍身微汗，热渐退，微咳。予：米炒太子参 12g，黄芪 10g，柴胡 5g，炙升麻 5，陈皮 6g，茯苓 8g，炒麦芽 10g，蝉衣 6g，生甘草 3g，共 5 剂，隔日 1 次。

按　本例患儿因外感风寒而发病，经辛温发汗及抗生素治疗，中伤患儿正气，加之本有哮喘，脾肺已虚，表邪未解已传入少阳半表半里，故见往来寒热、发作如疟；邪阻少阳，胆火内郁，灼伤津液则咽干而微渴，热扰心神则夜寐不安；胆气失舒，逆而犯胃则呕恶不欲食，舌质红，苔薄，脉弦，为少阳内郁火热之象。治当和解少阳为主，即原文所谓"伤寒五六日中风，往来寒热，胸胁苦满，默默不欲饮食，心烦喜呕，或胸中烦而不呕，或渴，或腹中痛，或胁下痞硬，或心中悸、小便不利，或不渴、身有微热，或咳者，小柴胡汤主之。"

2. 感染后咳嗽

例　吴某，女，6 岁，因"反复咳嗽 20 天"来诊。患儿 20 天前曾发热，经过治疗后热退，现有咽干，反复咳嗽不已，咳嗽为阵发性，以睡前及睡醒后较多，夜间有汗，听诊两肺呼吸音稍粗糙，未及啰音，舌质淡红，苔薄白，脉弦细。胸片：两肺未见异常。

处方　柴胡 8g，黄芩 6g，党参 6g，法半夏 6g，蝉衣 6g，僵蚕 6g，枳壳 6g，川贝 4g，桔梗 5g，生甘草 3g，大枣 3 个，生姜 5 片（如一元硬币大小），常法服 5 剂。

二诊　药后咳嗽明显减轻，夜间有汗。予柴胡 8g，黄芩 6g，太子参 8g，煨白芍 6g，山药 6g，桂枝 3g，大枣 2 枚，生姜 2 片（如一元硬币大小），甘草 3g，炒麦芽 8g，川贝母 4g，蝉衣 6g，常法服 5 剂。

按　小柴胡汤由柴胡、黄芩、半夏、人参、大枣、生姜、甘草组成，具有和解少阳的功效，主治寒热往来、胸胁苦满、默默不欲食、心烦喜呕、口苦、咽干、目眩、舌苔薄白、脉弦之伤寒少阳证。本例患儿因感冒后出现咳嗽且伴有咽干、舌质淡红，苔薄白、脉弦细等症状。张仲景在《伤寒杂病论》少阳病篇对少阳柴胡证进行辨证时，提出"但见一证便是，不必悉具"的原则，这为小柴胡汤的广泛和灵活应用奠定了基础。故本病可以用小柴胡汤治疗。

3. 过敏性鼻炎

例 程某，女，5岁。自3岁入托儿所后即出现晨起后喷嚏，初始家长并未重视，自行予"小儿感冒冲剂"后症状有所改善。但近1年来症状加重，每天晨起后喷嚏流清涕。在耳鼻喉科诊断为"过敏性鼻炎"，曾用"开瑞坦""内舒拿"等药物，但效果均不明显，故改求诊于中医。来诊时见鼻流白浊涕，时有喷嚏，咳嗽，山根色青，眼眶淡紫，咽部稍红，可见淋巴滤泡增生，咽后壁可见淡黄色黏液附着，听诊两肺呼吸音清，未闻及啰音，舌质淡红，苔薄白，脉弦。

处方 柴胡6g，黄芩5g，党参6g，法半夏6g，象贝6g，白芷6g，细辛3g，苍耳子4g，生姜5片（如一元硬币大小），生甘草3g，大枣3个，常法服5剂。药后咳嗽减轻，流涕减少，以清涕为主。上方去象贝、生姜，加干姜3g，山药8g，常法服7剂。后予以补中益气丸，4粒/次，1日3次。

按 过敏性鼻炎是儿童最常见的慢性疾病之一，在儿童和青少年中的患病率可高达40%。目前西医的治疗包括：①药物治疗。常用治疗包括口服抗组胺药物，鼻用糖皮质激素、减充血剂和肥大细胞膜稳定剂。②避免接触过敏原。③免疫治疗。药物治疗在短期内可以见到效果，但长期运用有时达不到医患双方所期待的效果，而避免接触过敏原在实际生活中很难做到，所以免疫治疗就成了一条比较好的途径。现代医学研究表明，小柴胡汤具有较强的抗变态反应、抗炎和增强机体免疫力的作用。[1]方中柴胡、黄芩、半夏、人参、甘草、生姜、大枣具有解热、抗菌、抗炎、抗过敏、增强机体免疫功能的作用。[1]黄煌教授认为，从体质来看，患者病情反复发作、缠绵不愈等情况可以理解为小柴胡汤证的往来寒热症，虽无明显寒热症状，但有反复发作的"往来"特点，这种病用小柴胡汤来调理体质、提高免疫力会有意想不到的效果。后期予以补中益气丸治疗也是补益中气、提高免疫力为出发点。

4. 喉源性咳嗽

例 高某，女，7岁。患儿体质素虚，经常易感咳嗽，此次因"咳嗽20天"来诊。家长述夜间咳嗽较重，咽痒即咳。咳嗽之初曾服用"阿奇霉素""开瑞坦"等，但效果不佳。诊见咳嗽阵作，干咳少痰，咽稍红，两肺呼吸音稍粗糙，舌质淡红，苔薄白，脉弦。

处方 柴胡8g，黄芩6g，党参6g，法半夏4g，炙麻黄6g，杏仁6g，蝉衣8g，僵蚕8g，生姜5片（如一元硬币大小），生甘草3g，大枣3个，玄参8g，常法服5剂。药后咽痒明显减轻，咳嗽时作。上方去法半夏，加桔梗5g，续进7剂而咳愈。

按 "喉源性咳嗽"是南京中医药大学附属医院耳鼻喉科干祖望教授基于"喉为肺系"的理论提出的病名。干老认为：喉源性咳嗽是临床常见病、多发病，尤其是过敏因素的增多，使本病的发病率更高，但是临床治疗往往与普通的咳嗽混为一谈，所以治疗效果多不理想。其症状特点以阵发性喉头奇痒作咳，不痒则不咳为主症。患者自觉咳从喉部而起，咳呈连续性，甚至呈痉挛性，少痰或无痰或痰粘难咯，咯出为爽，饮水则止；病程较长，从几个月至几年不等，每天常有7～8次之多，严重时1小时达10多次；少数患者伴有发音音色粗糙，甚至嘶哑。不论将其作为新感外邪还是余邪未清，其本质都是"风邪作祟"。而风邪之所以不去是因为正气不足所致。本病反复发作具有"往来"的特点，小柴胡汤的组方也有扶正祛邪、调畅三焦的功效，所以使用小柴胡汤能使该病病机中的诸多矛盾得到和解。蝉衣、僵蚕、玄参可以祛风止痉，利咽止咳。炙麻黄与杏仁为麻黄汤和三拗汤中镇咳平喘的核心药对。诸药合用故对本病有较好的治疗效果。

高军/文

参考文献：

[1] 柴小梅，李英，秦雪梅. 小柴胡汤临床应用与药理作用研究进展 [J]. 山西中医学院学报，2007，8（3）：59.

孙浩运用桂枝加黄芪汤治疗儿科疾病验案4则

孙老是第四批全国名老中医药专家学术经验继承工作指导老师。他幼承家学，深谙中医理论，临床经验丰富，擅用经方，屡起沉疴。孙老灵活化裁经方，以桂枝加黄芪汤为主方治疗小儿汗症、过敏性鼻炎等疾病，收到了很好的效果，为我辈体会中医异病同治理论开阔了思路。桂枝加黄芪汤出自《金匮要略》，全方由桂枝、白芍、甘草、生姜、大枣、黄芪组成，具有调和营卫、通阳除湿之功，为张仲景治疗黄汗、黄疸而有脉浮、表虚症状之主方。孙老根据其中桂枝汤可解肌和营、调和阴阳，黄芪可补气固表，认为该方临床可用于治疗小儿汗证、鼻衄、感冒等具有气虚营弱表现者。现摘其验案 4 则以飨读者。

1. 小儿自汗、盗汗

例 赵某，男，7 岁。自 3 岁入托儿所以来稍稍运动则大汗出，夜间睡眠时背部及头汗出，湿衣被，易感。曾经多方诊治，效果不佳。就诊时见面色稍白，形体适中，流少许清涕，偶咳，手心湿润，舌质淡白，舌苔薄白，脉细。证属脾肺气虚，营卫不和；治宜补益脾肺，调和营卫，方用桂枝加黄芪汤加味。

处方 生黄芪 10g，煨白芍 9g，桂枝 9g，炒白术 8g，防风 5g，瘪桃干 8g，炒山药 8g，炒麦芽 8g，生姜 3 片（如一元硬币大小），大枣 4 枚，生甘草 3g。5 剂后汗出减轻，上方继续服用 5 剂，诸症明显好转。后用上方 3 剂量，制水泛丸调理而愈。

按 小儿多汗临床表现为常自汗、盗汗，病机为阴阳失调，腠理不固，而致汗液外泄。宋·陈无择《三因极一病证方论·自汗论治》对自汗、盗汗作了鉴别："无论昏醒，浸浸自出者，名曰自汗；或睡着汗出，即名盗汗，或云寝汗。"朱丹溪对自汗、盗汗的病理属性做了概括，认为自汗属气虚，盗汗属血虚、阴虚。明·张景岳《景岳全书·汗证》对汗证进行了系统的整理，认为一般情况下自汗属阳虚，盗汗属阴虚，但"自汗盗汗亦各有阴阳之证，不得谓自汗必属阳虚，盗汗必属阴虚也"。本例患儿自入托儿所后易感多病，耗伤肺气，表虚不固，腠理开泄而致自汗；或因表虚卫弱，微受风邪，致营卫不和，卫外失司而汗出。方中黄芪益气固表，少佐防风达表；桂枝，白芍两药合用，一散一收，调和营卫；姜，枣相合，还可以升腾脾胃生发之气，调和营卫；炒白术、炒山药健脾补肺；瘪桃干敛汗。故脾肺健气自壮而表自固，营卫调而汗自止。

2. 过敏性鼻炎

例 陈某，女，12 岁。平素易感冒，常冷汗出，夜寐鼻塞不通，清晨起床即发鼻痒，继而喷嚏频作，流清涕，经专科检查诊为过敏性鼻炎，服用抗过敏药开瑞坦、西替利嗪等及外用内舒拿等，初始症状缓解明显，但不久复发如故，于多家医院辗转治疗，效不佳。就诊时见面色黄，时有喷嚏流清涕，舌质淡，舌苔薄白，脉浮缓。证属肺气虚寒，表虚不固，营卫不和，鼻窍不利，治宜补气温肺固表；调和营卫，宣通鼻窍，方用桂枝加黄芪汤加味。

处方　生黄芪 10g，太子参 8g，煨白芍 9g，桂枝 8g，防风 5g，干姜 3g，大枣 4 枚，生甘草 3g，苍耳子 5g，细辛 3g，五味子 5g。7 剂后复诊，喷嚏明显减少，上方干姜易生姜 3 片（如一元硬币大小），续服 10 剂。后服用补中益气丸调理而愈。

按　本病与中医"鼻鼽"相似，其发生以肺气虚寒为主要原因，因肺主一身之表，开窍于鼻，故肺气虚则表不固，风寒易乘虚而入，使肺气不得通调，鼻窍不利而为病。故用生黄芪、太子参、煨白芍、桂枝、防风、干姜、大枣、生甘草温肺固表，调和营卫；苍耳子、细辛宣通鼻窍。后期服用补中益气丸深合"虚则补其母"之理。

3. 反复呼吸道感染

例　林某，男，5 岁。患儿自 3 岁后，即反复发生呼吸道感染，经常输液治疗，每次皆需 10 天左右方可好转，严重影响患儿身体生长发育及家庭生活。此次就诊时家长代诉患儿素来胃纳不佳，二便尚可，夜寐不佳，汗多。诊见形体瘦弱，面色淡白，山根色青，咳嗽阵作，喉间有痰，咽不红，舌质淡白，苔白，中根稍厚。证属脾肺气虚，营卫失和，痰湿阻肺；治宜健脾补肺，调和营卫，化痰止咳。

处方　生黄芪 8g，煨白芍 4g，桂枝 6g，大枣 1 枚，生姜 3 片（如一元硬币大小），甘草 2g，炒麦芽 8g，川贝母 4g，橘红 6g，前胡 5g，茯苓 8g。5 剂后复诊，咳痰减少，咳嗽好转，舌苔已退。上方去川贝母，加米炒太子参 8g，续服 7 剂。后以桂枝加黄芪汤散方调理 5 个月，患儿在服用散方后，呼吸道感染明显减少。

按　反复呼吸道感染是指 1 年以内发生上、下呼吸道感染的次数频繁，超出正常范围，是一种常见的儿科临床现象，也是家长十分关心和忧虑的问题，主要发生在 5 岁以下儿童。中医没有反复呼吸道感染的病名，根据其临床表现，古籍中的虚人感冒、体虚感冒与本病相似。关于本病的发病机制，中医学认为小儿肺脾虚亏，或先天禀赋不足，正气虚弱，卫外不固易为外邪侵袭故而发病。本例患儿久病体虚，脾肺不足，痰湿内阻，故治宜健脾补肺，调和营卫，兼化痰止咳；用生黄芪、太子参、煨白芍、桂枝、生姜、大枣、生甘草健脾补肺、调和营卫，川贝母、橘红、前胡、茯苓健脾化痰止咳、标本兼治。后期散方以固本为要。

4. 感染后咳嗽

例 田某，女，5岁。患儿自3岁入托儿所以来反复呼吸道感染，病后咳嗽长时间不愈。此次咳嗽于1月前肺炎治疗后，每晚睡前及早晨起床后阵咳，有时咯吐清痰，白天单声偶咳，时流清涕，伴汗出，胃纳不佳，曾先后服用多种消炎药及抗过敏药，效不佳。诊见面色白，时有喷嚏流清涕，咽部不红，舌质淡白，舌苔薄白。证属脾肺气虚，营卫失和；治宜补益脾肺，调和营卫。

处方 生黄芪8g，煨白芍6g，山药6g，桂枝3g，大枣2枚，生姜2片（如一元硬币大），甘草3g，炒麦芽8g，川贝母4g，紫菀6g，前胡5g。嘱其停用一切西药，5剂后复诊，咳嗽明显好转，胃纳渐佳。后服用玉屏风散调理。

按 感染后咳嗽属于亚急性咳嗽，在临床非常常见，是一种自限性疾病，但频繁和过度的咳嗽会影响患儿及其家庭的日常生活，所以仍应给予恰当治疗。现代医学对感染后咳嗽的病理生理机制尚不明确，既往一些研究表明，呼吸道病毒感染导致的气道损伤、炎症、气道高反应性等是感染后咳嗽的成因。抗生素治疗无效，抗过敏药有一定的效果。中医治疗该病有比较好的效果，根据临床表现该病可分为风寒恋肺、肺气亏虚、痰浊阻肺、阴虚肺燥、肝火犯肺等五型。该例患儿反复呼吸道感染，咳久不愈伤及脾肺，故治疗应补益脾肺为主，方中生黄芪、山药、大枣、甘草补益脾肺，桂枝合芍药、生姜合大枣调和营卫，川贝母、紫菀、前胡化痰止咳。但患儿久病体弱，表卫未固，营阴不守，故桂枝用量宜轻，芍药用量宜重，令解表之中寓敛汗之功。

高军／文

载于《江苏中医药》2009年第12期

孙浩运用郁金的经验

郁金为传统的活血化瘀药，临床多以其活血凉血，利湿退黄之功，来治疗胸胁疼痛、肝胆湿热等病证。但孙老进行恰当配伍后，郁金还有更多的用途。现仅对孙老运用郁金的部分临床经验总结如下。

1. 郁金配紫苏，发表消痰治咳嗽

例　张某，女，7 岁。患儿 1 周来出现咳嗽，咯痰不爽，鼻塞，流清涕，身热，微恶风，胃纳尚可，大便软，日行 2～3 次，苔白腻，脉浮滑，测体温 38.1℃。证属外感风寒、肺气不宣，治以疏风散寒，化痰止咳。

处方　郁金 8g，紫苏叶 8g，荆芥 5g，桔梗 5g，杏仁 6g，陈皮 5g，甘草 5g，生姜 2 片，红枣 3 个，共 3 剂，每日 1 剂，水煎服。3 天后热退，咯痰易出，原方加减 3 剂后病愈。

按　本案患儿既有外感风寒之表证，又有咳嗽痰多之里证。郁金为调理气血之剂，临床极少用于外感之病。《本草述》谓郁金能"治发热，郁，咳嗽"。孙老认为郁金具有辛开苦降之功，善治上中二焦之病，能"开肺金之郁"。郁金配紫苏有发表消痰之功，善治感冒并发支气管炎、咳嗽、痰多之证。郁金宣通肺气、行气解郁，紫苏开发腠理、祛寒散表。郁金和紫苏合用既能解表，又能行气，气行则痰消。

2. 郁金配贝母，降气化痰治哮喘

例　李某，女，67 岁。原有支气管哮喘病史 10 年。3 天来出现气喘，咳嗽频作，咯黄黏痰，痰量不多，咽干，口干而喜冷饮，胃纳差，小便短赤，大便干，舌质红，苔黄腻，脉滑数。证属痰热郁肺，肺失宣降；治以降气平喘，清热化痰。

处方　桑白皮 10g，黄芩 12g，浙贝母 10g，全瓜蒌 15g，杏仁 6g，陈皮 5g，桔梗 10g，郁金 10g，前胡 10g，甘草 5g。共 5 剂，每日 1 剂，水煎服，5 天后气喘平息，咳嗽好转。原方加减 7 剂后病愈。

按 郁金，辛苦、凉，能入肺经，《本草汇言》谓其能"清气化痰……其性轻扬，能散郁滞，顺逆气"。孙老认为郁金具有开提肺气、降痰平喘之功效，郁金下气，使肺之痰随肺气肃降而下行，浙贝母为止咳化痰药，二药合用，共奏降气化痰之功，痰消则气平。

3. 郁金配茯神，养心安神治失眠

按 魏某，女，38岁。患者半年前开始出现失眠，伴多梦，健忘，面部灼热感，时有盗汗，舌质红，苔黄，脉细数。证属肝肾不足，心失所养；治以补益肝肾，养心安神。

处方 郁金12g，茯神12g，夜交藤15g，熟地15g，山萸肉8g，白芍15g，合欢皮10g，煅龙骨（先下）30g，煅牡蛎（先下）30g，酸枣仁12g，甘草5g，共7剂，每日1剂，水煎服。1周后失眠好转，以上方加减巩固疗效。1个月后，失眠已愈。

按 《景岳全书·不寐》曰："无邪而不寐者……，心失所养则神不守舍。"所以在治疗失眠时，多从养血安神论治，常用郁金配合茯神、夜交藤、远志、合欢花、煅龙骨、煅牡蛎等，组成养血安神之剂，并随证加减，效果显著。《本草从新》谓郁金"上行入心及包络，兼入肺经，凉心热，散肝郁"。孙老认为失眠者营血不足，常常兼有阴虚火旺，且多与情志密切相关，故用郁金一举两得。

4. 郁金配橘核，行气散结治乳癖

例 周某，女，35岁，因发现乳房结块1年余来诊。患者1年前发现乳房内出现肿块，曾服用乳癖消、小金丹等，但效果不佳，故来求诊。病来伴有胸胁胀闷，嗳气，经行乳房胀痛加重，舌质淡，苔薄白，脉弦。证属肝郁气滞，治以疏肝解郁。

处方 柴胡8g，当归8g，制香附8g，橘核10g，郁金8g，白芍10g，青皮6g，甘草5g。服用半月后症状明显好转，后以上方加减，制以丸剂服用，月余而愈。

按 《疡医大全》引陈实功曰："乳癖乃乳中结核……随喜怒为消长"。陈实功谓此病"多由思虑伤脾，恼怒伤肝，郁结而成"，故乳癖的发生多由情志不畅、肝气不舒导致。《本草备要》谓郁金能"行气，解郁，泄血，破瘀。凉心热，解肝郁，治妇人经脉逆行"，故老师治疗此病时常用郁金，意在取其行气解郁破瘀之功。

王其兵 高军/文
载于《中国民间疗法》2017年1月

孙浩运用中药直肠给药法经验赏析

孙老擅长运用中医外治法[1]，现将其运用中药直肠给药法的经验总结如下。

1. 中药直肠给药法概述

中药直肠给药，又称灌肠法，保留灌肠不仅可用于肠道疾病，亦可用于肠道外其他疾病，且有诸多优越性。第一，符合中医辨证论治的要求。它可以将所选方药通过直肠散布全身，以发挥整体治疗作用。凡遇口服中药困难的患儿，在排除灌肠禁忌证的前提下，将中药汤汁经直肠注入，可在儿科推广应用。第二，起效迅捷。药物在直肠的吸收效果可达50%～70%，且不通过肝脏直接进入血液循环，既可避免消化酶与消化液对药物的影响，又可不经肝脏解毒作用的破坏而避免降低药效，迅速起效。同时，还可以减少药物对肝脏的损害，且中药保留灌肠的血药浓度与静脉注射相似，故显效迅捷。第三，解决了患儿口服中药困难、家长苦于喂服的难题。第四，简便易行，有利于条件不足、剂型单调的基层医疗单位开展中药治疗，值得推广应用。

目前中药直肠给药有两种方式：直接保留灌肠法和肛点保留法[2]。直接保留灌肠法即用注射器或灌肠器将药汁直接经肛管注入直肠或结肠内，凡暴病实证、短期少次用药、耐受力强者多用此法。肛点保留法即以一次性输液器连接肛管，利用输液管点滴，可调整滴速，减少压力，延长药物在肠道的保留时间，久病体虚、需多次反复用药、耐受力差者多用此法。因小儿患者大多活泼好动，故在儿科常选用直接保留灌肠法，其优点是操作时间短、方法简便，患儿及家长乐于接受；缺点是吸收率没有肛点保留法高，且灌肠不易保留较长时间，药汁尚未完全吸收即排出。对于年龄较大、易于配合的患儿可选用肛点保留法。

中药直肠给药法要求：先将药物（先煎、后下者除外）浸泡于温水500mL中约30分钟，若有"先煎"药，则将先煎药加水先煎约15分钟，然后把所泡的药汇入同煎约20分钟；若有"后下"药，则再投入后下药煎煮5分钟，滤出药汁100～150mL。使用时，将药汁吸入"开塞露"空瓶中（约20mL），患儿取俯卧位，将瓶颈涂以润滑油后插入肛门内，注进药汁。每隔1小时注药1次。药液温度以接近体温为宜，给药3～4次后，患儿5分钟左右排便再用药则可保留至次日大便排出。能接受肛点保留法的患儿，可将灌肠液倒入灌肠袋中，将前端涂以润滑油后插入肛门内，调节滴速，缓慢滴入[2]。

2. 急性扁桃体炎

例 冯某，男，3岁，因发热1周就诊。患儿感夏暑之气发热，鼻流清涕，咽喉疼痛，呛咳阵作，咳甚干呕。诊前曾使用"青霉素""银黄口服液"等治疗无效。诊见汗闭不出，体若燔炭，烦躁不安，两颧通红，双目红赤，四末欠温，鼻涕黄浊，咽部充血，扁桃体Ⅰ度肿大，上布点状白膜，口渴欲冷饮，小溲短赤，大便干结，舌苔黄厚。查肛温39.2℃，心率130次/分，律齐，无杂音；两肺呼吸音粗，未闻及干湿啰音，腹胀，指纹曲紫，透于气关。血常规：白细胞4.0×10^9/L，中性粒细胞百分比为82%。证属暑热闭肺，上侵咽喉，腑气不利；治当宣肺利咽，通腑泄热。

处方 生石膏30g（先煎），黄芩10g，板蓝根10g，穿心莲10g，生山栀3g，桔梗3g，薄荷3g（后下），生大黄3g（后下）。共2剂，直肠给药，如上法。

二诊 灌肠后汗出热退，咽部红肿尽消，大便通畅。原方去生大黄，再1剂如上法而愈。

按 暑热之邪，外伤肌肤，内侵肺胃，伤阴耗气，小儿为"稚阴稚阳"之体，尤畏火热。孙老认为暑热之邪中人，病已1周，肺气郁闭，腑气不通，气阴必伤，非通腑不能泄其热，非泄热不能护其阴，肺与大肠相表里，通腑即以肃肺。方中以桔梗、生石膏、薄荷清宣肺热，穿心莲、黄芩、板蓝根、山栀解毒泻火，生大黄通腑泄热、急下存阴。邪热去，肠腑通，则诸症自愈。

3. 细菌性痢疾

例 姚某，男，2岁。因饮食不洁发热、腹泻1天来诊。诊前自行口服"王氏保赤丸"无效。诊见痢下赤白黏冻，里急后重，不欲食，小便短赤，神疲，面色萎黄，唇干失润，舌红，苔黄厚而腻，脘腹胀满，叩之如鼓，肛温39.4℃，肝、脾未触及，肠鸣音亢进，指纹紫，透于气关。大便常规：稀水便，黏液（+++），脓细胞（+++），红细胞（++），可见吞噬细胞。证属湿热下注，气血失和，肠络受损；治以泻热除湿，调气行血。

处方 穿心莲10g，马齿苋10g，白头翁10g，黄连10g，黄柏10g，苦参6g，秦皮5g，丹皮5g，炒山栀5g，生大黄3g（后下）。共2剂，直肠给药，如上法。

二诊 治疗2天后，便次明显减少，发热已退，精神转佳，已欲饮食，再以上方2剂直肠给药，热退便实而愈。

按 明代张景岳指出："凡里急后重者，病在广肠最下之处"。小儿病痢，由湿热疫毒与宿食并结肠间者居多，孙老认为痢疾初期，当以导滞逐邪为先，求一泻为快，不可闭门留寇而遗后患，故采取通因通用之法。药用生大黄通肠导滞，穿心莲、马齿苋、黄连、黄柏、苦参燥湿泻热，白头翁、秦皮、丹皮、山栀凉血解毒。运用灌肠法，使药物直达病所，迅速作用，使湿热积滞立除，气血调和，其痢自止[3]。

4. 喘息性支气管炎

例 任某，女，13月，因咳喘8天伴发热来诊。曾口服"依托红霉素"等药物未效。诊见发热，虽汗出但热不解，呼吸迫促，喉间痰鸣，声如曳锯，轻度三凹征，烦躁不安，纳呆，时作干呕，舌红，苔淡黄、根厚腻，小便黄，大便3日未行，查：肛温38.4℃，咽部充血，扁桃体不肿大，心率130次/分，律齐，两肺呼吸音粗，满布哮鸣音，少许痰鸣音，腹胀叩之如鼓，指纹曲紫而滞，透于气关。血常规：白细胞11.2×10^9/L，中性粒细胞百分比为46%。证属痰热壅肺，肠气不通；治以豁痰下气，通肠泻肺。

处方 穿心莲10g，黄芩10g，桑白皮10g，桔梗6g，防风6g，诃子6g，生大黄3g（后下）。共3剂，直肠给药，如上法。药后，便通热退，咳喘平，诸症皆消。

按 《病机汇论》："夫肺气清虚，不容一物，若痰饮水气上乘于肺，则气遭壅塞而为喘。"孙老认为"肺气降，赖腑气以通；腑气通，亦赖肺气以降，上下相应，其气自和。若痰热胶结于肺，壅塞气道，则当以通为主，通则痰浊下行，肺气随之宣畅。"方中生大黄、防风、桔梗宣通上下，穿心莲、黄芩、桑白皮苦寒清肺，诃子下气消痰，腑气得通，肺气肃降，则喘逆自平。

5．小结

直肠给药法为中医"导法"，孙老临床用此法治疗小儿疾病，疗效较好。在临床运用中，孙老非常注意肺与大肠的相互关系，而强调宣通上下，调和升降。对于实邪在下者则导而祛之，肺闭腑结者则宣而通之，故常用生大黄通腑以祛其邪。其用药安全，剂量可大于或倍于口服用药剂量。直肠给药与口服药给药途径虽殊，但其理则一，此即吴师机所谓："外治之理，即内治之理；外治之药，亦即内治之药，所异者法耳。"[4]

时乐　高军　王其兵／文

参考文献：

[1] 孙浩. 医学存心录 [M]. 北京：中医古籍出版社，2003.

[2] 郭士昌，张维娟. 小儿中药灌肠疗法浅析 [J]. 中医外治杂志，2014，23（3）：52-53.

[3] 王鹏飞，宋慧，王宏伟，等. 自拟穿连马齿汤灌肠治疗小儿细菌性痢疾50例 [J]. 中国民间疗法，2014，22（12）：25.

[4] 孙浩. 外治法治疗小儿内病举验 [J]. 中医外治杂志，2003，12（4）：3-4.

孙浩运用中药酊剂经验举隅

孙老临证擅治儿科、内科杂症，尤专脾系、肺系疾病，擅长使用中医外治法治疗小儿厌食、汗证、夏季热、腹泻、疖肿、湿疹等疾病。现将其运用中药酊剂的经验列举三则，以飨读者。

1. 龙冰酊

组成：蚯蚓（又名曲蟮、地龙），活而肥大者15～20条，冰片3～5g，75%（体积分数，下同）乙醇150mL。

用法：将蚯蚓洗净，加入冰片同捣如泥，用大口瓶盛贮，兑入乙醇浸泡。瓶口塞紧，用时摇晃。1～2小时后，用药棉蘸涂患处，1日数次。

功用：散热解毒。

主治：赤游丹（丹毒）。

方解：蚯蚓味咸，性寒，诸家本草均谓其有解热之功，善治"温病大热""天行诸热"（《本草拾遗》）。冰片味辛、苦，性凉，"能引火热之气自外而出"（《本草经疏》），长于治疗各种局部炎性疾病。乙醇外用有加速皮肤散热作用，并可防腐。小儿丹毒为"内有积热，外受风毒，搏于气血"（《小儿卫生总微论方》），发于皮肤。此方宣散皮肤风热、解毒消肿，最为合拍。

例 王某，男，2岁。发热无汗，惊惕不宁，1天许即见头面红肿如云，高出皮肤，其色鲜红似丹，扪之酌手，啼闹不安。证属外邪鼓动积热搏于气血之抱头火丹（头面部丹毒）。处以本方外治，每日涂3～5次，连涂2天，红肿消退。

2. 藤黄酊

组成：藤黄50g，研细，加入75%乙醇300mL，瓶贮浸泡，摇匀。

用法：以消毒棉签蘸涂患处，1日2～3次。

功用：解毒消炎。

主治：局部急性炎症，痈疽疖肿，毒虫叮咬。

方解：藤黄为藤黄科植物藤黄的胶质树胶，成品呈圆柱形，色橙黄，为国画用黄色颜料，质脆易碎，主产于印度及泰国。味酸、涩、性温有大毒。本品始见于唐代《海药本草》，主"虫牙蛀齿，点之便落"。清·赵学敏《本草纲目拾遗》始论之甚详，所治之症亦多，如痈、疽（脑疽、骨疽）、眼疾、疮（疔疮、金疮、臁疮、坐板疮）、癣、无名肿毒、各种外伤（刀、斧、木、石、汤、火伤）等症。藤黄外治小儿疖肿及毒虫叮咬，是孙老的家传验方。其效用已为现代药理实验所证实。本品中的"藤黄宁"具有抗菌作用，尤其是对金黄色葡萄球菌有较强的抑制作用。

例 殷某，女，21岁。下午不慎碰伤右足背，未引起重视，2天后，局部红肿，逐渐扩大，次日来院就诊。诊见红肿范围5cm×7cm，局部灼痛，行走困难，轻度发热，全身不适。当即予局部消毒处理，外涂藤黄酊，1日数次，未使用抗菌药。次日下午复诊，局部炎症明显消退，疼痛减轻，体温正常。嘱继续外涂藤黄酊。3日后来院告之，足背炎症全部消退。

3. 活血定痛酊

组成：降香、血竭各5g，共研细末，加入75%乙醇100mL浸泡，用时摇晃。

用法：用药棉涂擦患处，1日3次。

功用：活血消肿止痛。

主治：跌打损伤，闭合性损伤皮肤未破者。

方解：降香有行瘀止痛作用，《伤科补要》"紫金丹"中，本品与乳香、没药、川乌、松节、苏木、蝼蛄等为伍，用治跌打损伤、瘀血疼痛。李时珍云："今折伤家多用其节，云可代没药、血竭"（《本草纲目》），可见其功效卓著。血竭专行瘀止痛，适用于外伤血瘀肿痛，李中梓盛赞其"走南方兼达东方，遂作阴经之主，和新血且推陈血，真为止痛之君"（《医宗必读》），乙醇有透入肌肤、血络作用。两药配成酊剂，涂于跌打损伤处，适用于局部青紫、皮肤未破者，屡获良效。

例 张某，男，6岁。因登高戏走跌仆，左髌骨、右胫骨部位软组织损伤，局部红肿疼痛，行走困难。证属血络受损，气血瘀结，予活血定痛酊外涂患处，1日3次，连涂5天，肿消痛止。

4. 讨论和体会

中药外用法是中医学的重要组成部分，中药经皮吸收，能就近作用于局部，药力直达病所，从而有效发挥药效，还避免了口服药物经消化道吸收代谢所遇的多环节灭活作用及一些药物内服带来的某些毒副作用[1]。中药酊剂是把生药浸在乙醇里而成的药剂，如橙皮酊、土槿皮酊等，简称酊。酊剂可内服亦可外用，中药外用酊剂常用一些毒性药材制备而成，从而使这些药物的疗效得以"扬长避短"。乙醇有较强的透皮吸收功效，可活血、通络、定痛，且具有挥发性，能加速皮肤散热作用。

孙老将中药酊剂应用于临床，经过多年的临床验证，取效颇佳。在上述三个典型制剂和病案中，患者发病均较急骤，多为外感邪热或跌仆、外伤所致，病变较为局限，均具有中医"疬证"或"外伤"的红肿热痛之特点。王案中龙冰酊使用地龙鲜品，首取其清热之力，次取其通络之功，《本草纲目》云其"性寒而下行，故能解诸热疾，……治足疾而通经络也"。冰片清热止痛力佳，性善走窜，《医林纂要》谓其"主散郁火，能透骨热……性走而不守，亦能生肌止痛。"地龙和冰片合用，配合乙醇外用，能迅速缓解赤游丹之火热症状[2]。殷案中的藤黄有大毒，现已使用极少，除《医宗金鉴》所载的三黄宝蜡丸、《外科全生集》所载的黎峒丸中使用本品内服治"跌打损伤、痈疽流注"外，余皆外用。经现代药理药效研究，发现此品中所含"藤黄酸"在恶性肿瘤的治疗上具有优势，亦是"以毒攻毒"之法。藤黄极难溶于水，此物为树脂，性极黏稠，制成酊剂外用后皮肤附着性好，便于较长时间作用于病灶，且外用酊剂从未见毒性反应。孙老运用藤黄另有一法，即用食醋将藤黄调成稀糊状，外敷于患处，但总不如酊剂方便安全。

张案中的血竭历来为伤科要药，如七厘散中含有血竭，《本草纲目》谓其能"散滞血诸痛"，《海药本草》认为其"并宜酒服"。降香亦载于《海药本草》，具有化瘀止血、理气止痛的功用[2]。两药对于跌打损伤、外伤出血等症，无论内服外用皆可，制成酊剂使用则更能借助乙醇之力直达病所，但乙醇对有皮损的黏膜刺激性较强，故本酊剂适用于闭合性损伤者。

从上我们看到，孙老使用外治法遵循简便和实用原则。地龙用鲜品，简便易得，农村可自行下地掘取，城市中花鸟市场亦可购买。而藤黄、血竭、降香均为海外本草，洋为中用。酊剂的溶剂乙醇更是中国"酒"文化的滥觞，无论是"醫"（医）还是"酊"，都和"酒"密不可分。孙老将中医外治法"简验便廉"的长处充分发挥，体现了中医的博大精深，值得推广应用。

王其兵　高军　时乐／文

载于《中医外治杂志》2014 年 05 期

参考文献：

[1] 孙浩. 外治法治疗小儿内病举验 [J]. 中医外治杂志，2003，12（4）：3 - 4.

[2] 孙浩. 医学存心录 [M]. 北京：中医古籍出版社，2003.

孙浩外用中药散剂经验 4 则赏析

孙老临证擅用多种外治法治疗小儿厌食、汗症、夏季热、腹泻、疖肿、湿疹、口腔溃疡等疾病，尤专散剂的应用。现将其外用中药散剂的经验列举 4 则，以飨读者。

1. 生星醋调消疖肿

方名：生星散。

组成：生南星 9～15g。

用法：研细末，用时加食醋调如糊状，涂敷患处，每日 1～2 次。

功用：散肿消痈。

主治：小儿疖肿。

方解：生南星味辛而苦，性温有毒。《本草从新》谓其能"治风散血，攻积拔肿"，常用外治痈毒疥癣、毒蛇、毒虫咬伤。《疡医大全》中"铁箍散"中用本品治诸般肿毒。

例 刘某，男，1.5 岁。暑令汗出较多，未及时清洗，暑毒、汗污伤于肌肤，以致头、颈、胸部出现大小不等疖肿 10 余个，其中较大者有 5 个，已松软化脓，但尚未破溃，红肿疼痛，手不可近，哭闹欠安，予生星散 15g，研粉，分 10 次用食醋调如糊状，局部消毒后，涂敷于疖肿之上，1 日 2 次，连涂 5 天，大者即逐步萎缩，直至破头出脓而愈，余均消散。

2. 黄榆油涂愈天疱

方名：黄榆散。

组成：生大黄，生地榆各 15g。

用法：共研细末，清洗创面后，撒敷或用麻油调涂患处，1 日数次。

功用：解毒敛疮。

主治：天疱疮。

方解：《外科正宗》谓："天疱者，乃心火妄动，脾湿随之"，其病在于"火""湿"二因。大黄为大苦大寒之药，功擅泻火解毒，尤善泻心经之火，兼能祛湿。地榆苦、酸、寒，性沉而涩，功能收水敛疮，二药合用，一以解毒，一以敛疮，是双管齐下之法也。

例　王某，男，1岁。暑湿交蒸时令，心火妄动，伤于肌肤，以致腹部、下肢散见水泡，泡体晶莹，内含清液，下垂如袋，部分水泡已破，创面鲜红，疼痛不安。予本方用麻油调涂患处，连涂3天，创面即干燥结痂而愈。

3. 芦黛吹敷敛口疮

方名：芦黛散。

组成：芦荟3g，青黛1.5g。

用法：共研细末，清净瓶盛贮（防潮），用消毒棉签蘸涂患处或以吸管吹敷患处，每日3～5次。

功用：解毒化腐生肌。

主治：口疮。

方解：芦荟味苦性寒，外用可治癣疮、痔疮、鼻炎、瘰疬。青黛味咸性寒，有清热解毒、凉血之功，外用可治疮癣、耳疔、鼻衄等症。《本草逢原》认为本品"吹口疳最效"。二药均属寒性，功在泻火解毒、凉血消疮，口疮之因于火热者，用之即效。

例　王某，男，11岁，因口疮来诊。诊见唇色皆红，舌尖、下唇各有溃疡1块，约浮萍大（孙老手稿为此，约为5mm×5mm大小），疼痛如灼，惧食，口干，有热臭味。证属心脾积热，熏灼于口，发为口疮，予本方外治。用药2天后，唇舌溃疡均已收敛而愈。

4. 升炉扑粉止湿疹

方名：升炉散。

组成：黄升（即铅丹）3g，炉甘石15g，枯矾6g，冰片1.5g，苦参9g。

用法：共研细末，用消毒药棉蘸散扑于疹面上。如创面干燥，可用麻油调散成稀糊状，用干净毛笔蘸涂，每日1～2次。

功用：除热解毒，收水止痒。

主治：湿疹。

方解：黄升，功能"解毒拔毒，长肉去瘀"（《本草纲目》），善治"风癣、疥癫、血风等疮"（《疡科选粹》）；炉甘石收湿敛疮，善治溃疡不敛、皮肤湿疮、阴汗湿痒（《仁斋直指》）；枯矾燥湿收水，对创面糜烂、渗水、瘙痒者最为有效；冰片能散热消肿、止痒止痛，凡外治风疮、湿疮、痈肿均不可缺；苦参清热燥湿，长于治疗"疥癫、脓窠疮毒，皮肤瘙痒，血风癣疮"（《滇南本草》）。此散对于风湿热浸淫肌肤所致之湿疹较为对症。

例 崔某，女，5岁。四肢、会阴部位丘疱疹密集，痒甚，手不停搔，有黄水渗出，小片业已结痂。先用野菊花、车前草（鲜品或干品）适量煎汤洗净创面，然后将上药撒敷患处，当日痒止，5天后，皮疹全部消失。

王其兵　高军　时乐／文

载于《中国民族民间医药》2015年6月

参考文献：

［1］孙浩. 医学存心录［M］. 北京：中医古籍出版社，2003.

孙浩运用中药散剂脐疗法经验赏析

孙老临证常用中药散剂治疗小儿积滞、腹泻、湿疹、外感等症，尤专中医外治法的运用，现将其运用中药散剂进行脐疗的经验概述如下。

1. 脐疗思想

脐疗是以脐（即神阙穴）为用药或刺激部位，以激发经气、疏通经络，促进气血运行，调节人体阴阳与脏腑功能，从而防治疾病的一种方法，是中医的外治法之一，至今已有上千年的历史。脐部皮肤薄嫩，神经、血管丰富，有较强的吸收能力和良好的感受及传导功能，当用各种适宜药物或物理刺激施治于脐部时均能刺激局部神经末梢，再通过神经系统的反射与传导，调整机体植物神经的机能，增强机体免疫力和抗病能力，从而达到强身健体、防病治病之目的。另外，脐部给药不经过消化系统，较少通过肝脏，避免了药物对消化道的刺激及肝脏代谢对药物成分的破坏，从而更好地发挥疗效。孙老认为神阙穴属任脉，而任脉又与督脉相为表里，故能总理人体诸经百脉；又为冲脉循行之地，而冲脉为十二经脉之海，且任、督、冲皆为奇经，贯穿于十二正经之间，具有调节各经脉气血的作用，故神阙能通周身之经气。可见，一个小小的肚脐可通过调节各经脉气血的运行，联系起五脏六腑、四肢百骸、五官九窍、皮肉筋骨。再则，脐居中焦，位居大腹中央，是上、中、下三焦之中枢，为生命胚胎期输送能源的通道、五脏六腑之本、元气归藏之根。《难经·六十六难》曰："脐下肾间动气者，人之生命也，十二经之根本也。"小儿服药多有不便，部分患儿吐泻较剧，苦味中药必定难以下咽，而外用中药散剂（粉末）作用于脐部，配合一定的物理刺激，可迅速通过小儿稚嫩的皮肤渗透到脏腑器官发挥功效，使用方便快捷，通常1~2次治疗即可收效。

2. 姜桂椒萸止泻良

方名：止泻散。

组成及用法：川椒、吴茱萸、肉桂、小茴香、淡干姜各等分，共研细末，以瓷瓶或玻璃器皿盛贮，勿令泄气。每用3g，盛入小纱布袋内，覆盖于脐上，外以绷带固定；24小时后取下，再用原药末3g，用法如前。连覆2次（计48小时）为1个疗程。

功用：温脾和胃，除湿止泻。

主治：小儿腹泻。

例 陶某，男，1岁。腹痛、便利稀黄，日泻10余次，味如败卵，泻后稍安，口干欲饮，饮入即吐，嗳噫酸腐，舌苔淡黄厚腻，指纹紫滞。大便检验：镜检见不消化食物之残渣，脂肪球（＋＋）。证属脾胃呆滞，纳运无权之伤食泻，予"止泻散"温脾和胃。用药1个疗程后，腹泻、呕吐均止，腹部疼痛消失，嘱注意饮食调理，未再用药。

按 孙老认为，小儿泄泻与"脾""湿"二字相关，《黄帝内经》云："脾病则飧泄""湿胜则濡泄"。故孙老治泻多从运脾利湿着手，临床常用的有醒脾、运脾、补脾和化湿、利湿、燥湿等法。然脾属足太阴经，任脉为之司，故取任脉经中神阙一穴，覆以温燥辛香走窜之剂，以通经、温脾、燥湿。

孙老所创"止泻散"中用味辛性热之川椒、吴茱萸暖脾胃而散寒邪；肉桂味厚甘辛大热，壮命门之阳；小茴香辛温开上下经之通道，调中止呕下食；干姜辛热守而不走，以"燥湿而补脾"。诸药合用，共奏调任督、和阴阳、行气血、健脾胃、除寒湿之效，故对治疗小儿泄泻较为适宜[1]。通过孙老的临床观察，"止泻散"对婴幼儿伤食（乳）泻和风寒泻疗效均佳，可能因为婴幼儿肌肤薄嫩，药物的渗透效果较好，因此作用于肠道的效果也较好。年龄较大、辨证为脾气虚或者脾肾阳虚久泻的患儿疗效欠佳，一时不易奏效，大多需加服健脾补肾中药方能痊愈[2]。近年来，我院在病区和门诊将其应用于防治儿童静滴红霉素所致的胃肠反应（恶心、呕吐、腹胀、腹痛等），疗效良好[3]，进一步扩大了该散的应用范畴。此外，孙老特别提醒，使用该散时药末必须盛入纱布袋内再覆于脐部；如将其直接填覆脐中，刺激性太强，易导致皮肤黏膜损伤。

3．二子敷脐能敛汗

方名：二子散。

组成及用法：五味子、五倍子各等分，共研细末备用。每晚于临睡前取10g，加温开水调拌，捏成圆形药饼如银元大，紧贴脐窝，上覆洁净保鲜膜一块（较药饼大），外用纱布绷带裹腹，如螺旋式从上腹裹至下腹，使之互相牵扯，以免药饼滑脱。次日清晨待儿起身后去绷带及药饼，当晚再如法，连敷3次为1个疗程。

功用：敛肺止汗。

主治：小儿汗证（多汗）。

例 蒋某，女，18个月。生后母乳不足，营养欠佳，形体偏瘦，半年来，月月感冒，感则流连不解，汗出偏多，动时尤甚，舌淡，苔薄白，指纹暗淡。此气虚自汗之证也，予"二子散"敷脐以敛肺止汗，次日汗出即少，连敷3次，汗全止。经随访半月以上未见复发。

按 孙老指出，小儿肌肤常表现为柔软湿润，身有微汗称"养身汗"，故小儿又名"汗团子"。本散所治之汗系指自汗、盗汗与多汗。多汗指小儿寐时出汗，汗出如珠，沾湿衣衫，以头面、颈项、胸背为多，临床无明显气虚、阴虚证象，与盗汗、自汗不同，与养身汗亦异。本散中五倍子味酸、咸，性寒，入肺、肾、大肠经，孙老引《本草纲目》云："其味酸寒，能敛肺止血，化痰止咳收汗；其气寒，能散热毒疮肿；其性收，能除泻痢湿烂"。五味子味酸，性温，入肺、肾经，《医宗必读》谓其能"滋肾经不足之水，强阴涩精，除热解渴，收肺气耗散之金，疗咳定喘，敛汗固肠"。二药均入肺、肾二经，其味皆酸，《伤寒论注》云："肺欲收，急食酸以收之，以酸补之"，故孙老将二者用于肺虚出汗极为有效。用五倍子止汗，见于

《本草求真》，该书谓："常出自汗，睡中出为盗汗，用五倍子研末，津调填脐中，缚定，一夜即止也。"今孙老将二药合用乃受朱丹溪"黄昏嗽方"（五倍子、五味子二药组成，功擅收肺保肾）之启发，认为二药合用有金水相生、母子同补之义，其功效倍于单味药。此散药性寒温相济，其性和平，对皮肤无刺激、过敏等反应[1]。

4. 承气作散善通滞

方名：承气散。

组成及用法：芒硝6g，厚朴5g，枳实5g，生大黄6g，上为1次量，共研为末，摊于10cm×10cm的3层纱布上，敷于患儿脐部，外以纱布绷带裹腹，上用热水袋（温度适中）温熨敷药部位15～20分钟，俟肛门排气排便后去之，拭净皮肤即可。

功用：宽中导滞。

主治：小儿食积便秘。

例　李某，男，2岁。体型偏胖，平素嗜食。因中秋时节贪吃月饼、菱角之类食品，食伤脾胃，运化不良，以致湿温发热，干呕心烦，饮入即吐，腹胀拒按，大便未排，舌苔黄厚，脉滑数。证属食积中焦，腑气不通，治以通降腑气、旋运中州。料药入必吐，拟大承气汤方为散外敷，以代内治。敷上散后约3小时即频闻矢气，5小时后排出大便甚多，旋即胀消、呕止，抚之已汗出津津，热退身凉矣。停药，嘱家长需节制患儿饮食，以防复发。

按　孙老认为，小儿食积便秘，与伤寒阳明腑实证的病因有别，但病机相同，总以通腑泄热为法，故化裁仲景大承气汤之药为散剂外敷脐部。现今小儿多娇生惯养，食多过饱，故积滞（伤食、伤乳、消化不良等）一证多见，虽症状多端，常见便秘、溢奶、呕吐、嗳气、腹胀等，但均与腑气不通相关。"胃以通降为和"，故在治疗上通腑导滞为第一要务。现代医家常使用芒硝（或玄明粉）外敷治疗急慢性胰腺炎腹痛或腑气不通等诸多症状，研究表明芒硝经皮吸收后能显著增加胃肠蠕动。孙老在多年的临证实践中独创多种中药散剂内服治疗积滞诸症收效颇佳，但有时小儿服药较为困难，运用该散进行脐疗避免了口服药在儿科应用的不便之处，此法方便快捷，配合热敷或红外线照射脐部，可促进药物的透皮吸收，用药直达脾胃肠腑[4]，快速发挥功效，效如桴鼓。孙老常引《理瀹骈文》之谓："中焦之病，以药切粗末炒香，布包缚脐上为第一捷法"，是为之法。

时乐　高军　王其兵／文

参考文献：

［1］孙浩. 医学存心录［M］. 北京：中医古籍出版社，2003.

［2］高军，孙浩. 孙浩治疗小儿脾虚泄的经验. 江苏中医药［J］，2010，42（12）：8－9.

［3］潘灯银. 敷脐散在防治儿童静滴红霉素所致胃肠反应中的疗效观察. 内蒙古中医药［J］，2014，33（32）：24.

［4］孙浩. 外治法治疗小儿内病举验［J］. 中医外治杂志，2003，12（4）：3－4.

浅探"火郁发之"在《〈医宗金鉴·幼科心法要诀〉白话解》中的运用

《〈医宗金鉴·幼科心法要诀〉白话解》一书中多次提出"火郁发之"的治则，现将这一治则在儿科中的运用简单梳理，以飨读者。

1. 胎赤

"胎赤胎中受热毒，生后遍体若丹涂，清热解毒汤极妙，蒋氏化毒功效殊。"

胎赤多由孕妇过食辛热，热毒蕴于血分，传于胎儿所致。临床表现为婴儿出生后，身热，皮肤湿红，形如水烫火伤之状，热毒重者大便秘结，治疗以清热解毒为主。蒋氏化毒丹中犀角（现代用水牛角）、黄连、大黄泻火通腑解毒；青黛、玄参清热解毒；桔梗、薄荷、甘草宗"火郁发之"之义，宣发解郁，使毒从上出。此类郁热在清火、泻火正治法之中尤应注意宣发透达，必须掌握"火郁发之"，使伏火能从内达外，不致遏郁不解。[1]

2. 赤游风

"赤游胎中毒热成，皮肤赤肿遍身行。……内服犀角蓝叶散……贴涂二法可安宁。"

本病的发生主要是由于婴儿体内蓄伏胎毒火热，加上出生时护理不当，内蕴热毒之邪，搏于血分，蒸发于肌所致。在中医中属"温病"范畴，证属热入营血分，治疗以清热、凉血、解毒为主。犀角解毒饮中犀角、生地、赤芍、黄连内清血热以解毒凉血；金银花、连翘、牛蒡子、灯芯草、甘草清凉解毒、清心利尿，使入营分之热毒转出气分而解，从小便下行而出。蓝叶散中蓝叶、犀角清热解毒、清心凉血；山栀子、石膏、大黄、黄芩清热解毒，通腑泄热。犀角解毒饮中的荆芥、防风和蓝叶散中的柴胡、升麻皆宗"火郁发之"之义，意在解表透邪，散发郁火，使其郁火得散，勿使寒凉太过而敛邪。[2]

3. 内热头痛

"内热头痛属阳明，鼻干目痛齿颊疼，清热加味茶调治，便秘加入大黄攻。"

内热头痛多因小儿饮食不知，过食肥甘厚腻，影响脾胃运化功能，而致积滞内停，郁而生火，胃热循阳明经上行引起，治宜清热止痛，疏风解郁。加味茶调散中黄芩、石膏、清茶清热降火，便秘可加入大黄通腑泄热。"热病最怕表气郁闭"，所以配伍荆芥、薄荷，清中寓宣透之意，即开窗散热，火郁发之。[3]

4. 囟填

"囟门肿起气上冲，其间虚实要分明……肝盛泻青丸最效，里热连翘饮堪行……"

囟填是小儿囟门肿起如堆的证候，一般常见于惊厥和发热的患儿，大多由于哺乳不调，或时邪侵入，阻于脏腑，其气上冲而成。里热较重之囟填多由外感时邪（或寒或热），脏腑不调，其气上冲而致，表现为囟门按之柔软伴有发热，面红气粗息涌，治疗以清热解毒为主。大连翘饮中连翘、黄芩、山栀、木通、当归、赤芍、瞿麦、滑石等有清热解毒、活血利尿之功，但辛凉苦寒直折里热，不易清除邪热，反易凝滞气机，使邪无出路，泄越无门，而有凉遏之势，冰伏之弊。[4]所以配伍"荆芥、防风、柴胡、蝉衣"以发散郁火、疏风清热。

5. 讨论

"火郁发之"的治疗法则出自《素问·六元正纪大论篇》。历代医家认为外感内伤皆可致郁。叶天士《临证指南医案》载："邪不解散，即谓之郁。"《赤水玄珠·郁证门》："夫郁者，结滞而不通畅之谓，当升而不得升，当降而不得降，当变化而不得变化，所以为郁。""火郁"即热邪伏于体内，不得升散和外达，则氤氲于内而致病。究其因，或为外感邪气郁久化热而成"实火"，或为内伤七情、饮食劳倦所生"阴火"内陷。故凡造成郁滞的因素均可导致火郁病证发生。"发之"为治疗"火郁"的方法，《黄帝内经》注家多以"汗"解之。历代医家对"发"的阐述颇多。火为阳邪，性本炎上、主动，故凡治火郁之证，用张景岳所说："解之，散之，升之，扬之，如开其窗，揭其被，皆谓其发，非独止于汗也"的治疗方法。简言之，"火郁发之"就是因势利导，通过宣发郁热，既可透邪外出，又可散热降温，以达到气机开合升降协调，恢复阴平阳秘。其用药《丹溪心法》有"凡火盛者，不可骤用寒凉药"。

所以实证火郁多选辛开苦降之品，令清泻火热而无寒凉遏邪之弊，达邪而无助火之忧，但辛温之药不可过用[4]。而"阴火"的治疗当属东垣升阳散火法，以大量风药主治火郁症，用量特轻，意在升阳而不在发汗[5]。"胎赤"病于血分发于肌肤，血分之热宜清，肌肤之热宜发，治以清热泻火解毒，辅以清宣透达，此治之"发"有解之、扬之的涵义；"赤游风"病于营血分，治疗当清热解毒、透热转气，此治之"发"有"解之、透之、散之"的涵义；"内热头痛"病在阳明经，治宜散热止痛、疏风解郁，此治之"发"有"升之、散之"的涵义；"囟填"的发生多因外感时邪，郁而化热，上冲于头所致，治疗当清热解毒、疏风散郁，此治之"发"有"解之、扬之、散之"的涵义。所以无论外感或内伤之"火郁"皆可运用"火郁发之"的治则指导治疗。

高军／文

载于《湖南中医杂志》2015年第31卷第11期

参考文献：

[1] 薛伯寿，薛燕星."火郁发之"的运用 [J].中医杂志，2004，45（11）：864.

[2] 谢仁明，贾妮，何德平，等.火郁证从气血分辨证浅议 [J].新中医，2007，39（9）：96.

［3］薛伯寿讲述薛燕星整理．"火郁发之"的运用［J］．中医杂志，2004，45（11）：863．

［4］张胜，朱春冬，李远．从《伤寒论》谈火郁证治当寒温合法［J］．中医杂志，2006，47（3）：235．

［5］曾均．火郁治疗方法浅析［J］．光明中医，2013，28（6）：1229．

活络效灵丹治疗宫外孕22例小结

自1972年以来，余与本院妇产科医生以张锡纯之活络效灵丹（《医学衷中参西录》）为主治疗宫外孕22例，治愈20例。现小结如下：

1．临床资料

22例患者中，有20岁1例，21～25岁4例，26～30岁2例，31～35岁5例，36～40岁7例，41～45岁3例；有不孕史者8例；停经1月者8例，2月者7例，无停经史者3例；入院时无出血者4例，有出血者18例；尿妊娠试验阳性5例，阴性17例；红细胞2×10^{12}/L以下3例，2×10^{12}/L～3×10^{12}/L 13例，3×10^{12}/L以上6例；血红蛋白50g/L以下3例，55～65g/L 8例，70～80g/L 3例，85～95g/L 6例，100g/L以上2例；入院时休克型4例，不稳定型8例，包块型10例。22例均有不同程度的腹痛。

2．诊断标准

典型病史：停经，剧烈腹痛，不规则阴道流血，突然昏倒或休克。

腹部体征：明显的腹膜刺激征，移动性浊音，腹部触及包块，下腹部穿刺有血液。

妇科体征：明显宫举痛，后穹窿穿刺有血液。

特殊检查：尿妊娠试验阳性。

3．治疗方法

非手术治疗适应证：不稳定型、包块型基本上采用非手术治疗。如休克时间较短，一般先采用非手术治疗，如治疗后不再出血，血压回升，休克纠正者，可继续非手术治疗，反之，应考虑手术治疗。

基本处方及随证加减：活络效灵丹由当归、丹参、乳香、没药四药组成。拟活络效灵丹去当归，加赤芍、桃仁（适量），以活血祛瘀、通经止痛，若兼有其他证象者，应随证加味。如兼有气虚脱力者，加人参、附子、甘草；兼有寒凝气滞者，加干姜、附子、官桂；兼热实便秘者，加大黄、芒硝；兼肝气不舒者，加柴胡、金铃子、香附；兼脾胃虚弱者，加太子参、茯苓、白术、陈皮；腹部有明显症积者，加三棱、莪术、地鳖虫、炮甲片等。

此外，还可结合西医手段治疗，如体虚食少者，适当输液；血虚头昏、乏力、血红蛋白低于 $50g/L$ 者，适当输血；发热、血象较高、有明显感染征象者，加用抗生素类药物。

4．疗效观察

22 例宫外孕患者经用本法治疗后，痊愈 20 例；余 2 例，一为休克型，因阵发性腹痛未止，妊娠试验反复阳性；一为包块型合并感染，感染控制后包块已明显缩小，但不能完全吸收，此两例均用手术治愈。

腹痛消失时间：2～5 天 2 例，6～10 天 14 例，11～15 天 4 例，未消失 1 例，无腹痛 1 例。

包块消失时间：10～15 天 5 例，16～30 天 10 例，31～40 天 3 例，未消失 1 例，无包块 3 例。

5．讨论和体会

（1）宫外孕大致属中医"癥"（症）、"瘕"范围，表现为"气滞血瘀"证。本方功在活血祛瘀、通经止痛，有破瘀散结作用。我们认为宫外孕患者如病程较短，正气未虚，本方的剂量可适当加大，还可用三棱、莪术、地鳖虫、虻虫、炮山甲之类攻坚破积药，主动进攻，则疗效更速。22 例中腹痛、包块消失较快的病例，大都加大了本方的用量，并加用了虫类药物。

（2）治疗时，必须切实掌握手术治疗和非手术治疗的指征。如宫外孕患者，经本方多次治疗后，胚胎继续存活，包块逐渐增大，妊娠试验持续阳性；或包块明显缩小，但未完全吸收，估计病程较长需服药较多者，均应考虑手术治疗。22 例中手术治疗的 2 例均属此类。

（3）宫外孕患者进行非手术治疗后能否正常受孕？腹腔血液能否吸收？脏器有无粘连？回访后得知，有 1 例经治愈后已两次正常受孕；有 1 例治愈1 月后，在月经来潮后进行绝育手术，发现输卵管有米粒大破口，不出血，腹腔内无残留血液，亦未见盆腔脏器粘连现象。

孙 浩／文

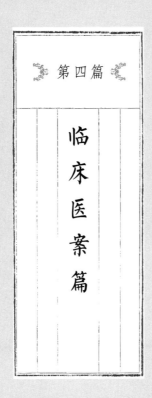

第四篇

临床医案篇

外感积滞案

例 李幼，男。初病有小寒热，2日后但热不寒，热盛面赤，干呕心烦，气粗口干，渴欲饮水，饮入即吐，愈吐愈渴，旋饮旋吐，舌红，苔黄厚，指纹浮红。此外感积滞之证也，邪已由卫入气，与里滞交炽于内；治当清气泄热，消食化滞。

处方 生栀子壳4.5g，连翘壳6g，川黄连1.5g，制半夏4.5g，整枳壳9g（开水磨如糊状，冲服，头入煎），炒黍米6g，神曲9g，伏龙肝30g（煎汤代水）。

二诊 药后壮热已平，烦躁得安，呕吐获止，反见脘腹瞋胀，下利黄水，此乃未尽之邪热与里滞搏结中焦而致。"热结旁流"之象，非真通也，应予化滞通腑。

处方 茯苓9g，连翘6g，莱菔子3g，焦山楂9g，炒麦芽9g，陈皮3g，生大黄4.5g（后入），玄明粉4.5g（冲服），生甘草2.4g。

三诊 药后得大便2次，先硬后溏，中结已通，腠开汗泄，余热尽退，腹胀全消，继予安胃和中法以善其后。

处方 参苓白术丸45g，每服4.5g，每日2次，开水化服。

按 本例为气分热证夹有积滞之证，以栀子壳、连翘清热解毒；半夏、黄连、伏龙肝降逆止呕；神曲、黍米消食和胃；枳壳宽肠导滞。枳壳用磨，取其气味浑全，消积之功胜。二诊热结下利，一以"保和"消食化滞，一以"调胃承气"泻积泄热。方虽用下，但属缓泻，不致有伤小儿胃气。

喘嗽肺闭案

例 王幼，男。季春之际伤于风，鼻流清涕、咳嗽1日许，忽发热汗闭，气急鼻煽。诊见面色青灰，鼻窍灰黑，唇绀口干，目闭少神，时而烦躁，咳声沉闷，痰鸣漉漉，舌淡，苔白腻，指纹紫滞达于气关。证属肺闭痰阻，气机上逆；治以宣肺降气，化痰平喘，慎防内陷之变。

处方 紫苏叶6g，紫苏子3g，制香附4.5g（杵），淡豆豉4.5g，前胡3g，牛蒡子4.5g，杏仁4.5g，橘红3g，制半夏4.5g，葱白3个，生姜1片。

二诊 药后汗出半截，身热气喘稍平，咳声较爽，唇口、指纹色紫转红，苔白转为淡黄。热未尽退，不宜再表，应清肃肺气，化痰平喘。

处方 炒枯黄芩6g，桑白皮6g，浙贝母6g，紫苏子3g，橘红、橘络各3g，川郁金4.5g，法半夏4.5g，鲜枇杷叶4片（刷去毛，包），生萝卜汁1酒盅（俟药煎成后，稍停兑服）。

三诊 温温发热，喘平，咳嗽，气粗，痰鸣，腹胀，大便3日未解，苔黄，口干。此乃痰热恋肺化热，法当泄热祛痰。

处方 炒枯黄芩6g，炙桑白皮6g，地骨皮6g，生甘草3g，浙贝母6g，杏仁4.5g，鲜枇杷叶4片（刷去毛，包），天竺黄4.5g，溏心瓜蒌（中等个头）1枚。

四诊 药后便下黏稠如胶，腹胀全消，黄苔已退，周身微有汗出，热退气平，神情安谧，惟轻微咳嗽而已，稍事清肺和中可矣。

处方 桑叶络4.5g，杏仁4.5g，南沙参6g，浙贝母6g，麦冬6g，茯苓6g，炒白术4.5g，橘白3g，炒谷芽9g，3剂已。

按 本例患者素有痰湿，外感风寒后，肺气宣肃之令不行，发热、喘咳之症油然而生。一诊取香苏散合葱豉汤出入，以轻宣肺气，其中紫苏子、前胡、杏仁、橘红、半夏降气化痰。二诊证有热变趋势，不应再表，乃投枯黄芩、桑白皮、浙贝母、鲜枇杷叶清肺泄热；紫苏子、橘红、橘络、郁金、半夏、生萝卜汁降气化痰。白萝卜汁有宽胸化痰而不伤气的特点，但不宜用滚药冲熟，熟则补中。三诊热象已著，且增腹胀，用枯黄芩、桑白皮、地骨皮清肺泄热；天竺黄、浙贝母清化热痰；瓜蒌、杏仁润肠通腑。盖肺与大肠相表里，通腑泄浊是泻肺泄热之法也。如斯重证，三治而愈，要在随机应变，轻旋巧拨耳。

暑温案

例1 陈幼，男。溽暑之令，随母夜宿露天，晨起即病，发热汗闭，呕吐痰水，嗜睡，舌红，苔白厚腻，两唇发干，脉浮滑。证属伤于暑湿，湿偏重，病在卫；宜发汗利湿，慎防热盛动风而痉。

处方 香薷4.5g，清水豆卷6g，炒苍术3g，杏仁、薏苡仁各6g，白豆蔻2.4g（杵，后入），六一散9g（包），通草2.4g，鲜薄荷叶10片（后入），鲜荷叶1角。

二诊 药后汗出热解，惟手足心热，苔色转黄，腹胀，口干，不行大便。此乃表解而里滞未化，蕴蒸作热，化其积滞，去其里热可矣。

处方　焦山楂12g，炒牵牛子末3g。上药共研细末，米饮加糖少许，调如糊状，顿服。服后行大便1次，诸症悉瘥。

例2　彭幼，男。发热汗闭2日，干咳无痰，鼻干唇红，嗜睡，寤则躁扰，颈稍强，腹微膨，舌红欠润，苔白腻，指纹红艳，小便短黄。证属暑热内闭，消烁津液。经云："热者清之，躁者濡之"，治以清宣凉润，桑杏汤加减主之。

处方　桑叶4.5g，菊花4.5g，杏仁6g，南沙参6g，浙贝母6g，大青叶4.5g，连翘4.5g，天花粉9g，活水芦根3尺。

二诊　药后热势已挫，唇干转润，神安不躁，咳嗽无痰。此乃邪之所至，遗患未平，治当清燥润肺。

处方　桑叶络4.5g，杏仁6g，南沙参9g，浙贝母6g，天花粉9g，麦冬6g，六一散9g（包），大青叶4.5g，荸荠皮少许，服2剂。

药后身得润汗，热退咳止而瘥。

例3　袁幼，女。恶寒发热汗闭、呕吐1日，入夜则壮热如炽，头痛项强，神志欠清，手足撮搐，舌绛，苔薄黄，脉弦数。证属气营两燔，有入血趋势，亟宜清气凉营，使之转出气分乃吉。

处方　金银花6g，连翘6g，生石膏60g（先煎），肥知母6g，六一散12g（包），寒水石9g（先煎），玄参9g，生地黄9g，麦冬9g，石菖蒲3g。

二诊　热势已挫，搐搐幸止，神志转清。惟大热伤阴而见唇舌干红，口渴引饮，"继用甘寒"是其候也。

处方　玄参9g，麦冬9g，生地黄9g，天花粉12g，生干草3g，鲜石斛20g（先煎），鲜稻穗3具，鲜荷叶1角，鲜西瓜皮、冬瓜皮各5片（每片厚约0.5cm，约掌心大），服2剂。

药后诸症悉解，嘱饮银花露、荷叶露以善其后。

例4　崔幼，男。发热1日，热势渐炽，迅即进入昏迷，颈项强直，频繁撮搐，呼吸浅表，舌绛而干，指纹紫滞已达命关。证属暑邪陷入心营，肝经风热鸱张；治以清营解毒，息风开窍。

处方　生石膏60g（先煎），肥知母6g，大青叶6g，板蓝根6g，生地黄9g，玄参9g，鲜石斛15g（先煎），鲜石菖蒲6g，双钩藤9g（后入），犀角屑1.5g（代，兑服）。

二诊　热势稍平，撮搐较缓，神志昏蒙，气粗痰鸣，舌绛，脉弦数。

痰热内闭，凉开自无疑义。

处方 原方1剂。再予安宫牛黄丸2粒，每服半粒，1日4次，鲜竹沥1酒盅化服。

三诊 发热晨轻午重，搐搦时作时止，气粗痰鸣已平，神志转苏，舌干稍润，指纹虽紫，但色彩较活。今晨解褐色溏便1次，小便短黄。症情已有转机，仍应凉营清热，平肝息风。

处方 金银花6g，连翘（连心）6g，生地黄9g，玄参9g，麦冬9g，双钩藤9g（后入），石决明20g（先煎），鲜石斛20g（先煎），琥珀末0.5g（分2次兑服），服2剂。

四诊 热退，五心未净，搐止，惟手指微颤，舌红，口干。此乃大热伤阴，余风未靖，按"终用甘酸敛阴"法治之。

处方 北沙参9g，肥玉竹9g，天冬9g，生白芍9g，宣木瓜9g，鲜石斛15g（先煎），鲜海蜇30g（先煎），鲜生地黄汁、荸荠汁合1酒盅兑服。

本方连服2剂，五心作热、手指颤动均已。

按 暑温大致可从病因、病位上辨证。病因主辨湿、热孰轻孰重，临床上有湿盛于热、热盛于湿和湿热并重三种类型。病位主要辨在卫、在气和入营、入血。如热盛伤津，或热结阳明，或热盛动风，又常须结合脏腑辨证。如辨证清楚，治疗自可得法，"否则前后不循缓急之法，虑其动手便错，反致慌张矣"（叶桂《外感温热篇》）。

陈案为暑温轻证，邪在卫分，湿偏重，治以"在卫汗之可也""治湿不利小便，非其治也"为原则，方用香薷、豆卷、鲜薄荷叶祛暑发汗；薏苡仁、通草、六一散利湿利水；苍术、豆蔻芳香化湿。其中苍术与六一散并用，先父认为有类似苍术白虎汤的作用，可奏化湿清热之功。薄荷、荷叶均取鲜品，用以清暑解热。二诊身热汗解，示在卫之邪已去，不复他传，虽见"手足心热，腹胀，口渴喜饮"等症，但属里滞蕴蒸作热，非邪传气分可比，不用清气药而用山楂、牵牛子化滞通里，可见辨证之精确也。

彭案为阳明气分热盛，进而热伤津液，故见干咳、鼻燥、唇舌干红等一系列燥象，选用桑杏汤清宣凉润，加大青叶、连翘、活水芦根清热解毒，使暑温之邪围于气分而解。

袁案为气营两燔证，方宗"透热转气"法，予清气凉营药并加入息风之品。凉营可使营分之热转出气分，而清气亦可使营分之热宣泄无遗。

崔案为邪陷心营、热盛动风，治法与袁案几无大异，惟多豁痰、凉开之品。神苏、搐止后，见五心作热、手指颤动等阴虚风动之象，本甘酸敛阴法加雪羹汤清化痰热。

1972 年，本市（仪征市）农村"乙脑"流行，曾参照袁、崔二案制方之义，制成"乙脑Ⅰ号"（金银花、大青叶、板蓝根、生石膏、肥知母等，适用于气分型——普通型）、"乙脑Ⅱ号"（连翘、板蓝根、生石膏、肥知母、生地黄、麦冬、鲜石斛、鲜石菖蒲、双钩藤、陈胆南星等，适用于气营两燔型——重型）合剂，结合西医降温、纠酸、脱水等措施，共治疗 108 例患儿，治愈 104 例，死亡 4 例，病死率 3.7%。

暑热证案

例　张幼，男。素本脾虚质薄，常感冒、便溏。入伏以来便厌食多饮，近来发热汗少，热势随气温的高低而升降，气息稍粗，寐时易惊，唇干舌红，指纹浮红，口渴引饮，小便清长，腹软，不行大便。此暑热证也，法当清暑解热、养胃生津。

处方　鲜金银花 60 朵，鲜石斛 1 尺（先煎），鲜荷叶 1 角（碗口大），西瓜翠衣 10 片（铜钱大），鲜扁豆叶 10 片，鲜薄荷叶 10 片，绿豆 15g（以上 7 味均需用水洗净），炒薏苡仁 9g，炒麦芽 15g，煎汤酌加蔗糖频饮。

上方连服 3 日，中午壮热渐平，饮水量减少，嘱仍服原方，服至 4 日后，身热尽退，饮食如常。暑往秋来，未再发热。

按　小儿暑热证具有季节性特征，好发于夏季，中伏、末伏期间发病率尤高。暑为阳邪，其中人也，既可伤阳，亦能损阴。小儿为稚阳稚阴之体，不耐炎暑。体气薄弱者，受暑后阴阳失调，常表现为暑热燔于外，虚热炽于内的烦渴大热证。孙老用六味鲜品加绿豆、薏苡仁、麦芽煎汤，取名"六鲜清暑汤"。六鲜具有甘寒生津、清热解暑的功效，加绿豆解毒，薏苡仁、麦芽利湿开胃。暑多夹湿，然苦温、芳香、淡渗类药皆非所宜，惟薏苡仁利中有补，较为适用。

结胸证案

例　吴某，女，4 岁。诊见温温发热，5 日未解，无汗，诉"心里难过"，心下拒按，唇干口渴，饮入即吐，小便短赤，舌红，苔黄腻，脉滑数。此属邪热与里滞互结心下之结胸证也，治以泻热开结。

处方 炒栀子4.5g，炒枯黄芩6g，制半夏6g，浙贝母9g，整枳壳9g（开水磨汁冲服，头入煎），焦山楂9g，通草2.4g，溏心瓜蒌（中等个头）1枚，服1剂。

二诊 药后解稀便1次，腹稍软，身热不甚，吐止，黄腻苔已退迫半。原方再进1剂，续泻其热可也。服后又得溏便2次，其气热臭，热退，苔净，治宜调理脾胃，以善其后。

按 《伤寒论》将结胸证列为误下变证："病发于阳，而反下之，热入因作结胸"。关于结胸的辨证，《医宗金鉴》概括《伤寒论》所论结胸各条的脉证指出："大结胸，邪重热深，病从心下至少腹硬满，痛不可近，脉沉实，故宜大陷胸汤以攻其结，泻其热也；小结胸，邪浅热轻，病在心下硬满，按之则痛，不按不痛，脉滑，故用小陷胸汤，以开其结，涤其热也。"这段文字将少腹硬满的范围、腹痛的情况、脉象的表现作为大小结胸的鉴别要点，以示热结在里的轻重浅深，从而决定攻结泻热之药力大小。以此对照，本案应为小结胸证（但非误下之变证），治法当取泻热开结。方用栀子、枯黄芩清气泻热；枳实、山楂消食导滞；半夏化痰开结；通草泻热利水；瓜蒌、浙贝母为治疗结胸的要药，《医宗必读》谓瓜蒌"主疗结胸"、浙贝母医"胸中郁结"。小陷胸汤用瓜蒌实1枚，取其有甘寒通降作用，是治疗小结胸证不可或缺的药物。本方用溏心瓜蒌1枚，其甘寒通降作用似较干者为佳。

水肿案

例 潘幼，男。因风寒束肺，痰阻气道，以致发热恶寒，无汗，咳嗽痰齁，并见眼窠、四肢水肿，阴囊饱满光亮，小便短黄，脉沉滑，舌淡，苔见尖边薄白、中根厚腻。证属肺失宣肃，水气不行，泛溢肌肤，发为风水，治当发汗利水。

处方 紫苏叶9g，防风6g，清水豆卷6g，橘红3g，制半夏4.5g，杏仁6g，茯苓9g，桂枝4.5g，炒泽泻9g，赤小豆30g（煎汤代水），服2剂。

二诊 药后汗出热解，咳嗽痰齁均已，小便增多，水肿明显消退，大便溏。脾丰健运，胜湿制水，肾司气化，化气行水，表解后，应脾肾同治。

处方　茯苓 9g，炒白术 6g，生黄芪皮 9g，焦薏苡仁 9g，陈皮 4.5g，制半夏 4.5g，炒泽泻 9g，官桂 3g（后入），山茱萸 4.5g，赤小豆 30g（煎汤代水），服 3 剂。

三诊　药尽后水肿全消，大便已实，饮食如常。予参苓白术丸 45g，每服 3g，1 日 1 次；金匮肾气丸 90g，每服 3g，1 日 2 次，连服半个月。

按　小儿水肿初期伴有表证，病因为风为水，法在治肺治肾。肺为水上之源，治肺在于宣肺疏风，下气行水；肾主水液，治肾在于运旋气化，通利州都。故在一诊中用紫苏叶、防风、豆卷疏风解表；橘红、半夏、杏仁下气消痰；茯苓、桂枝、泽泻、赤小豆利水消肿。表解后肿未全消，则以治脾治肾为主，故二诊取"二陈"去甘草，加生黄芪皮、薏苡仁健脾制水；官桂、山茱萸、泽泻温肾利水。综观此案，始则肺肾同治，以宣肺散邪为主；继则脾肾同治，制水化水兼施，是深得治肿之法也。

癫痫案

例　李某，男，6 岁。癫痫发作 1 年余，近两个月来常二三日一二发，发则目睛上视，手足瘛疭，口吐涎沫。午后面赤如熏，扪之觉热，大便干，舌红，苔薄黄，脉弦数。询之起始，知头部曾受外伤。证属肝有余而风动，脾不足而痰生，风、热、痰相互为患；首当凉肝息风，清心豁痰。

处方　生栀子壳 4.5g，碧玉散 15g（包），生石决明 24g（先煎），鲜石斛 15g（先煎），矾水炒郁金 9g，天竺黄 6g，双钩藤 15g（后入），生白芍 9g，羚角尖 3g（分 3 次磨汁，兑入药汁中冲服），服 3 剂。

二诊　3 日来痫发 1 次，午后面颊赤热已退。知肝热稍平，方以清心豁痰为主。

处方　鲜石斛 15g（先煎），生石决明 15g（先煎），天竺黄 6g，淡竹茹 9g，炙远志 6g，连翘心 3g，麦冬心 3g，莲子心 2.4g，琥珀末 0.6g（冲服），服 3 剂。

三诊　痫发一次，口吐涎沫甚少，须臾即苏，舌质红，薄黄苔已退，脉数。风热痰肆虐已平，以凉肝清心药酌减，培土抑木，在所必需。

处方　生牡蛎 15g（先煎），生白芍 9g，麦冬 9g，生地黄 9g，琥珀末 0.6g（冲服），太子参 9g，莲肉 9g，茯苓 9g，生甘草 3g，服 3 剂。

四诊　癫痫未发，惟寐中手足不时蠕动，舌红欠润。余风将敛，予滋水涵木、培土抑木法，再制其余，并补其不足。

处方 熟地黄9g，生白芍9g，五味子2.4g，败龟甲15g（先煎），太子参9g，茯苓9g，淮山药12g，橘白4.5g，淡菜3个，服3剂。

随后酌情调整上方，大致仍以补益脾肾为主（忌用温燥），连服10余剂，手足蠕动渐止，癫痫迄未发作。

按 本案根据小儿肝、心、阳有余这一生理病理特点，在癫痫发作急剧时，抓住风、热、痰三因处理，确定凉肝（清热、息风）、清心（豁痰、定惊）两大治法。在痫发基本控制以后，则以补益脾肾为主，此乃从根本制其有余而补其不足也。正如陈复正所谓："盖病源深痼，但可徐图，惟以健脾补中为主，久服痰自不生，痫自不作矣。倘系年深日久者与河车八味丸间服，无不愈者。"（《幼幼集成》）。

白喉案

例1 韦某，女，5岁。恶寒、发热、无汗3日，疑为感冒。近日忽咳嗽加剧，气急声嘶，甚则喘憋烦躁，两手乱搔，面青唇绀，咽喉红肿，上布白色伪膜，舌红，苔薄白，脉浮数。证属时邪干于肺系，热毒结于咽喉，痰浊壅于气道之白喉重证。证势危重，勉拟清热解毒、泻肺祛痰法，以观药效。

处方 金银花9g，连翘9g，板蓝根9g，桔梗4.5g，甘草4.5g，浙贝母9g，胖大海9g，陈胆南星4.5g，礞石滚痰丸12g（包），服1剂。

另用鲜土牛膝根1握，洗净捣烂绞汁，用棉签蘸汁频频点入咽内。

二诊 药后便利溏薄2次，中央黏液甚多，身热稍平。呛咳时呕出白膜1块，气急较缓，烦躁较安，面青唇绀、声嘶均见好转。证有转机，可望步入坦途。

处方 金银花9g，连翘9g，山豆根6g，桔梗3g，甘草4.5g，玄参9g，麦冬9g，马勃6g，天花粉9g，浙贝母9g，服2剂。另用鲜土牛膝根汁频频滴入咽内。

三诊 咽喉红肿已退，白膜大部剥脱，仅见星星点点，气息稍粗，偶有呛咳，舌红无苔，脉数。咽为胃管，喉为肺管，热毒伤于肺胃之阴，治以养阴、清肺、败毒。

处方 玄参9g，麦冬9g，生地黄9g，牡丹皮9g，地骨皮9g，人中黄

9g，金银花9g，石斛15g（先煎），川百合9g，梨皮1撮，连服5剂。另予鲜土牛膝根汁继续滴喉5日，并嘱注意卧床休息，避免活动，以防暴脱。

例2　张某，男，3岁。发热1日许，即见呛咳气促，唇青面紫，舌干欠润，咽喉红肿，上布白膜，声音嘶哑，咳声如吠，躁扰不安，两手自搔其面。证属疫火炽盛，攻于咽喉，气道为之不利之喉风险证；亟宜清解疫毒，利咽润喉，予金玉五汁饮频频饮之。

处方　鲜生地黄60g，鲜石斛50g，鲜土牛膝根120g，荸荠60g。上药洗净同捣绞汁，加入鲜竹沥1盅（约100mL），频频饮之。

二诊　饮药后2～3小时，突发剧烈呛咳，呕出黏痰及白膜2片，咳喘顿平，发热减轻，舌干转润。清咽利喉解毒之剂非金玉五汁饮莫属，当继续饮用。

三诊　发热已退，咽喉红肿见消，白膜大部脱落，仅见一星半点，偶有呛咳，舌红，脉细数。养阴清肺是其候也，清热解毒不可尽废。

处方　生地黄9g，玄参9g，麦冬9g，粉丹皮6g，地骨皮9g，人中黄9g，金银花9g，川贝母6g，川百合9g，梨汁、鲜土牛膝根汁各1小盅（兑服），服3剂。

药后诸症悉已，嘱进雪羹汤1周，忌食香燥甜腻之品半月。

按　两案均为白喉案。韦案有恶寒发热表证，孙老认为"白喉为时疫传染而成，其性烈，其毒强，传变极速，最易闭肺攻心。虽有恶寒症状，但非表寒，乃热毒内闭、营卫不和之象，去其热毒，寒热可自行而解"。因此，他主张运用清热解毒药而不主张解表，清代《重楼玉钥》一书亦有"白喉忌表"之说。实践证明，时疫、温病非六淫所染，乃"天地间别有一种戾气所感"（吴有性语）。现已证实，白喉病原物为白喉杆菌，恶寒发热是病菌释放毒素使机体出现的一种中毒反应，治法应以清热解毒为主（清热解毒药大部分有抗菌作用）。解表药大多有促进外周血液循环和扩张汗腺而引起发汗的作用，其中虽有一部分药有抗感染的作用，但药力不专，往往汗出而寒热不解。清热解毒药如大青叶、板蓝根、马勃、山豆根、射干、土牛膝等，均有解毒利咽作用，古人对此早有认识。其中尤以大青叶、板蓝根、土牛膝等药效强，经过药物实验及临床实践证明，其对白喉杆菌有较好的抗菌和中和毒素的作用。因此，"白喉忌表"之说是科学的，应该给予肯定。《重楼玉钥》还提出运用养阴法治疗白喉，这是符合临床实际的。从白喉的临床征象来看，大都有不同程度的阴伤表现，用养阴药是对证的。但运用养阴药不代表不使用清热解毒药，清热解毒药与养阴药的主从地位应根据证候表现来决定，适当配合使用，方为全面。张案热毒既重，阴伤亦甚，须大剂应用清热解毒、养阴生津药。取鲜品之汁，频频饮服，使之多次作用于咽喉，且清凉之性更佳。

1976年9月中旬江苏省仪征市曹山乡三八村白喉流行，起初未用鲜土牛膝根汁治疗，死亡5例。后用之，所治22例无1例死亡，也无1例气管切开。鉴于鲜土牛膝根不易保存，南京新医学院与仪征市人民医院合作，将鲜土牛膝根加工成颗粒冲剂，经临床验证，疗效不减。制法如下：①取土牛膝鲜根洗净晾干，切碎，置于锅中，加水高出药材面6～10cm，水温加热至70～80℃，温浸3次，每次约2小时，合并3次滤液，浓缩收膏至每克相当于鲜药材4～5g或干药材1.5～2g；②取浸膏加适量糖粉、淀粉混合均匀，过10目或12目颗粒筛，做成颗粒，置烘箱中60～80℃烘干至呈浅棕色颗粒状，包装即得。每袋相当于土牛膝鲜材20g或干药材8～9g。服法和用量为每日3次，每次1袋。

水痘案

例 张幼，男。形寒发热2日余，咳嗽，鼻流清涕，疑为感冒未治。诊见面红耳赤，眼光如水，头面、四肢散见红疹，胸背多见。疹周红晕，中心有晶莹水疱如粟。腹痛便稀，烦躁不安，舌红，苔薄白，指纹浮红。证属时毒入侵肺卫，与脾经湿热相搏，发为水痘；治以疏风清热，解毒利湿。

处方 荆芥4.5g，连翘6g，金银花6g，薄荷2.4g（后入），蝉蜕4.5g，牛蒡子4.5g（研），白蒺藜6g，桔梗3g，甘草节3g，通草2.4g，服1剂。

二诊 先见水痘已发疱灌浆，浆色浑浊，颗粒饱满，周围泛红，其余部位又陆续新见水痘，仍发热，咳嗽，便稀。时毒有宣泄之机，湿热有下行之势，勿令止泻，仍须透邪。继予原方去荆芥、薄荷，加干浮萍3g，地肤子6g，服1剂。

三诊 药后身热已退，先见水痘正收靥结痂，后见水痘方发疱灌浆，肢体未再见新痘发生，咳嗽较疏，便稀转实。风湿时毒已向外宣泄，惟元气受损，余氛未净，治须益气养阴，清热解毒。

处方 金银花6g，连翘4.5g，牡丹皮4.5g，赤芍4.5g，南沙参9g，麦冬6g，地骨皮6g，碧玉散9g（包），绿豆衣3g，服2剂。

四诊 水痘已先后收靥结痂，身有润汗，纳佳，大便正常。痘发过程，儿体气阴两伤，须善于调理，痘痂俟其自行脱落，慎勿搔破。

处方 太子参9g，茯苓9g，炙黄芪6g，淮山药9g，大白芍9g，麦冬9g，金银花4.5g，人中黄6g，紫草3g，服3剂。

按 本案水痘属轻证、顺证，从见疹至收靥仅4日，治以疏风清热，凉血解毒，痘收后则治以益气养阴败毒。亦有热毒症状较为严重，出现营血分症状和壮热烦渴，痘大且密，颜色深红或紫滞，浆稠如脓，颗粒饱满，病程长至10日以上者，必须大剂凉营清热解毒，投以清营汤或犀角地黄汤。

孙老对水痘、天痘善于鉴别，著有鉴别诊断歌，录之以留鸿爪。歌曰：

> 发疹经过细询情，水痘天花各有形。
>
> 起病一二首批现，发热三四疹初萌。
>
> 向心点点见胸背，离心粒粒面肢盈。
>
> 出入参差先后发，一朝报到次第行。
>
> 疹块平平如疙瘩，颗粒高高似丘陵。
>
> 上有水疱注清液，顶若脐窝凹陷寻。
>
> 娇柔不耐手骚动，坚实须从指下明。
>
> 痘底泛红同月晕，花窠紧敛若星群。
>
> 浆浊不如天痘绿，根有红丝绕着行。
>
> 临证细心辨形色，说与后人仔细听。

百日咳案

例 周某，女，5岁。天朐时行，疫气深入肺络，顿咳已1月有余，日轻夜重，咳则面紫腰曲，呛吐食物和黏痰，痰中有血丝或血块，鼻衄，眼胞浮肿，舌绛欠津，苔黄腻，脉滑数。证属久咳伤阴，肺络受损，法当养阴清肺，肺气清而血自止。

处方 南沙参12g，生地黄9g，麦冬12g，桑叶络9g，枯黄芩9g，桃仁6g，川百合9g，生甘草3g，山慈姑0.6g（研粉，分2份入汤药头及二煎内服），鲜枇杷叶 3 片（刷去毛，包），服 3 剂。另予芦荟 3g（研粉），化水滴鼻，每日 2～3 次。

二诊 药后痉咳发作减少，呛吐已能控制，痰中偶见血丝，鼻衄未作。证势稍趋缓和，仍按前图索骥，予原方 3 剂。

三诊 药服 6 剂，痉咳大减，呛吐已止，血未再见，舌绛转为红润，面肿恢复常容。获效如此之速，诚不可多得者也，录之以待后验，原方继服 3 剂而后已。

按 方宗"见血休治血"之义，不用止血药，而用清肺养阴药，是治其本也。方中桃仁，原意用作破瘀止血。《名医别录》谓桃仁"主咳逆上气"，是故桃仁一味而兼有破瘀止血和肃肺止咳二用。山慈姑常用于外科痈疽、疔肿、恶疮，能散肺中热结，用治百日咳亦其所长。1973 年冬，孙老曾治一男孩，10 岁，感冒并发支气管炎，表解后咳嗽多日未愈，偶忆此方，即为应用。服药后一夜未咳，连服 2 剂即愈。嗣后凡遇小儿急性支气管炎，于止咳化痰药中加入山慈姑 0.3～1g，常能收到较好的效果。

痢疾案

例 王某，女，7 岁。初秋过食生冷不洁之物，复染暑湿之邪，以致恶寒发热，无汗，下痢红白，白多红少，腹痛，里急后重，便次无度，舌苔满布，淡黄厚腻，纳呆，溲少，脉浮数。证属夹表夹食下痢，方取藿香正气散解表和中、木香槟榔丸泻积行滞。

处方 藿香 9g，紫苏叶 9g，清水豆卷 6g，茯苓 9g，炒薏苡仁 9g，糖山楂 9g，炒川厚朴 4.5g，鲜扁豆花 15 朵，鲜马齿苋 2 株，服 1 剂。另予木香槟榔丸 9g，每服 4.5g，1 日 2 次，吞服。

二诊 药后遍身汗出，寒热均解，下痢红白较爽，苔退近半。再予通利。

处方 茯苓 9g，炒薏苡仁 9g，焦山楂 9g，炒川厚朴 4.5g，炒白扁豆 9g，六一散 12g（包），炒冬瓜皮 6g，鲜扁豆花 15 朵，鲜马齿苋 2 株。继予木香槟榔丸，服法如前。

药后溏便 2 次，中夹少量黏冻，便后即止，苔尽退，能纳，予健脾和中剂善后。

按 小儿初痢多因湿邪与宿食并结于胃肠之间，治当导滞逐邪，以求一泻为快，决不能姑息养奸而遗后患。方选木香槟榔丸，取其有行气、活血、泻积、泻热之功，在汤药中加入茯苓、薏苡仁、白扁豆等，意在保护小儿胃气。惟运用通法必须是初痢以湿邪偏盛，里滞较重，痢下白多红少者为宜；如属热胜于湿、热毒伤血之血痢，则不可轻投。

天疱疮案

例 章幼，男。溽暑之令，暑湿蒸腾，心火为之妄动，伤于肌肤，故儿体散见水疱，疱体晶莹，内有清液，垂如袋形，部分疱溃创面鲜红，疼痛不安枕席。法当清热利湿，辅以外治。

处方 金银花9g，生甘草3g，细生地黄9g，紫花地丁6g，野菊花4.5g，生薏苡仁9g，淡竹叶3g，灯心草1.5g，共3剂。另予大黄炭、地榆炭各9g，共研细末，麻油调涂于疮破处。

二诊 药后疱疮已收敛结痂，未见新疮发生，原方继服3剂而后已。

按 《外科正宗》谓："天疱者，乃心火妄动，脾湿随之，有身体上下不同，寒热天时微异，上体者风热多于湿热，宜凉血散风；下体者湿热多于风热，宜渗湿为先。"故对小儿天疱多用清热利湿解毒药治之，外用大黄炭、地榆炭可收解毒敛疮、滋润皮肤、保护创面之效。

瘾疹案

例1 孙幼，女。风团四布，大片如云，头颈四肢较多，肌肤红热，躁扰欠安，舌红，苔薄白，脉象浮数。证属风热郁于肌表与气血相博，腠理宣泄不畅，发为瘾疹；治以疏风散热，凉血活血。

处方 荆芥4.5g，防风6g，连翘4.5g，白蒺藜6g，赤芍6g，牡丹皮6g，牛蒡子4.5g（研），蝉蜕4.5g，土茯苓4.5g，服2剂。

二诊 药后瘾疹大部分消退，四肢局部偶有小块出现。继予原方加干地龙3g，服2剂。本方服完1剂后，疹未再现，遂停药。

例2 岑某，男。交春必发瘾疹，已历3年，今春又发。诊见面白形瘦，四肢及腹部疹现如萍，搔之不已。畏风，纳少，大便不实，脉细，舌淡，苔薄白。证属脾胃虚弱，生化无权，以致血虚生风，发为瘾疹，非风邪外感所致，治宜调理脾胃，补益气血。

处方 潞党参9g，茯苓9g，炒白术9g，炒薏苡仁9g，炒芡实9g，广陈皮4.5g，制半夏4.5g，全当归4.5g，桂枝4.5g，甘草3g，煨姜1片，大枣3枚，服3剂。另予炒薏苡仁12g、大枣12枚、陈仓米适量，共为糜粥，早晚食用。

二诊 药后瘾疹大部分回收，畏风已止，饮食略有增益，大便成形。守方不变，以尽全功，再服3剂。

三诊 疹已退清，精神、饮食均较前为佳。脾胃为后天之本，仍须调理，以助生化。

处方 参苓白术丸150g，每服4.5g，早晚各服1次，姜枣汤送下。

按 两案均属过敏性荨麻疹。孙案为风热久羁血络，对此类瘾疹的治法，多于透发风热药中加入凉血、活血、败毒药，如赤芍、牡丹皮、紫草、人中黄、土茯苓之类。因为风和血、热和毒有内在联系，血行则风灭，热去则毒孤，而后败之。按此治法，风热瘾疹不愈者几稀矣。岑案为脾胃虚弱，生化乏源，气血不足，风燥郁于肌表所致；其治应以健补脾胃、温养气血为主，脾胃健旺，生化有权，气血自能充盛，血虚风燥之证亦自可迎刃而解。前后瘾疹皆为一病，何治之殊？此贵在辨证之要也。

疣（扁平疣）案

例 周幼，男。面颊、手、臂出现成簇扁平丘疹，色如正常皮肤，不感痛痒，亦无其他症状。证属风热外袭，蕴于肌肤，以致气血郁滞发为扁、疣之疾也；治以疏风清热，活血败毒。

处方 地肤子9g，白蒺藜9g，白芷6g，牡丹皮6g，赤芍6g，金银花9g，苦参6g，人中黄9g，服3剂。

二诊 药后皮疹部分消退。方已获效，原方继进3剂。药尽后扁平疣已全部退清。

按 方用地肤子、白蒺藜、白芷发散风热；牡丹皮、赤芍凉血散血；苦参、金银花、人中黄清热败毒。方虽平淡，但切中病机，故疗效甚好。仪征市人民医院内科、麻醉科有两名青年医生均患有此病，其一病程在半年以上，其二病程已长达数年之久，运用此方治疗后，未几即愈。

赤游丹案

例 管幼，女。发热3日未解，寐则惊促欠宁，寤则啼闹不安。面肢红肿如云，其色鲜艳似丹，扪之灼手，舌绛无苔，唇干口燥，指纹曲紫。脾主肌肉、四肢，风毒淫于内，脾热蒸于外，治宜疏风清热解毒、凉血散血，辅以外治。

处方 荆芥4.5g，连翘4.5g，金银花6g，薄荷2.4g（后入），白蒺藜4.5g，牛蒡子4.5g（研），粉丹皮4.5g，赤芍4.5g，活水芦根3尺，服2剂。另取活蚯蚓（肥大者良）30条、冰片9g，先取冰片研成细末，后将蚯蚓洗净，加入冰片末捣如泥，大口瓶盛贮，置于阴凉处，用时捏细绢或用消毒纱布蘸涂患处，1日数次。

二诊 药后面颊、四肢红肿大部分消退，尚觉温温发热，夜寐不惊，神情较安。继以原方去荆芥、薄荷、牛蒡子、蒺藜、芦根，加入中黄6g、地骨皮6g、鲜石斛12g（先煎）、天花粉9g，连服3剂后，热退丹消。

按 小儿丹毒为内有胎毒，因外感触发。《小儿卫生总微论方》云："小儿赤游肿痛者，内有积热熏发于外，外被风毒所干，内外相乘，搏于气血。"故治宜疏风清热解毒，凉血散血。一诊以发散风热为主，佐以凉血散血；二诊重在清热解毒，凉血散血。

外用药中，蚯蚓性寒，《本草纲目》载其能"解诸热疾""通经络"。虽非内服，但其效亦同。冰片味辛、苦，性微寒，外用能清热、消肿、止痛。两药合用，对丹毒有较好的疗效。

湿疹案

例 邹幼，男。因湿毒内蕴，发于肌肤，面颊、四肢大片疱疹，躁扰不安，部分糜烂，湿润有水，此"奶癣"也。宜予外治法清热解毒、止痒敛疮。

处方 炉甘石15g，枯矾6g，黄升3g，冰片1.5g，苦参9g。上药共研细末，糜烂处撒敷药末，干燥处麻油调涂（用量宜少）。另用鲜车前草、野菊花（干者亦可，适量）煎水洗净疮面后再分别涂药。

运用本法治疗1周后，疹即收敛平复。

按 湿疹分急性、亚急性、慢性三种，本案为亚急性湿疹，系风湿热浸淫肌肤所致。本法为局部用药，具有清热解毒、止痒敛疮作用。其中黄升一味，又名升丹、三仙丹，为水银、火硝、白矾三物升炼而成，其色黄，故名黄升，能杀虫止痒、去腐生新，外科常用于治疗痈疽恶疮久溃不收。湿疹瘙痒、糜烂，亦非用黄升不可，惟小儿肌肤薄嫩，用量不宜过大。孙老曾在研究中运用本方治疗各种湿疹 125 例，发现本方对急性湿疹、亚急性湿疹疗效较好，对慢性湿疹之风胜血燥证则疗效较差。

鹅口疮案

例 王幼，女。壮热多日，热平后口舌生疮，状如雪片，口角流涎，啼闹不安，便燥溲赤。"舌为心之苗，口为脾之窍"，此热毒蕴于心脾、发于口腔之"雪口"证也。取陈实功凉膈散意以清热泻火，并予外涂药以敛口疮。

处方 生栀子壳 4.5g，生石膏 15g（先煎），玄参 6g，天花粉 9g，浙贝母 6g，生大黄 4.5g（后入），细生地黄 6g，淡竹叶 3g，生甘草 3g，服 2剂。另予鲜野蔷薇根适量，洗净，捣烂绞汁，备用；生糙米 1 撮，冷开水半杯，搅拌成米泔水；再取净白布 1 块，蘸米泔水轻轻擦去口腔内白斑见红（即擦见舌质或见微微出血），然后用野蔷薇根汁涂之，1 日数次。

二诊 药后大便畅行，热毒下泄，口腔内白屑大部分消退，流涎减少，吮乳正常。方必改弦易辙，以清热养阴为主。

处方 玄参 6g，麦冬 6g，细生地黄 6g，淡竹叶 2.4g，鲜石斛 9g（先煎），金银花 4.5g，生甘草 2.4g，生白芍 6g，服 3 剂。外治同上，涂法如前（迳涂舌面，不须再用净布）。

按 陈实功谓"鹅口疮，皆心、脾二经胎热上攻"，主张用凉膈散清热泻火。《外科正宗》"咽喉论"和"齿病门"有凉膈散二方，一以疏风泻热为主，一以清热泻热为主。

野蔷薇根味苦、涩，性寒，无毒，功能清热解毒。古医籍中早有用治口疮的记载，今人亦有报道，但多为煎剂使用，而用野蔷薇根捣汁外涂，直接作用于疮面，据孙老临床观察，其效果似较煎汤内服为佳。

舌疮案

例 秦幼，女。温温发热，绵延数日。诊见口舌生疮，上腭及舌尖边呈苔藓状破溃，舌鲜红，无苔，口角流涎，吮乳时啼闹不安。证属风动心阳，心火上熏于舌，宜先散其风，风止则心阳自敛矣。

处方 金银花 6g，连翘 4.5g，薄荷 2.4g（后入），大青叶 4.5g，桔梗 3g，生甘草 3g，玄参 6g，麦冬 6g，淡竹叶 3g，服 2 剂。另予生石膏 3g、冰片 0.3g、青黛 0.6g、龙胆草 0.6g、蒲黄 0.6g、血竭 0.15g，上药共研极细末，撒涂患处，1 日 3～4 次。

二诊　内外合治，发热已退，腭舌腐破渐敛，口水大减，吮乳不啼，养阴清热是其候也。

处方　玄参 6g，麦冬 6g，粉丹皮 4.5g，地骨皮 4.5g，鲜石斛 15g（先煎），人中黄 6g，碧玉散 9g（包），金银花 4.5g，鲜竹叶 7 片，服 3 剂。外治如前。

药尽后，口疮痊愈，一切如常。

按　舌为心之苗，心火受外风所鼓，上熏于舌，发为口疮。一诊以疏风清热为主，外风散，内火平，则口疮自敛；二诊以清热养阴为主，热邪去，阴津复，则心火自宁。外用药有清热解毒生肌作用，屡用屡验，疗效甚好。口疮治法，非此一端。如非外感风邪引起，多以敛阴摄阳、调其水火为治（见"治疗小儿脾胃病的经验"）。孙老认为，口疮一证，多与"火"攸关。火有虚实真假之分，必须辨证施治，未可概以寒凉随折其火也。

牙疳案

例　赵幼，男。麻疹收敛后仍温温发热，余毒未清并挟胃火上炎，以致牙龈红肿破溃出血，痛不欲食，口角流涎，啼闹不安，口气热臭，舌红，苔薄黄，便干溲赤。此属牙疳重证，速宜内清火毒、外消肿痛，迟则有齿脱颊穿之虞。

处方　金银花 6g，生甘草 3g，生石膏 24g（先煎），生栀子皮 4.5g，板蓝根 4.5g，玄参 9g，麦冬 9g，细生地黄 9g，鲜竹叶 7 片，朱染灯心草 2.4g，服 2 剂。另予青黛 1.5g、人中白 1.5g、芦荟 3g，共研细末，撒于患处，1 日数次。

二诊　内外合治，疗效显然，牙龈出血已止，红肿见消，口臭不甚，稍能进食。原方继服 3 剂，外治如前。

按　本方用芦荟、青黛、人中白清热解毒，消肿止血。其中芦荟一味，质脆易碎，遇血则凝固如胶，用于外伤出血，其效立应。1968 年，泰兴县（1996 年，泰兴撤县建市）有一白血病病人来仪征市人民医院治疗，当时两口角各有如绿豆般大的溃疡 1 处，流血不止，医药罔效，后用芦荟 1g

研粉外撒，撒后，药末与血溶化如胶，固着伤口，严密无缝，出血遂止。

耳疳案

例 薛幼，男。右耳道糜烂流脓，啼闹不安，似有痛痒。此湿热浸淫于内之耳疳症也，取清热解毒排脓法，施以外治。

处方 金银花、甘草各3g，煎水100mL，装瓶，每用5～10mL，药棉蘸药水洗净脓液。另取鲜虎耳草（全草）1～2株，洗净捣烂绞汁，俟耳道清洁后滴入1～2滴，1日3次。

运用上法1周后，流脓即止，创面逐渐收敛，听力如常。

按 虎耳草又名金丝荷叶、耳朵草、红丝络、石荷叶。《本草纲目》早有虎耳草"治聤耳捋汁滴之"的记载。孙老据多年的临床经验，认为此草治疗聤耳效果甚好，但须连续使用，以随取汁、随滴用为佳。

夜啼案

例 殷幼，男。婴甫2个月，形体尚丰，数日来夜不安寐，啼哭不休。诊见腹胀，叩之如鼓，舌苔白厚，指纹淡暗。缘母乳充盈肥厚，失于节制，有伤脾气，此属乳滞腹胀之夜啼证也，宜节乳食、助消化，滞行胀消则夜啼可止。

处方 焦山楂6g，炒麦芽6g，广陈皮2.4g，炒川厚朴3g，服2剂。另予淡干姜、肉桂、丁香各0.5g，共研细末，分2份，先用一份置儿脐窝，覆以暖脐膏1张，另一份隔日再敷。

内外合治后，当夜儿啼即止。

按 小儿夜啼，前人有多种说法。有谓"心热"者（朱震亨），有谓"惊恐"者（万全），有谓"脏寒"者（鲁伯嗣），有谓"脏虚"者（薛铠）。但1～3个月的婴儿夜啼，如无外感表证，多因伤乳脾胃不和或欠乳化源不足所致。伤乳者宜节乳助运，欠乳者（乳汁偏少或清稀）应乳食充养，一旦胃和寐安，则夜啼自止矣。外用药干姜、肉桂、丁香皆为温中助运之品，对伤食腹胀、腹泻患儿用之甚验。

脾虚肌衄案

例 吕某，女，8岁。患者于3年前无明显诱因出现皮肤青紫斑点，此前曾在南京、上海、扬州多家医院治疗，经骨髓检查诊断为"慢性原发性血小板减少性紫癜"，曾使用肾上腺皮质激素及丙种球蛋白等药物治疗。血小板波动在 $2 \times 10^9/L \sim 60 \times 10^9/L$，偶有皮肤青紫斑点及齿衄出现。1 周前不慎受凉后皮肤瘀斑加重，伴咽干咽痛，食欲不振，夜寐欠安，舌红，苔薄黄，脉缓。查血常规示：白细胞 $6.0 \times 10^9/L$，血红蛋白 135g/L，血小板 $18 \times 10^9/L$。中医诊断为血证、紫斑；证属脾不统血，兼感热毒之邪；宜益气摄血治其本，清热解毒去其标。

处方　太子参 12g，白术 8g，黄芪 10g，甘草 5g，茯苓 10g，连翘 12g，重楼 10g，丹皮 10g，水牛角（先煎）15g，常法服 5 剂。

二诊　患者齿龈渗血停止，咽痛减轻，咽干，新发生的皮肤青紫斑点较前减少，复查血小板 $32 \times 10^9/L$。在上方基础上去连翘、重楼，加西洋参 10g，续进 21 剂。后用孙老经验方统血消癜汤（散）散剂调理，年余而愈。

按　本例患者为原发性血小板减少性紫癜。患者发病日久，递经治疗病情反复不愈，病程较长，耗伤正气。患者脾气虚，统血无权，故见出血反复不止，食欲不振；阴血不足，心神失养，魂不守舍，故见睡眠不佳；正气不足，故易感外邪。咽干咽痛、舌红、苔薄黄为外感热邪之征，脉缓为气虚之候。故治疗以太子参、白术、黄芪、甘草、茯苓扶助正气，以连翘、重楼、水牛角清热解毒去其标。外感去后减连翘、重楼，加西洋参以益气养阴。统血消癜汤（散）（潞党参 10～15g，炙黄芪 6～10g，茯苓 10～15g，炙黄精 10～15g，炙甘草 3～5g，炒谷芽 10～15g，全当归 3～5g，熟地黄 5～10g，旱莲草 10～15g，生白芍 15～20g。肝气偏旺，好动易怒，出血偏多者，生白芍可用至 30g；阴虚重者可加西洋参 15～25g）乃孙老治疗慢性紫癜的经验方，本方仿归脾汤意，以补益脾气、统摄血液。

鼻渊案

例　杨某，男，10 岁。患儿素体不丰，常易感冒并发咳嗽、流涕等。此次于 2 周前感冒后出现鼻塞，流涕，喷嚏，咳嗽，自述头疼，胃纳不佳，大便呈稀糊状，小便正常。来诊时见面色黄困，鼻塞，流黄涕，咳嗽，舌质红，舌苔尖边薄白、中根厚腻，脉细。CT 示上颌窦炎。证属脾虚湿盛，肺气不宣，鼻窍不通；治以宣肺通窍祛浊，兼健脾化湿。

处方　香白芷 9g，辛夷 6g，黄芩 10g，京菖蒲 3g，浙贝母 10g，苍耳子9g，郁金10g，胆南星8g，藿香8g，茯苓15g，黄芪10g，杏仁10g。服7剂，水煎服，每剂煎2次，每次150mL，口服。

细辛10g，炙麻黄15g，辛夷15g，香白芷12g，蔓荆子15g，苍耳子20g，苦丁茶15g，薄荷20g，共7剂，上药煎水外熏鼻腔，每次15～20分钟，1日2次。

二诊 经治疗后，鼻塞已解，喷嚏已止，流涕减少，鼻涕颜色变淡，惟咳嗽痰多，舌质淡，舌苔白、中根偏厚，脉细。

处方 内服补中益气丸（仲景牌），每次8粒，1日2次。外治在原方基础上加橘红15g、前胡15g，7剂，用法同上。

按 患儿素体脾气不足，运化功能失调，易内生痰湿，因外感致肺气不宣，故见鼻塞、流涕、喷嚏、咳嗽、胃纳不佳、大便稀糊等症状。痰湿郁久化热，循经上扰头目清窍，故见面色黄困、鼻塞、流黄涕、头痛等症。因此治疗当标本兼治，在宣肺通窍祛浊的同时加入益气健脾化湿之药。本案内服方中香白芷、辛夷、黄芩、京菖蒲、浙贝母、苍耳子、藿香、胆南星、郁金宣肺通窍祛浊；茯苓、黄芪、杏仁健脾化湿。外用方中细辛、炙麻黄、辛夷、香白芷、蔓荆子、苍耳子、薄荷皆以"辛"为主，可以宣肺通窍；《医林纂要》谓苦丁茶"苦甘，大寒"，功在散风热、清头目。诸药合用，内外同治，共奏宣肺通窍祛浊、健脾化湿之功，可以有效地治疗鼻窦炎。此外，后期及时予补中益气丸也是基于"正气存内，邪不可干"的理论。

心脏神经官能症案

例 章某，女，11岁。半月前因考试成绩不佳，被父母训斥后出现深叹息，发作剧烈时每分钟10余次，自述时有胸闷心慌，入睡后消失。曾就诊于我市多家医院，心电图及心肌酶谱正常。西医建议予心得安（普萘洛尔）治疗，家长因害怕西药副作用前来我院就诊。来诊时见患儿叹息剧烈，前胸起伏，述胸闷心慌，无发热及咳嗽，精神欠佳，面色淡白，舌质淡，舌苔薄，脉细弦。查心电图示：窦性心动过速。此属肝郁血虚、心神失养之证。

处方 柴胡8g，炙黄芪10g，薄荷（后下）5g，茯苓10g，茯神12g，当归8g，酸枣仁10g，郁金8g，磁石（先下）20g，炒麦芽10g，炙甘草3g，红枣5枚，服5剂。嘱其家长注意开导，使患儿精神愉悦。

二诊　5 天后复诊，诸症悉减，上方去磁石，加煨白芍 12g，续服 5 天而愈。

按　本方柴胡、薄荷、郁金疏肝解郁；炙黄芪，茯苓、炙甘草，红枣、茯神、当归、酸枣仁健脾养心安神；磁石重镇安神；炒麦芽健脾助运、疏肝解郁。二诊时诸症已渐愈，磁石有碍脾胃之运化故去之，加养血敛阴柔肝之白芍而获良效。

脾虚久泻案

例　解某，女，11 月。患儿自 3 月龄时开始腹泻，5～8 次/日，稀水或蛋花样大便，时夹黏液，大便常规示：脓细胞量多少不等，脂肪球少量或多量。曾在本地医院应用抗生素治疗，口服思密达、妈咪爱等，腹泻无明显好转。于是辗转在南京、扬州、镇江等地求治，曾多次住院治疗，疗效不佳。患儿精神日萎，胃纳减少，食后则泄，夹未消化食物残渣。查体：精神不佳，面色㿠白，哭声低弱，肌肉不丰，肠鸣音稍亢，肛周淡红，舌质淡，舌苔薄白，四末欠温，此乃脾虚泄泻。

处方　米炒太子参 6g，茯苓 6g，炒白术 5g，煨木香 3g，砂仁（后下）2g，广陈皮 3g，乌梅炭 4g，肉桂（后下）2g，制附子（先下）3g，通草 2g，甘草 2g，常法服 3 剂。

二诊　3 天后复诊，患儿大便次数稍减，胃纳渐增，精神好转，面色转润，四肢变温。上方去制附子，续进 5 剂。

三诊　1 周后复诊，患儿大便 1 日 2 次，稍溏，胃纳可，精神好，四肢温，舌质淡红，舌苔薄白，指纹淡红。

处方　米炒太子参 6g，茯苓 6g，炒白术 5g，煨木香 3g，砂仁（后下）2g，广陈皮 3g，姜半夏 5g，炒麦芽 6，甘草 2g。常法服 5 剂，后用参苓白术散调理半月而愈。

按　孙老强调，小儿泄泻一年四季均可发生。特别是长江中下游地带，雨水多、湿度大，夏秋季节更容易发生，再加上小儿饮食不知自节，故泄泻常反复发作，迁延不愈。但是不论何种泄泻都与"脾""湿"密切相关，在治疗脾虚泻时尤其应抓住"健脾"这一根本，故在治疗时运用太子参、炒白术、茯苓、制附子、肉桂等健脾扶阳。此即张仲景所说："四季脾旺不受邪"。基于这种认识，泻止后，可用参苓白术散调理，其基本点仍着眼于"旺脾胜湿"以扶助正气。

肾虚喘促案

例 李某，男，5岁。哮喘年余，感寒即发，发则治肺，虽有缓解之期，但移时又作，常无安宁之日。患儿形体虚羸，面色青灰，哮齁之声不辍，形寒肢冷，咳痰青稀，纳少，神疲，小溲清长，大便濡软，舌胖苔白，脉沉细。此为一派命火衰微、肾虚不纳之象，治当温肾纳气。

处方 紫河车9g，煅龙骨（先煎）12g，熟地黄4.5g，野山参、鹿角片（先煎）、熟附片、五味子、炙甘草各3g，肉桂（焗服）、淡干姜各1.5g，常法服2剂。

二诊 药后气喘稍平，齁喘之声较缓，肢冷明显转温。上方已获效机，原方加山萸肉、炙黄精、怀山药各9g。全方加5倍剂量，共研细末，1次6g，1日3次，开水调服。

三诊 服上药以来，患儿哮喘日趋平复，惟气息稍感细促，纳增，便实，形体略见丰腴，原方继服1月，并嘱调饮食，适寒温即可。

按 本例患儿命门火衰，肾虚不纳，故见喘促气急，形寒肢冷，咳痰青稀，纳少，神疲，小溲清长，大便濡软。此喘非肺气虚弱、呼吸短促可比，治当温肾纳气以固其本。惟肺属燥金之脏，大温大热于肺不利。前方用河车、鹿角、姜、桂、附等温阳壮火之品，但用量较小，方中有甘草、龙骨、熟地等药为伍，可缓其热性。后方加山萸肉、黄精、山药，其性平和，无燥热伤肺之虞。患儿喘息日久，需要较长时间服用药物，以巩固疗效，减少复发。

寒凝气滞腹痛案

例 洪某，女，9岁。经常腹痛，多因感寒而发。近日因食冰镇食品后，痛又大作，脘痛时发时止，啼闹不安，面色苍白，手足发凉，喝热水后痛稍止，时泛清水，不欲纳食，舌苔白厚，脉沉紧。此乃嗜食冷饮，中阳欠运所致，治宜温阳、化气、止痛。

处方 肉桂（后下）3g，附子（先煎）5g，吴茱萸4g，淡干姜3g，甘草3g，白芍10g，枳壳6g，延胡索8g，服3剂。

二诊 服药后即痛止，周身温暖舒适，泛恶清水亦止。唯脘满不思纳谷，治以温中和胃，理气助运。原方去肉桂、附子、吴茱萸、淡干姜，加炒谷芽、焦山楂各10g，陈皮5g，连进3剂即愈。嘱禁食冷饮，以防复发。

按　中医认为小儿脾胃薄弱，如外受寒邪，内伤冷饮，使脾胃升降功能失常，气机痹阻不通，故致腹痛。本方以附子、肉桂、吴茱萸、干姜温中散寒，枳壳、延胡索行气止痛，加白芍、甘草缓急止痛。痛止后以运脾和胃为主，防止病复。

寻常痤疮案

例　问某，男，12岁。近1年来口腔溃疡（口唇多见）反复出现，面部、鼻部多发痤疮，背部、胸部可见痤疮样皮疹，不痛不痒，口苦，口干，口有异味，大便干，舌苔中根厚腻，脉滑数。此属脾胃湿热内蕴，治以清胃化湿。

处方　地肤子12g，白鲜皮10g，薏苡仁15g，苦参6g，丹皮10g，地骨皮10g，熟大黄10g，甘草5g，天花粉12g，淡竹叶10g，服7剂。

二诊　悉症如上，大便仍干结，原方去竹叶，加玄明粉10g（冲服），继服7剂。

三诊　上半身痤疮皮疹密集，色红，舌尖溃疡愈后又见新的溃疡，火毒较重，治以清火消疡。

处方　牡丹皮10g，地骨皮10g，碧玉散（布包）30g，连翘10g，石斛10g，玄参10g，麦冬10g，土茯苓15g，熟大黄10g，野菊花9g，服7剂。

四诊　药后诸症略见好转，上方去大黄、野菊花，加生地5g、紫草10g，服7剂。

五诊　药后口腔溃疡已愈，皮疹明显减少。

处方　苦参10g，白鲜皮10g，土茯苓20g，金银花15g，连翘10g，紫草10g，碧玉散（布包）30g，丹皮10g，地骨皮10g，麦冬15g，服7剂。

按　《小儿药证直诀》曰："……鼻为脾，……，赤者热也，随证治之。"根据患儿在病程中出现的临床症状及体征，初诊时辨为脾胃湿热。方中地肤子、白鲜皮、薏苡仁、苦参清热利湿解毒，熟大黄通腑泄热，丹皮、地骨皮清热凉血。无论何种证型的痤疮，若伴咽干口渴者，可加玄参、天麦冬、天花粉。二诊时患儿大便仍干，故去清热利水之淡竹叶，加用玄明粉、熟大黄以通腑泄热。三诊时患儿体内湿热、热毒仍较重，故见痤疮皮疹密集、色红，舌尖溃疡，予以碧玉散、连翘、玄参、土茯苓、野菊花清热解毒利湿。经治疗后患儿体内热毒渐去，去大黄以防泄下伤正，加用生地、紫草以清热凉血解毒。本案脾胃湿热贯穿整个病程，故后期仍以清热解毒利湿为主，以缓缓收工。

再发性腹痛案

例 刘某，女，7 岁。患儿平素经常腹痛，以热毛巾敷脐后可缓解。此次因过食冰激凌致腹痛已有 5 天，以脐周为甚，阵发性发作，以热毛巾敷脐后好转不明显，追问病史该患儿多贪凉，喜食冷饮，察其手足不温，舌淡，苔白厚，脉沉紧。查 B 超示肠系膜淋巴结稍肿大，查幽门螺旋杆菌为阴性。此为小儿再发性腹痛，证属寒凝气滞，不通则痛，治拟温寒止痛，方选温通汤口服，外以散寒止痛散敷脐。

处方 肉桂（后下）3～5g，附子（先煎）5～10g，青陈皮 3～5g（各），淡干姜 2～3g，炙甘草 3g，煨白芍 10g，台乌药 5～10g，煨木香 2～3g，红枣 10g，服 3 剂。

温寒止痛散方药如下：吴茱萸 30g，肉桂 15g，小茴香 20g，北细辛 15g。上药共研粉，每用 3～5g，盛入小纱布袋内，覆盖于神阙穴上，外以绷带固定；24 小时后取下，再用原药末 3～5g，用法如前，每日 1 次。

治疗 1 周后，腹痛明显缓解，再巩固治疗 1 周，已痊愈，嘱其不能吃冷食。随访至今，未再复发。

按 小儿再发性腹痛在临床上比较常见，其中大部分是功能性腹痛。功能性腹痛是指疾病的发作不能从组织结构及生化方面的变化来解释，但确是真实存在的，并非精神性或假想性的。其病因多包括以下几方面：遗传易感性、家庭及社会心理因素、自主神经功能失调、内脏感觉高敏感性及胃肠动力功能失调。研究认为，小儿功能性腹痛与幽门螺旋杆菌感染关系密切。小儿脾胃薄弱，经脉未盛，易为内外因素所干扰，特别是感受寒邪，搏结肠间、胃脘，聚而不散，寒主收引，寒凝则气滞，气血壅塞不畅，经脉痹阻不通导致腹痛，故腹部中寒、寒积腹痛者居多。脾土弱，肝木失抑而亢旺，而肝旺更致脾虚，互为因果，导致症状反复不愈。该证之治法为温阳化气、散寒止痛。方选温通汤口服，外用温寒止痛散敷脐。温通汤方中肉桂味厚甘辛大热，壮命门之阳；附子、干姜辛热守而不走，以"燥湿而补脾"；

乌药气雄性温，外解表而理肌，内宽中而顺气，入肺而宣通，入脾而宽中，故能行气散寒止痛；木香辛行苦泄温通，芳香气烈而味厚，善通行脾胃之滞气；陈皮、青皮，二者皆可理中焦之气而健胃；甘草、白芍、红枣缓急止痛。温寒止痛散中吴茱萸暖脾胃而散寒邪，小茴香辛温开上下经之通道，调中止呕下食，细辛含挥发油，具有解热、抗炎、镇静、抗惊厥及局麻作用，能松弛平滑肌的痉挛。脾属足太阴经，任脉为之司，故取任脉中神阙一穴，覆以温燥辛香走窜之剂，以通经、温脾、燥湿。

感染后咳嗽案

例　吴某，女，6岁，因反复咳嗽20天来诊。患儿20天前曾发热，经过治疗后热退，现有咽干，反复咳嗽不已，咳嗽为阵发性，以睡前及睡醒后较多，夜间有汗，听诊两肺呼吸音稍粗糙，未闻及啰音，舌质淡红，苔薄白，脉弦细。胸片示两肺未见异常。证属少阳枢机不利，肺所失宣；治以和解少阳，肃降肺气。

处方　柴胡8g，黄芩6g，党参6g，法半夏6g，蝉衣6g，僵蚕6g，枳壳6g，川贝4g，桔梗5g，生甘草3g，大枣3个，生姜5片（如1元硬币大小，下同），服7剂。

二诊　药后咳嗽明显减轻，夜间有汗。

处方　柴胡8g，黄芩6g，太子参8g，煨白芍6g，山药6g，桂枝3g，大枣2枚，生姜2片，甘草3g，炒麦芽8g，川贝母4g，蝉衣6g，服5剂。

按　小柴胡汤由柴胡、黄芩、半夏、人参、大枣、生姜、甘草组成，功在和解少阳，主治寒热往来、胸胁苦满、默默不欲食、心烦喜呕、口苦、咽干、目眩、舌苔薄白、脉弦之伤寒少阳证。本例患儿因感冒后出现咳嗽且伴有咽干、舌质淡红、苔薄白、脉弦细等症状，张仲景在《伤寒杂病论》少阳病篇对少阳柴胡证进行辨证时提出"但见一证便是，不必悉具"的原则，这为小柴胡汤应用的广泛性和灵活性奠定了基础，故本病可用小柴胡汤治疗。

喉源性咳嗽案

例　高某，女，7岁。患儿体质素虚，易感咳嗽，此次因咳嗽20余天来诊。家长述夜间咳嗽较重，咽痒即咳，咳嗽之初曾服用阿奇霉素、开瑞坦等，但效果不佳。诊见咳嗽阵作，干咳少痰，咽稍红，两肺呼吸音稍粗糙，舌质淡红，苔薄白，脉弦。此乃肝气横连，肺失肃降，治以调畅枢机，肃肺利咽。

处方 柴胡 8g，黄芩 6g，党参 6g，法半夏 4g，炙麻黄 6g，杏仁 6g，蝉衣 8g，僵蚕 8g，生甘草 3g，玄参 8g，生姜 5 片，大枣 3 个，服 5 剂。

二诊 药后咽痒明显减轻，咳嗽时作。上方去法半夏加桔梗 5g，续进 7 剂而咳愈。

按 "喉源性咳嗽"是南京中医药大学附属医院耳鼻喉科干祖望教授基于"喉为肺系"的理论提出的病名。干老认为，喉源性咳嗽是临床常见病、多发病，尤其是时下过敏因素的增多使得该病的患病率更高，但在临床治疗时往往与普通的咳嗽混为一谈，所以治疗效果多不理想。该病临床表现以阵发性喉头奇痒作咳、不痒不咳为主症，患者自觉咳从喉部而起，咳呈连续性，甚至呈痉挛性，少痰或无痰或痰黏难咯，咯出为爽，饮水则止；病程较长，从几个月至几年不等，每天常有 7～8 次之多，严重时 1 小时可达 10 多次；少数患者伴有发音音色粗糙，甚至嘶哑等表现。不论新感外邪还是余邪未清，其本质都是"风邪作祟"，而风邪之所以不去是因为正气不足所致。本病多反复发作，具有"往来"的特点，小柴胡汤的组方也有扶正祛邪、调畅三焦的功效，可以使该病病机中的诸多矛盾得到和解。本案中的蝉衣、僵蚕、玄参可以祛风止痉、利咽止咳；而炙麻黄与杏仁为麻黄汤和三拗汤中镇咳平喘的核心药对，诸药合用可对本病起到较好的治疗效果。

汗证案

二子散组成及用法：五味子、五倍子各等分，共研细末备用。每晚于临睡前取 10g，加温开水调拌，捏成圆形药饼如银元大小，紧贴脐窝，上覆洁净保鲜膜 1 张（较药饼大），外用纱布绷带裹腹，如螺旋式从上腹裹至下腹，使之互相牵扯，以免药饼滑脱。次日清晨待儿起身后去绷带及药饼，当晚再如法，连敷 3 次为 1 个疗程。

例 蒋某，女，18 个月。生后母乳不足，营养欠佳，形体偏瘦。患儿半年来，月月感冒，感则流连不解，汗出偏多，动时尤甚，舌淡，苔薄白，指纹暗淡。此气虚自汗之证也，予"二子散"敷脐，敛肺止汗，次日汗出即少，连敷 3 次，汗全止。经随访半月以上未见复发。

按　小儿肌肤常表现为柔软湿润，身有微汗，称"养身汗"，故小儿又名"汗团子"。本散所治之汗，指自汗、盗汗与多汗。多汗指小儿寐时出汗，汗出如珠，沾湿衣衫，以头面、颈项、胸背为多，临床无明显气虚、阴虚征象，与盗汗、自汗不同，与养身汗亦异。本散中五倍子味酸、咸，性寒，入肺、肾、大肠经，孙老引《本草纲目》云："其味酸寒，能敛肺止血，化痰止咳收汗；其气寒，能散热毒疮肿；其性收，能除泻痢湿烂。"五味子味酸，性温，入肺、肾经，《医宗必读》谓其能"滋肾经不足之水，强阴涩精，除热解渴，收肺气耗散之金，疗咳定喘，敛汗固肠"。二药均入肺、肾二经，其味皆酸，《伤寒论注》云："肺欲收，急食酸以收之，以酸补之"，二者用于肺虚出汗极为有效。用五倍子止汗，见于《本草求真》，该书谓："常出自汗，睡中出为盗汗，用五倍子研末，津调填脐中，缚定，一夜即止也。"二药合用受朱丹溪"黄昏嗽方"（由五倍子、五味子二药组成，功擅收肺保肾）之启发，有金水相生、母子同补之义，其功效倍于单味药。此散药性寒温相济，其性和平，对皮肤无刺激、过敏等反应。

（孙浩　高军　林伟　王其兵　高媛媛/文）

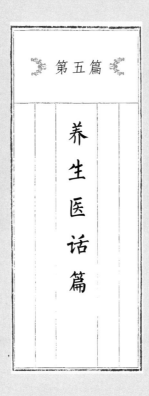

第五篇

养生医话篇

春来话养生

人与自然是息息相关的。春天，风和日丽，万木争荣，是一切生物的生长期。人们要顺应这一气象来安排好自己的生活，使生活过得自然安适、兴趣盎然。具体应该怎样做呢？

起居适时：春天的起居要适时宜人。《黄帝内经》有谓："夜卧早起，广步于庭，被发缓形……"意思是说晚上早睡，早上早起，披着头发，全身心放松去室外散步，或跑步、打拳、做操、舞剑……呼吸清新空气，活动肢体筋骨，使自己的精力长盛不衰。

衣着应变：春季是由冬季过渡来的，寒温正在转换，气温变化无常，衣服的增减要随机应变。唐代医家孙思邈说过："春月，阳气闭藏于冬者渐发于外，原宜发散，以舒阳气。惟天气寒暄不一，春风多历，不可顿去棉衣，恐风冷易于感冒。"

食养调和：春天的升发之气，使人体的新陈代谢变得旺盛，体内所需的养分也相应增多，所以一日三餐必须吃足、吃好，要营养全面，不能偏嗜挑食。

应时防病：春季气候温和，是各种病菌、病毒最活跃的时期，要注意环境卫生和个人卫生，在作息上要劳逸结合，颐养性情，这样才能使"正气存内"，外御病邪，保持健康。

野蔬逾珍馐

春季蔬菜的品种较多，其味芳香，其质清纯（须纯绿色食物），含多种养分，有些还能防病、治病，是药食两用的佳品。宋代的欧阳修常以"山肴野蔌"（即野菜）宴请宾客，明朝的朱伯庐盛赞蔬类之品胜过珍馐，可见其品位之高。现将几种野蔬的药养作用简述如下：

马兰头：味甘，性微寒，含植物蛋白、脂肪、维生素 C、有机酸等；可凉拌（洗净，开水烫熟，加麻油、食盐或酱油、香干调拌），亦可炒食；有清热止血、抗菌消炎作用，善治血症（如吐血、鼻衄、齿衄和紫癜）、急性炎症（如咽喉炎、扁桃体炎、眼结膜炎、牙周炎）。

芦笋：即芦笋根冒出的嫩芽，如竹笋；其味苦涩、微甘，性寒，含纤维素、木质素、碳水化合物、维生素 B1、维生素 B2、维生素 C 等物质；市售为开水烫熟之半成品，食前须用清水浸洗 2～3 天以去苦味，掐去笋头，剥去笋壳，加调料炒食；善治肺脓疡之咳吐脓血，还能预防乙脑、白喉、流感等疾病。

枸杞头：味微苦、甘，含芸香甙；可炒食，亦可凉拌（开水烫熟，加调料）；有明目（可治夜盲、视力减退）、降血糖、降血压作用。

芦蒿：味辛、甘，性凉，含维生素 C、脂肪、植物蛋白、糖类等物质；多炒食，其味芳香，可增进食欲；有清热解毒、止血消肿的功效，善治鼻衄、齿衄及各种局部急性炎症。

野芹菜：亦名洲芹菜，味辛、甘，性凉，含芹菜甙、挥发油、胡萝卜素、维生素 C、糖类等物质；可炒食，亦可用盐腌制生食；有开胃、降脂、降血压的作用，还可治疗急、慢性咽炎，齿衄，鼻衄，便秘等症。

香椿头：味甘、辛，性平，含胡萝卜素、维生素 B 和维生素 C 等；与鸡蛋同炒，香味扑鼻，可刺激食欲，亦可用盐腌制晒干，常年食用；可治疗急、慢性痢疾；用鲜品煎汤外洗，还可用治皮肤疮疹。

三月三，荠菜花赛牡丹

每年农历三月初三，常可听到老人说："三月三，荠菜花赛牡丹。"

荠菜在未开花时，可做汤菜，又可做汤团、包子、水饺的馅心，其味鲜美。荠菜的花蕾很小，多集中在顶上，花瓣呈倒卵形，在农历三月成片开放，洁白如雪，远看似白牡丹。

荠菜花虽是野生植物，但其药用价值较高。唐代《备急千金要方》用治"二目涩痛"；宋代《三因极一病征方论》用干荠菜花加甜葶苈子研末为丸，可治"肿满"（急性肾炎性水肿）、"小便涩浊"（乳糜尿、前列腺炎、尿路感染）。除此之外，荠菜花还有止血（吐血、便血、妇女月经过多）、降血压的作用。在花即将成熟的时期，采集其花（连茎）洗净、切碎、晒干，每次取用 10g，以开水泡之当茶饮，有清肝明目、降压的作用。有人用鲜荠菜花加茶叶、盐等煮鸡蛋，其蛋芳香可口，营养丰富（含胡萝卜素、多种维生素、微量元素和蛋白质）。

所谓"三月三，荠菜花赛牡丹"对它的赞誉之意，大概就在于此吧！

杏月说杏

农历二月（旧时以应时花卉计月，杏树在二月开花）又称"杏月"。

杏本为一般果树，但在被古代名人青睐以后，"一经品题，则身价十倍"。春秋末期，孔子设坛讲学，因周围植有杏树，故称"杏坛"（后来人们把教学的地方也尊称杏坛）。三国时期，名医董奉为人治病，不受报酬，治愈后，只要为他种几株杏树即可，几经植杏，蔚然成林，后世以"杏林"来称誉医生和医院。宋代叶绍翁《游园不值》一诗，以"一枝红杏出墙来"概括满园春色，成为千古传诵的佳句。杏之所以成名，除此之外还在于它的内涵价值，如：

杏子（果实）：有润肺、止咳、平喘之功。患有慢性气管炎者，在三四月份杏子上市时每天可食用3～5个。

杏仁：是一味长年使用且经久不衰的止咳平喘药，尤适用于外感咳嗽，如古代名方"杏苏散"（治风寒咳嗽）、"麻杏石甘汤"（治大叶性肺炎）；现代中成药如痰咳净、气管炎丸、莱阳梨止咳颗粒等中均含有杏仁，对止咳、化痰、平喘有一定疗效。

杏枝：煎汤湿敷（取鲜杏枝150g，加水500mL，煎15～20分钟后滴入高度白酒（52%）50mL，用消毒纱布蘸汤湿敷伤处，1日3～5次，每次10～15分钟），可治跌打损伤、皮肤青紫疼痛等。

杏花（干）：取干杏花15g，用低度白酒（39%）浸泡1周后，每晚饮1盅，可治风湿性关节炎。

杏叶（鲜）：取鲜杏花100～200g，煎水沐浴（1日2次），可治急性肾炎性水肿。

大蒜常食保安康

关于大蒜（紫皮生大蒜，下同）的药理作用，历代诸家谓其能行滞气、暖脾胃、消症积（炎性包块、肿瘤）、解毒杀虫；善治饮食积滞、脘腹冷痛、水肿胀满、泄泻、痢疾、疟疾、顿咳（小儿百日咳）；外治痈疽肿毒（局部急性炎症）、白秃（头癣）癣疮、蛇虫咬伤。

经现代药理实验及临床研究证实，本品具有抗病菌、抗肿瘤、抗原虫等功效。

抗病菌：大蒜有抗葡萄球菌、脑膜炎奈瑟氏球菌、肺炎链球菌、白喉杆菌、痢疾杆菌、大肠杆菌、伤寒杆菌、副伤寒杆菌、结核杆菌、霍乱弧菌、皮肤真菌等作用。对肠道传染病如痢疾、霍乱等，可口服10%大蒜糖浆20～30mL（将大蒜捣烂取汁），或用10%大蒜浸出液100mL灌肠，亦可每天用生大蒜1头，分三次嚼食。其他疾病如肺结核、白喉、乙脑、流脑、百日咳、皮肤真菌感染，用大蒜液口服、滴鼻、静注、外涂，均可起到较好的疗效。

抗肿瘤：在动物试验中，大蒜溶液对小鼠肉瘤、乳腺瘤和淋巴肉瘤均有明显的抑制作用。

抗原虫：大蒜溶液口服可治慢性阿米巴痢疾、疟疾；50%的大蒜甘油明胶栓剂外用可治阴道滴虫。

此外，大蒜还能治疗高血压及动脉粥样硬化，并有利尿消肿、固齿的作用。平常食用时可作配菜、调料，亦可每餐嚼生蒜瓣1～2枚，或用盐渍、醋浸生大蒜头当小菜。

大蒜性温、味辣，患有口腔溃疡，急、慢性咽炎和干燥综合征者，不宜食用。

端午说蒲艾

旧时端午节，家家户户门上都要悬挂菖蒲和艾束（结扎成束），人们认为这可以辟除秽气。农历五月初五时已进入夏季，蚊虫及各种有毒蛇虫都比较"活跃"，在门上挂上蒲艾，其芳香之气可驱虫辟秽。这一民间习俗虽已渐渐被人们遗忘，但是菖蒲、艾叶作为药物的使用价值至今仍经久不衰。

菖蒲，为天南星科植物水菖蒲的根状茎，味辛、苦，性温，有开窍祛痰、化湿解毒的作用。内服可治慢性支气管炎、肠炎、痢疾、慢性胃炎，还能抗惊厥、抗心律不齐，有镇静、镇痛的作用；外用（研末调敷，煎水外洗）可治痈肿、疥、癣。

艾（艾叶），为菊科植物，味苦、辛，性温，是中医妇科的常用药，有温经止痛的作用，善治月经不调、痛经、崩漏、带下、不孕、胎动不安等症。艾叶捶绒后可制成艾条、艾柱，用来灸治风湿性关节炎及腰腿痛。

简谈"忌口"

"忌口"是在医学上根据人们的体质特点、疾病性质和治疗需要而提出来的，那么我们什么时候需要"忌口"呢？

体食不相应的需要忌口：如有的人是"阳脏"体质（俗称火体质），这类体质的人多恶热好冷，不能吃辣椒、川椒、生姜、大蒜、酒、羊肉、狗肉等热性食物，吃了可能会出现发烧、口干、咽痛、牙龈红肿、鼻腔出血、口舌生疮、大便干结等症状。而有的人是"阴脏"体质（俗称凉体质），这类人多怕冷喜温，不能吃冷饮、冰制食品、凉拌菜、瓜果、蟹、鸭、鳖等凉性食物，吃了可能会出现腹部不适、胸口作冷，甚至腹泻等症状。

病食不相宜的需要忌口：如疾病在中医辨证上属阴（寒）证（表现有畏寒、手足发冷、大便稀薄、小溲清长、舌淡苔白、脉沉）者，忌食生冷及凉性食物；阳（热）证（表现为高热、痈肿、口疮、出血、口干唇燥、大便秘结、小溲黄热、舌红无苔、脉数）者，忌食辛辣、煎炸及温性食物。又如糖尿病患者忌糖，急性肾炎患者忌盐、高脂血症患者忌高脂饮食等。

总之，忌口要因人、因病而异，不可一概而论，但也不宜过度忌食，以免营养不全面。

小儿夏季发热的外治法

小儿夏季发热，常见的有呼吸道感染和肠道感染。小儿一般服药较困难，此时可以用外治法治疗。外治法具有用药少、价格低、使用方便、无毒副作用等优点，其疗效不亚于内服药。现介绍几种外治方药和用法：

沐浴法：取藿香、香薷、竹叶、大青叶各 15～20g，豆卷 30g，薄荷、浮萍各 10～15g（为 1 次量），共煎水 2000～2500mL（煎 10 分钟左右），滤去药渣，倾入盆内；待水温降至 40～50℃时，置患儿于水中，半仰卧，频频用手带水在患儿腋下、胸、背、手足心等处搓洗；10～15 分钟后，将患儿抱起，揩干身体，隔 3 小时后再如法 1 次，3 次为一疗程。本法适用于 6 个月至 2 岁小儿。

灌肠法：取生石膏 50g、连翘 15g、荆芥 10g、赤芍 10g、芦根 10g（石膏先煎 50 分钟，后入其余四药再煎 25 分钟），共煎成药液 200mL，瓶贮备用。用时按 3mL/kg 行保留灌肠（用开塞露空瓶吸入药液，将瓶颈插入肛管内，挤压瓶身即可），保留时间约 1 小时，每天可进行 3 次。

敷脐法：取藿香、香薷、板蓝根、砂仁各 2g，薄荷 1g，炒苍术 3g，共研细末，每次用 1g。将药末倒入患儿肚脐中心，上覆纱布敷料 1 块，用一般胶布或纱布绷带固定，每隔3～4小时换药1次。此法适用于发热腹泻患儿。

滴鼻法：取柴胡注射液1支，打开安瓿，将药液滴入双则鼻腔，2～6个月患儿各2滴；7～12个月患儿各3滴；1～3岁患儿各4滴；4～6岁患儿各5滴，每日3次。此法适用于高热不退患儿。

老者夏季食佳品

夏季是暑湿蒸腾的季节，中医认为"暑"和"湿"是夏季主要的致病因素。老年人（指60岁以上）脏腑功能衰退，抗病能力也慢慢减弱，因此老年人夏季可以选择一些具有祛暑化湿、补虚壮力作用的食品，以避暑湿。

赤豆、绿豆（绿豆芽）：含蛋白质、碳水化合物、钙、磷、铁、维生素B1、维生素B2等。《随息居饮食谱》谓赤豆可"补心脾，行血消肿，化毒排脓"，绿豆可"清胆养胃，解暑止渴，润皮肤，消浮肿，利小便"。二豆煮汤（赤豆汤、绿豆汤）、熬粥（赤豆粥、绿豆粥），以及绿豆芽炒食，均有补脾养胃、清暑利湿之功。

扁豆：含淀粉、酪氨酸酶和多种微量元素等。《本草纲目》谓本品可"止泄痢，消暑……除湿热"。嫩扁豆荚可炒食，扁豆可煮食。

冬瓜：含胡萝卜素、硫胺素、核黄素、烟酸、维生素等。《食疗本草》谓本品可"益气耐老"，《本草再新》谓本品可"清心火，泻脾火，利湿去风，消肿止渴，解暑化热"。冬瓜去皮，加蚕豆瓣烧汤；冬瓜皮切丝加香干炒，为益气、清暑、利水之佳品。

薏苡仁：含多种氨基酸、薏苡素、薏苡脂等。《本草纲目》谓本品有"健脾养胃，补肺清热，祛风胜湿"的功效。用炒薏苡仁50g加大米150g熬粥（1人两餐量），夏令食之甚宜。

山药：含皂甙、黏液质、淀粉酶、精氨酸、碘、磷、钙等。《本草正》谓"山药能健脾补虚，滋精固肾，治诸虚百损，疗五劳七伤"。本品煮食或做荤菜配料均可，专补脾肾，脾肾精气充足，则暑湿不侵。此外还有降糖作用，糖尿病患者久食有益。

荷叶：含槲皮素、木樨草素、异槲皮甙等。《本草再新》谓本品有"清心凉血，解热毒，消湿去风"的功效。荷叶气味清香，用来包猪肉、鸽肉（蘸五香米粉或咖喱粉）蒸食，别有风味。荷叶露（用荷叶蒸馏的水或用荷叶煎汤而成）可治中暑，常服能降血压。

丝瓜：含皂甙、瓜氨酸、糖类、蛋白质等。《本草纲目》谓本品能"除热利肠，凉血解毒"。本品多烧食、做汤，甘凉又清润，可解渴除烦、清暑热、利湿毒。

　　黑鱼：又名乌鱼、七星鱼。《本草纲目》谓本品能"补心养阴，澄清肾水……解毒去热"，夏季食之最宜。本品多做汤菜，亦可去刺后切片生炒。

　　以上食物均属甘凉淡润之品，夏令食之，其消暑作用比食冷饮要好。

防暑降温保健康

　　夏季是一年中发病率最高的季节，除了因病菌、病毒等病原体较为活跃，易侵犯人体引发疾病外，酷暑高温也是影响人体健康的重要因素，因此防暑降温是人们夏季生活中的必要措施。那么，在日常生活起居中，我们应怎样防暑降温呢？

　　适起居：夏季昼长夜短，活动时间多，人容易感到疲劳，加之气温较高，容易心烦寐少，身体抵抗力下降，容易生病。所以夏天要早睡早起，中午还要午休，保证充足的睡眠时间。

　　调室温：室内要注意通风、遮阳、散热。装有空调的，室内外的温度不宜相差过大，还要注意定时开窗换气。

　　养精神：夏季高温会令人心烦意乱、情绪急躁，所以要避免容易引起纷争的事情影响自己的情绪。不饮酒、咖啡、浓茶，少吃辣椒等兴奋性、刺激性食物。假日休息时，应多读书、阅报、看电视、听轻音乐、练习书法、观赏花卉，这些活动可以悦性怡情，使人们心安意静，收到"心静自然凉"的效果。

　　清暑热：民间有许多传统清暑解渴的饮料如绿豆汤、百合汤、麦芽茶、荷叶汤等，西瓜、番茄、生藕亦是很好的清凉食品，夏季高温时可以适当进食。但冰制的、过冷的食品不宜多吃，以免影响胃肠消化。

浑身是宝说荷莲

　　荷，又名莲、芙蓉，为睡莲科多年生水生草本植物。荷一向以出淤泥而不染的品性受到诗人和画家的推崇，同时又是"浑身都是宝，尽在药囊中"的中药，被《神农本草经》列为"上品"，让我们一起来看看吧！

　　荷叶：能助消化、散瘀血、清热解毒，善治消化不良、便血、尿血、妇女功能性子宫出血、暑热症等。

荷花：可治跌打损伤、呕血等。

荷梗：即荷叶的叶柄，煎汤服，可治痢疾、夏季热。

荷蒂：即荷叶中间的圆心，煎汤服，可治久泻不止。

莲房：即莲蓬，烧炭用，开水和服，可治血崩、血痢、血淋和痔疮脱肛出血等。

莲子：去皮、心，煮食，可治久痢、久泻、遗精、赤白带下、尿频、遗尿等。

莲子心：泡茶饮用，可治高血压、心烦不寐。

莲须：煎汤服，可治遗精、带下、吐血、崩漏。

藕：生用（捣汁或切片食）可治烦渴、吐血、衄血、尿路感染；熟用（煮食）可治贫血、体表溃疡、脱发、白发。

藕节：煎汤或烧炭（研粉）服，可治多种出血。

慈姑的药用价值

慈姑，又名茨菰、白地栗，其味甘（略带苦味），质粉，常用于配菜佐餐，无论是红烧（如慈姑烧肉）、配炒（如慈姑切片炒猪肝），还是白煨（如慈姑煨鸡），都饶有滋味，是蔬菜中的佳品，受到了人们的喜爱。除此之外，其实它还是一味不需进药肆购买的中药，有丰富的药用价值。

治难产及产后胞衣不下：用鲜慈姑 10 枚（去把），洗净，捣烂绞汁，约半茶盅，兑入黄酒半杯（合为 1 茶盅），加热至 40～50℃，顿服。

治皮肤痒疹：用鲜慈姑（取大者）1 枚，洗净，从中间切开，分两半，用两个切面反复擦痒疹部位，1 日 3～5 次。

治口疮和急、慢性咽炎：用慈姑 6 枚、荸荠 6 枚，同煮熟，分 2 次食用（喝汤，食慈姑、荸荠），上下午各 1 次，可连吃 1 周。

治输尿管结石：用慈姑 15 枚，加水 1000mL，煮熟（1 日量），分 3 次食，慈姑每次食 5 枚，汤可频频饮用。

治久咳之痰中带血：用慈姑 6 枚，去皮，洗净，捣烂，加蜂蜜 1 匙、米泔水（第二遍淘米水）1 勺，拌匀，置锅内蒸熟，趁热服下，1 日 1 次，连服 5 天。

老者秋季须清肺润燥

中医的五行学说和五运六气学说认为，秋季属金（称金秋），主肺，归天干庚辛，其气为燥（空气湿度较低）。秋的燥气对人体有一定的影响，如秋燥伤肺，则可表现为口渴咽干，声音嘶哑，干咳无痰，甚至诱发肺气肿和肺心病，对老人极为不利，因此清肺、润燥是老人秋季养生的重点。要清肺润燥需做到以下几点：

早卧早起，清肃肺气：秋天早晚温度较低，须早卧早起。早卧使睡眠充足，精力旺盛；早起天朗气清，锻炼身体，吸入新鲜空气，可使肺气清肃，肺活量增大。

情绪安宁，保养肺气：深秋萧条、肃杀之气重，会影响人们的情绪，这时要注意调节精神，做到收敛神气，勿躁勿扰，以免肝火伤肺。

药食调补，养阴润燥：养阴润燥的药品有西洋参（即花旗参）、南沙参、北沙参、铁皮石斛、天门冬、麦门冬、熟地黄等，可取其中一二味，每味5～10g，用开水浸泡或文火煎煮，当茶饮；食品有山药、百合、胡萝卜、花生米等，可择几种适量煮食，亦可配菜佐餐；水果则以梨、哈密瓜为好，饭后少量食用。

秋菊医人

菊花一般在农历九月开花，花期可延至十一月，供人欣赏，经霜不凋，赞美它的句子有"傲霜有秋菊"等。菊花的品种很多，颜色各异，其中作为药用的有黄菊和白菊，以浙江杭州（杭菊）、安徽亳州（亳菊）和滁州（滁菊）以及山东济南（济菊）等地产者为优。

本品早在战国时期即作药用（《神农本草经》载），具有疏散风热、清利头目的功效，善治因风热所致的感冒头痛、鼻塞、流涕，如桑菊感冒片、桑菊饮（桑叶、菊花、连翘、薄荷、甘草、桔梗、杏仁、芦根）。亦可单用菊花一味煎汤熏洗患处，用于治疗红眼、鼻炎。本品如与滋阴药（如熟地黄、山茱萸、甘枸杞等）合用，可治疗因肝肾不足所致的眩晕、头昏眼花等症，如杞菊地黄丸、杞菊地黄口服液等。取本品50g（1日量），开水浸泡10～15分钟后当茶饮，对于高血压病、冠心病有一定的疗效。

功能性便秘的治疗

功能性便秘是指自然排便每周少于 3 次，大便如羊屎、栗子状，或大便虽软，但排出困难，并伴有腹痛、腹胀、会阴作坠等症。随着社会的发展，人们的饮食结构发生了变化，使得本病的发病率有所提高，其中以儿童、老人、妇女较为多见。

对于本病的治疗，一般可采取以下几种方法：

行为训练：每天早餐后，趁胃肠运动活跃时去排便，经多次训练后，一般都可有效。

调节饮食：饮食要有规律，要注意摄入适量的高纤维食物（如各种蔬菜、胡萝卜、山芋、连麸面粉等）和充足的水分。

按摩疗法：患者平卧，用左手掌顺时针方向按摩脐周，右手掌覆于左手背上增加按摩力量，早晚各 1 次，每次 10～15 分钟。

药物治疗：可予麻仁丸 30～50 粒，淡盐水温吞服；番泻叶 5g，开水泡服；苁蓉通便液 1 支，口服；胡桃肉（生用）2 枚，嚼服（以上 4 种方法均于每晚睡前 1 小时服，孕妇、儿童禁用）；或用蜂蜜 1 匙、麻油 2 匙，开水冲服。以上数法，可任选 1 种，1 日 1 次，如无效，则必须去医院肛肠科寻求专业帮助。

生姜：食药多用的妙品

生姜，最早见于战国时代的《吕氏春秋》，在我国古代即作食用。儒家的创始人孔子一生喜食生姜，他曾谓"不撤姜食，不多食"（《论语》）。可见两千多年前，生姜就成为人们日常膳食的必需品了。

食用生姜有多种保健作用。

矫味：凡荤食品在烹调时，总要加些姜、葱，使之味香可口，以增进食欲。

解毒：食鱼蟹时，用醋、姜作调料，可解鱼蟹之毒。

益智：古谓"姜通神明"，常食醋浸姜或甜姜（蜜饯）、嫩乳姜（酱品），有醒脑增智作用，可预防老年性痴呆。

御寒：天寒食姜，可以抵御寒邪。

生姜作为药用，可治多种疾病。

生姜：将洗净的生姜捣烂绞汁（约 1 小酒盅），稍加白糖饮用，可治胸闷脘冷、食欲不振；用净姜 1 块切成 2～4 片，加香葱（连根须）2 根，或加红枣 4～6 枚煎汤内服，可治风寒感冒；用生姜两片外敷双侧脉门（内关穴）并以纱布固定，可防晕车及服药时呕吐。

姜皮：用大块生姜（洗净），刮下姜皮煎汤内服，可利水、消肿、止泻。

干姜：生姜洗净切厚片，晒干，研粉吞服或入汤药煎服，可治脘腹冷痛、胃寒呕吐、脾寒泄泻。

煨姜：用洗净生姜 1 块，用白纸包 4～5 层，水中浸透，置火上烤至纸色焦黄，去纸，煎汤内服或嚼食，可治胃胀、胃寒作痛。

姜炭：将干姜置于砂锅内与砂同炒，待炒至焦黑时，去砂取姜，研粉吞服或入煎剂，可治阳虚吐血、便血、妇女崩漏。

但需要注意的是，姜性温、味辣，凡阳脏之体及患有阴虚火旺证（甲亢、植物神经功能紊乱、糖尿病、干燥综合征等）者均忌食。

腊八粥与药膳粥

每年农历十二月（腊月）初八，人们会在米（粳米或香稻米、糯米）中加入各种干果、豆子熬粥，名为腊八粥，这是从佛教传至民间的一种习俗。据南宋时期吴自牧的《梦粱录》载："十二月八日，寺院谓之腊八，是日为释迦牟尼佛成道日，寺院取香谷及果实等造粥以供佛，后亦通行于民间。"粥里加的干果按传统习惯或个人爱好而定。这些熬出来的粥香甜可口，各具风味，既是应时的佳品，又是良好的补品。唐代以后，有医家本着"药食同补"的理论，仿效腊八粥的做法，根据"辨证施补"的原则，指导病人将具有疗养作用的食品熬制药膳粥，用来治疗病后体虚、五劳七伤及多种慢性疾病。现在药膳粥的种类很多，这里介绍几种常用的药膳粥供读者选用。

薏米红枣粥：薏米（即薏苡仁，炒用）15g，红枣 6～8 枚，粳米 75g（儿童量酌减），淘洗干净，文火熬成粥。食时可稍加白糖调味，具有健脾补虚的作用，适用于病后调理及慢性胃肠疾病。

麦冬玉竹粥：麦冬 15g、玉竹 15g、糯米 75g，洗净，煮烂。食时适当加糖（冬、竹可嚼食），有养阴生津的功效，适用于口咽干燥、口舌生疮、大便干燥等症。

参芪莲枣粥：党参 10g，黄芪 20g，莲子 15 粒，红枣 6 枚，糯米 50～

75g。先将参、芪二味加水至300mL，文火煎熬，去渣取汁，再将莲、枣二味煮烂，放入糯米，兑入药汁，加热至粥熟为止。本品功能补气益血，适用于体虚多汗、气力不足及化疗后白细胞下降者。

核桃山芋粥：核桃2枚（去壳取肉），山芋250g（洗净去皮切片），粳米适量，洗净熬成粥。本品善治功能性便秘，老人便秘食之最宜。

此外，尚有藕粥、豌豆粥、芋艿粥、菜粥、肉末粥等，均为补养佳品，亦可调配食。以上药粥，每天可食用1～2次（早晚各1次，或早餐1次）。

谈补

"补"，指补药、补法，是中医运用补药治疗身体亏虚的一种法则。身体亏虚可表现为一系列的症状，中医把这些症状统称为"虚证"。虚证是一个总的概念，细分之有气虚、血虚、阴虚、阳虚四大类，运用补法就是根据这四种不同的虚证，分别运用补气、补血、补阴、补阳的药物。

怎样运用补药治疗虚证呢？从辨证的角度上讲，首先要辨清气、血、阴、阳四者何者为虚，然后再分别进补。那么，气、血、阴、阳的虚证又有哪些表现呢？

气虚证：指人体某些脏腑（经）的功能偏虚，稍稍烦劳则疲乏少力，或气息不平，易于出汗，食量偏少，多食则胀，尿频，舌质淡胖，舌苔薄白，脉细软无力。此种虚证，必须用补气药补之，如人参、太子参、潞党参、黄芪、淮山药、白术等，单服人参亦可。

血虚证：指一切外伤内损而致的失血症（红细胞计数、血红蛋白浓度低下，或红细胞计数、血红蛋白浓度不甚低而见血色不足者）。血虚证临床可表现为面色无华，或色如黄蜡，头昏乏力，四肢发麻，唇舌淡白，妇女多见月经过多，或色淡红如水，脉细弱。此种虚证，应用补血药补之，如当归、川芎、熟地黄、白芍、阿胶、龙眼肉等；亦可加用补气药，因补气药有摄血、生血的作用。

阴虚证：指人体阴液不足，不能滋润、滋养脏腑、器官、经络等而出现的一系列症状，常见五心作热，头昏目眩，口干欲饮，大便干燥甚则秘结，遗精盗汗，舌光红无苔，脉细数等症。此种虚证应用补阴药补之，如西洋参、天门冬、麦门冬、川百合、鲜石斛、鳖甲胶、龟板胶等，亦可单用西洋参。

阳虚证：是气虚证的进一步发展，反映脏腑功能的明显衰退，可见畏寒肢冷，喜温喜热，腰膝酸软，阳痿早泄，精神萎靡，嗜睡懒动，舌淡苔白，脉沉细。此种虚证，应用补阳药补之，如鹿角（茸）、海狗肾、鹿鞭、冬虫夏草、淫羊藿、巴戟天、阳起石等。

以上四种虚证，往往是由于某一脏腑（经）不足所导致的，如气虚证有心气虚、脾气虚、肺气虚、肾气虚；阴虚证有心阴虚、肺阴虚、肝阴虚、肾阴虚、胃阴虚；阳虚证有肾阳虚、脾阳虚、心阳虚；血虚证有肝血虚、心血虚等。在运用补药时，就必须根据这些不同性质、不同脏腑的虚证来运用不同的补药。如果不分清气、血、阴、阳这四种不同的虚证，不分清是哪一脏、哪一腑的虚证而盲目用补，那只能得到相反的结果。

此外，虚证常常有两种或两种以上的虚象并见，如气血两虚、阴阳两虚、气阴两虚、脾肺肾气虚、肝肾阴虚等，像这样多种虚证掺杂在一起，则需兼而补之。而且，虚证往往不是"全虚""纯虚"，也有一些虚实夹杂的证候，如脾虚夹有食滞、肾虚夹有淋浊、脾虚夹有痰湿、血虚夹有血瘀、阴虚夹有火热、阳虚夹有水饮等。这些虚实夹杂的证候，就不能单纯用补了。倘若只补不泻（泻法，指去除一切有害的病理产物的方法，如化滞、逐水、去瘀、涤痰、排浊、泻火，是一种与补相反的治法），造成的后果必然是"闭门留寇"。

综上所述，补药不宜随意服用，如果体虚要补，一定要向专业的医生咨询，对证施补，这样才能补得其所、补受其益，而不致"误补益疾"。

您吃的补药对"证"吗？

补药是中医用来治疗"虚证"的一类药物，如人参、西洋参、冬虫夏草、鹿茸等。由于这些药的性质、作用和对人体脏腑的亲和性各有不同，故它们各有其相适应的证候，在使用时务必识别清楚。对"证"施补，才能补之有效，否则会"误补益疾"，有害健康。您吃的补药对"证"吗？请参照以下几种常用补药的作用，以决对否。

人参（白参、红参、高丽参、野山参、别直参，皆属一类）：温性补气药，治气虚证。如见形体瘦弱，疲乏少力，动则出汗，气短，尿频，脏器下垂，舌淡胖，苔白，脉弱等，每用人参 3～9g，煎汤服，或磨粉（1～1.5g）吞服亦可。植物神经紊乱、高血压、甲亢及糖尿病患者表现有口干、面颊潮红、心烦少寐、心动过速、大便干结者，均不可服。据《中药大辞典》记载，若过量服用人参，可中毒致死。

西洋参（美国花旗参）：凉性养阴药，治阴虚内热证。如见五心作热，口干，干咳咯血，两颧潮红，盗汗，大便干结，舌红无苔，脉细数等症，每用西洋参3～6g，煎汤或开水泡服。慢性胃炎、结肠炎、肾炎、阳痿、早泄患者表现有胀气、大便稀薄、畏寒、足冷、苔白、脉沉弱者，不宜服用。

冬虫夏草：温性补阳药，治肺肾阳虚证。如慢性肾病表现有腰酸足冷、阳痿早泄、尿频者；慢性肺病表现为咳声不扬、气喘、痰液清稀、语音低微者，每用冬虫夏草1.5～3g，磨粉吞服。阴虚有火之咯血、颧红及泌尿系统疾病有尿频、急、痛、涩者，皆不可服。

鹿茸：温性补阳药，治肾阳虚证。如见阳痿、滑精、腰膝酸冷、不育、心动过缓等，可用鹿茸0.5～1g，磨粉吞服。高血压、甲亢、失眠及情志易激者，均不可服。

黄芪：温性补气药，治肺脾气虚证。如见自汗（多汗）、胃下垂、脱肛、白细胞减少、呼吸道反复感染、气短乏力及妇女子宫脱垂、崩漏等症，常与潞党参或大枣同煎，每用15～30g，煎汤内服。胃肠疾病有腹胀、腹痛、嗳气、食少，或呼吸道疾病之咳嗽痰多、舌苔厚腻者，皆不宜服。

桂圆肉（龙眼肉）：温性补药，治气血两虚证。如见头昏、乏力、短气、心悸怔忡、失眠、健忘及妇女产后血虚等症，可服桂圆肉。消化性溃疡、慢性胃炎、胆囊炎中伴有消化不良、脘痛、胁痛、胀气者，不宜服用。

枸杞子：寒性养阴药，治肝肾不足之头昏眼花、腰酸足软症。畏寒、脘冷、口漫清水、大便稀薄者，勿服。

其他如莲子、银耳、山药、百合、大枣等，其性平和，为"小补""清补"之品，适用于多种虚证，久服无碍。

冬令进补，参芪膏好

用潞党参、黄芪二味中药熬制的膏滋，名参芪膏，适用于中老年体质虚弱者。

潞党参：产于山西潞安，味甘、性平，为补中益气药，善治中气不足、脾胃虚弱、食少便溏、四肢倦怠、气短心悸、头昏少寐等症。药理实验研究表明本品有抗衰老、提高免疫力、调节中枢、升高红细胞和血红蛋白等作用。

黄芪：产于甘肃、陕西、内蒙古等地，味甘、性微温，为益气固本药，适用于体虚多汗、经常感冒、内脏下垂（如肝、胃、子宫）、白细胞减少者，还可延缓衰老。与潞党参合用，其补益效用更佳。

参芪膏熬制方法：潞党参500g，生黄芪500g，蜂蜜750g（1料量），备用；将二药置于大陶瓷钵内，加水2000mL，浸泡2小时后，文火煎熬至1000mL，将汁滤入净盆内；药渣分2～3次用两层纱布包扎，然后用木棒敲打至碎，再加水1500mL煎熬至1000mL；两汁合并，加热浓缩至1000mL，放入蜂蜜，熬炼成膏（药汁浓稠），净盆盛贮，置冰箱冷藏。从冬至之日起开始服用，早晚各1匙，开水冲服。此膏价廉，功盖人参，可连续服用至立春后。

肝旺阴虚型高血压、更年期综合征、植物神经紊乱、糖尿病患者不宜服用。

补肝补肾又美容的枸杞

枸杞是一味常用的中药，医院药房有配，现在超市也有包装精美的枸杞作为礼品供应。但枸杞的作用及用法，并非人尽皆知，现介绍如下。

枸杞，准确的名称叫枸杞子，因为它是茄科多年生灌木枸杞的成熟果实（子），以产于甘肃、宁夏者为优。其味甘、性平、无毒，有滋补肝肾、益睛明目的功效，善治头昏眼花、腰酸背痛、肢体乏力、阳痿早泄、妇女月经不调、老年虚喘、尿频等症。

枸杞子作为配方使用的有杞菊地黄丸、明目地黄丸、枸杞丸、还少丹等。枸杞子作为单味药使用的，有以下几种。

枸杞酒：枸杞子60g，用低度白酒1000mL浸泡1周后，每日酌量饮用1～2次，可治腰酸脊痛、阳痿早泄。

枸杞茶：枸杞子10～15g（亦可加入白菊花少许），开水泡，趁热饮用（子可嚼食），每日1～2杯，以清脑明目。

枸杞汤：煨荤食品时，加入枸杞子15～20g，可补肝补肾。

枸杞美容膏：枸杞子15～20g，加开水少许，隔水蒸熟，捣烂，加入蜂王浆（适量）拌和如膏，用瓷瓶盛贮。洗脸后，用指头蘸膏涂于面颊，有润肌肤、美颜色的作用。

当归生姜羊肉汤，温阳补血是名方

方源：当归生姜羊肉汤出自张仲景《金匮要略》一书，是一张功效卓著、经久不衰的名方。

功用：和血补血（当归）、温肾助阳（羊肉）、祛寒止痛（生姜）。

主治：胃寒腹痛，产后腹痛，老者肾阳不足之手足发冷、腰酸腿软、夜尿频多及贫血等症，冬令食之最宜。

原料：新鲜净羊肉500g（多点也可），当归10g，生姜2片，备用。

制法：先将当归、生姜二味（加葱亦可）煎汤约1000mL，去渣，倒入盆内，再将羊肉洗净、切块，盛入碗内，然后用食油少许，置铁锅内加热炼熟，入羊肉块煸炒，3～5分钟后加黄酒5～10mL，倒入煎好的当归生姜汤，稍加盐、酱油、糖、味精等调料，文火烧熟羊肉（亦可在羊肉烧至半熟时，适量加入胡萝卜片），即可食用，其味香美无比。

灵芝的作用和服法

神话故事《白蛇传》里有一段白娘子盗鲜草（即灵芝）救活许仙的故事，在民间广为流传，人们将灵芝视为起死回生的灵丹妙药。那么，灵芝到底是不是真的具有这样神奇的功效呢？

据《神农本草经》记载，灵芝有紫芝、赤芝、青芝、黄芝、白芝、黑芝六种。但据现代研究及所见标本，灵芝原植物多为紫芝（菌盖、菌柄表面均为黑色，菌肉为锈褐色）和赤芝（菌盖表面为红褐色，菌柄为紫褐色，菌肉为淡褐色）两种，属真菌，生于腐朽木桩旁，现多为人工培植。

灵芝含麦角甾醇、氨基酸、糖类、多肽、蛋白质和酶类等多种物质。灵芝味甘、性平、无毒，《神农本草经》记载其"主耳聋，利关节，保神，益精气，坚筋骨，好颜色"；《本草纲目》谓其能"疗虚劳"，可见本品适用于诸虚百损（包括老年性慢性疾病），其性较缓，非久服不效，并无立起沉疴、力挽垂亡之功。

本品服法：①煎汤代茶，取本品10～15g，加水（适量）煎汤当茶饮；②研粉（或为丸）吞服，每服1.5～3g，每日2～3次；③酒浸酌饮，取本品20～30g，捣碎，用低度白酒500mL浸泡1周，每晚酌量饮之（一般不超过50mL）。

鹿茸的作用和服法

鹿茸，为鹿科动物梅花鹿或马鹿尚未角化的幼角。花鹿茸主产于吉林、辽宁、黑龙江、河北等地；马鹿茸主产于黑龙江、吉林、内蒙古、新疆等地。鹿茸经加工后，有鹿茸片和鹿茸粉两种。

本品味甘、咸，性温，无毒，能壮元阳、益精髓、强筋骨、暖子宫，主治阳痿（性功能障碍）、早泄；老人腰腿酸痛、肢体乏力、畏寒足冷；妇人下元虚冷，白带清稀，经淡如水，久行不净。

鹿茸有以下几种剂型和服法：

酒剂：取鹿茸片 15～20g（碗盛，隔水蒸半小时），加入低度白酒500mL浸泡1周左右，每晚饮1小酒盅，喝完后再加酒浸泡1次；亦可于酒中加入红参身、桂圆肉（适量）同泡；适用于阳虚体弱，畏寒乏力，妇女白带清稀、经淡如水等症。

丸剂：取鹿茸片30g、红参50g、肉桂30g、淡苁蓉50g、淫羊藿50g、巴戟肉50g、山萸肉50g、炙甘草30g，共研细末，炼蜜为丸，如梧桐子大，每晚睡前服8～10粒，适用于阳痿、早泄。

粉剂：取鹿茸片15g、杜仲20g、干地黄20g、怀牛膝15g、桑寄生20g、宣木瓜20g、全当归15g、补骨脂15g、川断肉20g，共研细粉，用空心胶囊盛贮，每次服5粒，1日3次，适用于腰腿酸痛、四肢无力等症。

须注意，鹿茸为血肉有情之温补品，阴虚阳亢型高血压、糖尿病、便秘、尿血、咯血等患者均忌用。

四季养生饵的妙用

"天人相应"是中医学的基本观点。《黄帝内经》认为四时应五脏，人之饮食起居均有其相适应的养生方法。食品中也包含着"相应"的道理，此合乎自然生态之机也。孙老三世业医，祖传四季养生饵延用已久，祖父辈每年均按时食用，皆逾耄耋之年而逝。所用之品，其味纯正，甘平可口，补而不腻，久服不厌，老少咸宜，现介绍如下：

莲子白木耳羹：莲子（去皮心）20g，白木耳10g，加水400mL，文火煮烂，入冰糖少许（1人份），每日清晨食之，食后稍事活动。

莲子能补五脏及十二经脉之虚，尤善补脾胃之虚，用治形瘦食少、久泄、久痢之证和心肾不交之失眠、健忘、心悸等症。白木耳能滋养肺胃之阴，常用于咽干口渴、干咳、咯血、便秘患者。二味合用，可气阴双补，健康人食之，亦有益于心脾。《素问·四气调神大论》谓："春三月，此谓发陈，天地俱生，万物以荣……生而勿杀，予而勿夺，赏而勿罚，此春气之应，养生之道也。"莲子、白木耳二味禀中土生发之性，顺"春生"之势，诚春季养生之妙品也。

百合汤：鲜野百合（去枯尖及霉烂部分，洗净）100g，加水300mL，煮烂，入白糖少许（1人份），每日下午食用。

百合有补中益气、养肺宁嗽、清心安肾之功，百合固金汤、百合知母汤中均有之。酷暑之令，挥汗如雨，肺脾之气阴皆损，汗为心液，汗多亦使心营受耗，故见口渴多饮、心烦少寐、纳食减少等象。夏季与心相应，关乎肺脾，一味鲜百合汤，具养心、益肺、补中三用，夏季服之有"养长"之功。

山药糊：鲜山药250g，煮烂，捣如糊状，加糖、甜桂花卤少许拌和（1人份），午后食用。

山药味甘、性平，入肺、脾、肾三经，常用于治疗肺虚自汗、咳嗽，脾虚食少、泄泻，肾虚尿频、遗精等症；亦可作为养生保健食品食用，以秋季最为适时。《素问·四气调神大论》谓："秋三月，此谓容平……使志安宁，以缓秋刑，收敛神气，使秋气平。"秋令之时为肃杀之气，对人体有一定影响，须注意收敛神气、调摄身心。秋为金令，肺属金，山药入肺，秋季常服山药，有补肺作用，并能补脾益肾，合乎"以缓秋刑"之义也。

胡桃糖泥：胡桃2枚，去壳取肉，加白糖少许，同捣成泥（1人份），早晚各食1次。

胡桃肉为补肾妙品，善治肾虚之咳嗽、气喘、便秘、腰膝酸软、头晕目眩等症。健康人食之有补脑健身作用，适宜于冬令服用。冬为"闭藏"之令，"肾为闭蛰封藏之本"（李中梓语），肾的生理功能与冬季相应，若冬令进补，胡桃肉实为佳品也。

仁者寿，廉者也寿

"仁者寿"（语出《论语·雍也》）的意思是仁德的人多长寿。这类人不尔虞我诈，不损人利己，心地善良，处世忠厚，胸襟开阔，无烦恼耗散精神，无愧疚暗伤体魄，脏腑功能正常，气血津液充沛，这样的人就能却病延年。

仁者寿，廉者也寿。东汉文学家王逸对"廉"作了这样的解释："不受曰廉，不污曰洁"。不受（贪），则心安理得；不污，则心朗气清，睡得熟，吃得饱，故多长寿。反之，若利欲熏心，七情（喜、怒、忧、思、悲、恐、惊）乱志，身体正气便会亏虚，病邪即可趁机而入，这种人怎么能长寿呢？

巴西医生马丁思曾进行过一项长达 10 年的研究，他对 583 名犯有各种贪污、受贿罪的官员进行了调查，并与 583 名廉洁官员的情况对照，最终得出了令人吃惊的结论：失廉官员中约有 60% 的人患有疾病，其中患癌症的占 53%，患心血管病的占 27%，患脑血管病的占 20%，这些患者在 1～6 个月内死亡的占 83%；而在廉政官员中只有 16% 的人患病，在 1～6 月内无 1 人死亡。马丁思研究后认为，失廉官员之所以生病损寿，主要是由于长期精神紧张，心理失衡，生活没有规律，脏腑功能紊乱与代谢失调所导致的。由此可知，心理状态如何，与寿命的长短关系很大，不可不察！

老年保健浸足方，治病强身寿而康

药物：川椒 10g，桂枝 20g，红花 10g，艾叶 10g。

用法：上药加水 800～1000mL，煎煮至 400～600mL，去渣，瓶贮备用。每晚睡前置温水（水温约 40℃左右）约 1000mL 于盆内，加入药汁 1 份（130～200mL），将双足浸入水内，两足相互搓揉，俟水温下降时将双足提起，适当加入热水，以双足能适应为度。水可逐次加至踝关节以上，使药水逐渐温暖双足，至双足暖和、皮肤发红为止，连浸 3 晚。如皮肤无过敏反应，每月可浸 10～15 次，冬季可连浸 1～2 月。

方义：川椒辛、大热，善治心腹冷痛，《本草纲目》谓其能"通三焦，温脾胃，补右肾命门"；桂枝辛、甘、温，《本草经梳》谓其有"和营、通阳、利水、下气、行瘀、补中"功效；红花辛温，能活血通经、去瘀止痛，《本经逢原》谓其"能行男子血脉，通妇人经水"；艾叶苦、辛、温，能散寒除湿、温经止血。四药之性皆属温热，共具温中通阳、散寒除湿、行气活血之用，煎水浸足，对老年脾肾两虚、气血不足而见畏寒足冷、腰酸背痛、肢麻脚肿、纳少便溏等症者，均有较好疗效。

《素问·上古天真论》谓：女子"六七，三阳脉衰于上，面皆焦，发始白"，男子"六八，阳气衰竭于上，面焦，发鬓颁白"。人到了一定的年龄（女子 42 岁、男子 48 岁左右），体质渐衰，脏腑功能和气血生化均可能出现一定程度的衰减，此时如能运用多种养生方法顾护身体、延缓衰老，那健康长寿是完全有可能的。本方所用的药物有鼓舞气血、疏通经络、安和五脏的功用。用本方药温浸两足，可使药性直达足之三阴三阳，旁通手之三阴三阳，贯穿全身十四经脉。足之三阴三阳与脾胃和肝肾有直接联系，而脾和肾是人的生命之本。运用本方浸足可以增强脾胃和肝肾的功能，若冬季使用能助阳生热，温暖肢体，抵御寒邪，还可预防冻疮。

孙老曾运用此方治疗体弱多病的老人，用后两足温暖、极易入寐者有之；食量增加、精神矍铄者有之；身轻体健、筋骨强壮者有之；原有腰酸、肢麻、胃痛等症，忽而消失者亦有之，故此方用于治病、保健均有良效。

要得小儿安，常带三分饥与寒

"要得小儿安，常带三分饥与寒"，这是民间流传已久的一句育儿谚语，其语意其实来源于中医儿科学。中医认为小儿为"纯阳之体"（指小儿阳气旺盛），衣着不宜过厚过暖，否则将如温室之花，经不起寒风冷雨；又谓小儿"脾常不足"（脾胃娇嫩，运化功能薄弱），饮食不宜过多过饱，过多过饱则如器，水之满积，而有倾溢之虞。所以，这句谚语其实是告诉人们在育儿时须注意穿衣忌"捂"、饮食忌"贪"，但切莫误认为要让孩子忍饥受冻。

然而，现在有不少家长的育儿方法是与此相反的，他们奉行"要使孩子长得欢，常给十足饱和暖"，让孩子们冬天住温室、穿厚衣，这样孩子一旦外出受风，就会发生呼吸道感染，反复不已。有些家长对孩子的饮食不加节制，任其偏嗜挑食，吃生冷零食，这样会使脾胃受损，导致消化不良或缺乏某些维生素和微量元素，从而引起佝偻病、厌食症、伤食泻和疳病等。因此，养育孩子要做到穿衣适当、饮食有节、营养均衡、勿贪生冷、讲究卫生，这样才能减少疾病，使孩子茁壮成长。

小儿冬咳有良方

冬令气候严寒，小儿卫外功能较差，易感风寒之气而发生感冒、咳嗽，咳则纠缠不解，用一般止咳化痰药（指肆售中成药）无效，这是为什么呢？

中医认为这种咳嗽其本在"肺虚"，其标在"肺寒"（指肺受风寒）。肺虚和肺寒均可使肺的宣发（升）、肃降（降）功能失调，导致肺气上逆而发生咳嗽，用一般的止咳化痰药，既不能起到（补益肺气）的功效，也不具有"发散风寒"的作用，故无效。对于这种咳嗽，孙老常取《金匮要略》中的"黄芪桂枝五物汤"（黄芪、芍药、桂枝、生姜、大枣），用量按小儿年龄大小酌定，如痰多则加橘红3～5g、制半夏3～9g，煎汤至20～50mL，1日2次，可连服10～15天。此方具有"补肺"以治其本、"散寒"以治其标的双重药理作用，对于小儿冬季反复感冒、咳嗽经久不愈者，用之即效。

此方亦适用于成人肺虚、肺寒引发的咳嗽。

冬防感冒须"温肺"

冬令寒风刺骨或冷食伤阳，均能伤肺而发生感冒、咳嗽。

中医古籍有谓："形寒饮冷则伤肺"。肺的生理特性是"喜温而恶寒"，如身体受寒、过食生冷，就会使肺的卫外功能下降，外邪（病毒、病菌）便乘虚而入。因此"温肺"是预防呼吸道感染的有效方法。那么，什么是"温肺"的方法呢？"温肺"可分为温暖肺气和温补肺气：

温暖肺气：中医认为，肺司呼吸，鼻、咽喉、气管为气之通道（皆属肺系）。肺又主管毛窍的开阖，故冬令应注意皮肤的保暖（要着柔软、蓬松、内含静止空气多、保暖性强的冬装；室温要保持在16～24℃）和口、鼻、咽喉的防寒（外出要用口罩、围巾；不吃生冷食物），使肺及相关器官得到保暖，从而维持其正常的生理状态。

温补肺气：中医认为，"肺主气，属卫"，有"卫外"功能，这种功能必须在肺气充实的基础上才能发挥，故宜在冬令之时温补肺气。常用的温补肺气的方有姜枣汤（生姜1片、红枣12枚，加白砂糖少许煎汤，以枣熟为度，食枣喝汤，每日1次）和芪桂芍甘汤（黄芪30g、桂枝10g、白芍15g、甘草5g为1剂，每剂煎2次，早晚各服1次，儿童药量减半，可隔1～2日煎服1剂）。以上二方均有较好的御寒作用（取其中一方即可），冬令服之，可令肺气壮、卫外功能强，减少感冒的发生。

雪羹汤临床新用

雪羹汤出自清代《绛雪园古方选注》，由大荸荠4枚、海蜇头50g煎煮而得。汤中荸荠性寒、味甜，有清火生津之功；海蜇头味咸、性平，具软坚消积之效。二味合用，可治一切火热之证（脓肿、红眼、急性咽喉炎、口腔溃疡、咯血、尿血、甲亢、干燥综合征等）、痞积（肝脾肿大）、便秘等。

经药理实验和临床验证，荸荠与海蜇头均有扩张血管、软化血管和降低血压的作用，还能抗肺结核、治慢性气管炎（稀释浓痰）。这张古代名方，被现代医学赋予了新的活力，为人类健康做出了新贡献。

雪羹汤的用量和煎煮方法：海蜇头 50～100g，置于清水中浸泡 2～3 天，每天换水 1 次，洗净，切碎；荸荠 100～150g，洗净，连皮切碎，一并放入锅内，加水（适量）煮沸后，小火煎煮约 1 小时，分 2～4 次连汤食用，1 日 2 次，连续食用 7～10 天。以后每月食用 7～10 天，直至痊愈为止。

脚中自有长生术

脚，是人体生命科学中的一部分，保护和运用好两只脚，对人的生活质量和健康状况有很大的关系。在中医经络学说的十二经脉中，有六条经脉贯通到脚，脚上还有属于这六条经脉的 34 个穴位，这些经、穴是与人体内在脏腑相联系的。因此做好脚的保健工作，就等于做好人的内在脏腑的保健工作。怎样做好脚的保健工作呢？

练脚：早上跑步，饭后走路，每次 30～40 分钟，可加快气血运行，增强心肺功能。

戳脚：光着脚在坚硬的石子路上走两圈，刺激足心，上午、下午各 1 次（此活动应因人、因时制宜），能疏通经络、消除疲劳。

颤脚：双脚踏在振荡健身器上，使之颤动，可促进肝（胆）、肾（膀胱）、脾（胃）的疏泄、泌尿和消化等功能。

洗脚：每晚睡前洗脚，双脚互相搓摩，用手按摩脚趾、脚心，能改善足部和全身组织的循环。

泡脚：冬天用温水泡脚（逐渐加入温水，以泡至两脚发红为度），可使人全身放松，易于入睡，对失眠、头痛等亦有一定程度的改善作用。如患有高血压、风湿性关节炎、闭塞性脉管炎等，可在专业医师指导下，按照中医辨证施治的原则煎药泡脚，可起到较好的疗效。

妇女须警惕情志病

情志（心理）病，是指因情志过激或久郁而引起的疾病，多见于中年妇女。

情志过激或久郁怎么会引起疾病呢？中医认为人有"七情""五志"。

七情，指喜、怒、忧、思、悲、恐、惊七种心理，五志（喜、怒、思、忧、恐）是包括在七情之内的，故统称情志。正常的情志活动是五脏功能对外界事物的反应，如"心志为喜，肝志为怒，脾志为思，肺志为忧（悲），肾志为恐（惊）"。现代医学亦认为人的情志活动，不仅与大脑的作用有关，也与脏器的功能活动有关。

情志活动不正常就会导致人体各个脏腑（系统）功能紊乱从而出现诸多病证，如心因性咳嗽（咳嗽阵发，无痰，夜间不咳）、心脏神经官能症（心率过速或不规则，中医称心悸、怔忡）、咽部神经官能症（咽部有异物感，吞之不下，吐之不出，中医称梅核气）、植物神经紊乱（多愁善感、易怒或寡欢、失眠多梦等）、肠易激综合征（每在情志激动或摄入某种食物时发生，食后即腹痛腹泻）。此外，还有心因性嗳气、呃逆、胸闷、胁痛、尿频等症。这些疾病不能依赖药物治疗，大部分要靠心理治疗，如听音乐、练拳剑、学舞蹈、读书报等，以此来怡养性情、调节精神、平衡心理，使身心舒畅，对病情的缓解和痊愈大有帮助。

食养肺脾

肺、脾是人体五脏（心、肺、脾、肝、肾）中的二脏。中医认为，肺主气，司呼吸（气体交换），外合皮毛，有卫外功能，古称"藩篱"（如用竹木编成的篱笆或围栅护卫门户）作用；脾主运，生化气血，有抗御外邪（病原体）的功能，后汉医圣张仲景有"脾旺四季不受邪"之说（现代医学临床实验研究证实养脾确可增强人体免疫力）。我们在日常生活中要顾护好肺脾二脏，顾护的方法有很多，而中医早有"五谷为养，五果为助，五畜为益，五菜为充"的说法，故食养亦不失为一种简单易行的好方法。

养肺的食品：猪肺、番茄、枇杷、刀豆、慈姑、荸荠、梨、豆芽（黄豆芽和绿豆芽）、豆腐（豆浆）、蜂蜜（蜂乳）、金针（干者）等。

养脾的食品：山药、鲫鱼、鹌鹑肉、鸽肉、豇豆、蘑菇、藕（藕粉）、土豆、莲子、茼蒿、黑木耳等。

以上食品任选 1～2 种适当食用，可使肺气充足、脾气旺盛从而达到强身祛病的目的。

银杏的药用价值

银杏（即白果树），为落叶乔木，其根皮、树皮、树叶、果实均可入药，但临床上多使用果、叶为药。

白果：银杏的果实，去硬壳及果衣用，其味甘、涩，性平，有毒，有补肾纳气、肃肺平喘之功。明代《摄生众妙方》中的定喘汤（麻黄、白果、桑白皮、苏子、杏仁、黄芩、款冬花、半夏、甘草）用于治疗慢性支气管炎、喘息性支气管炎均有一定的疗效；亦有用豆油浸白果治疗支气管扩张之咯血者，此乃取白果有收缩支气管的作用，血止后可多年不发。但白果有毒，用量不宜过多。

银杏叶：性味与白果相同，能益心敛肺、化湿止泻，善治胸闷心痛、心悸怔忡、痰喘咳嗽、泻痢、白带等症。现代药物实验表明，银杏叶中主要含银杏内酯 A、银杏内酯 B、银杏内酯 C、白果内脂和总黄酮醇苷，内服能使硬化的血管恢复弹力，还能扩张冠状动脉和脑血管，使心脑获得足够的血氧供应。此外，银杏叶还能拮抗血小板活化因子，降低血清胆固醇，降低血液黏稠度，防止脑血栓的形成。

用银杏叶加工制成的银杏叶茶和银杏叶片是防治心梗和脑梗的常用药，此类制剂还能防治 2 型糖尿病、老年性痴呆、偏头痛、阳痿等，并有明显的抗疲劳和抗衰老作用。因本品有通梗、活化的功效，故用量不宜太大，多用可导致出血。

桂蕊飘香，疏肝运脾

桂花，为木樨科植物木樨的花，多在农历八九月间开放。桂花的芳名较多，按科属分名木樨花；按花的颜色分，白的名银桂，黄的名金桂，红的名丹桂；按花开的时间分，逐月开花的名月月桂，四季开花的名四季桂。桂花形态纤细，色泽纯净，香味浓郁甜润且较持久，嗅之有清香宜人之感。故古今诗人词家多喜咏桂、赞桂，或借桂抒怀，留下了许多脍炙人口的名句，如"桂子月中落，天香云外飘""独立三秋压众芳""吴刚捧出桂花酒"等。

同时，桂花还是一味中药，它入肝，有理气活血、解郁宽胸之功；入心，有醒脑提神、益智开窍之效；入脾，可健脾开胃、消胀除满；入肺，可化痰止咳、顺气平喘。它的用法有很多，可于花季采集后做成多种饮料和食品的辅助添加剂，如桂花露、桂花酒、桂花茶等。用于食品的有桂花卤，分甜、咸两种，甜桂花卤（糖渍桂花）可用作八宝饭、藕粥、年糕及元宵、馒头馅心的辅料；咸桂花卤（盐渍桂花）可用作烧鸭（桂花鸭）、烧鱼（桂花鱼）的辅料，食时芳香入鼻、沁人心脾，有助兴诱馋之效。运用本品治病时，因其性较缓，非常服（如桂花露、桂花茶）不验，如求速效，则需根据病情适当配合其他药物服用。

秋日食梨，清肺养胃

梨的品种有白梨、沙梨、秋子梨三种，产区各有不同，果期在 9 月，但可从 7 月采至 10 月。本地人（江苏仪征）多喜食安徽砀山的沙梨，因其肉厚且嫩，核小，水分多，香甜可口。

梨味甘微酸，性凉，对肺胃有亲和性，能生津润燥、清热化痰，善治肺热燥咳、阴伤久咳、胸脘烦热、唇裂口干、口舌生疮、大便燥结等症。用梨治病，可根据不同的病证，用不同的方法食用。

梨汁：梨 2 只，洗净，去皮，切开，捣汁，顿服，1 日 1～2 次，连服 3～5 天，治口舌生疮。梨 2 只，洗净，去皮，生啖，连食 3～5 天，治阴虚便秘。梨 1 只，洗净，去皮，切开，加川贝母 6g（杵碎）、冰糖少许，加水（半杯）蒸熟食之，治阴虚久咳（咳嗽初起，属风寒咳嗽，或咳嗽虽久，但属痰湿咳嗽者，均不宜吃）。

生梨竹沥饮：生梨 1 只，洗净，去皮，切开，捣汁，加鲜竹沥（中成药）1 支和服，1 日 1～2 次，可治秋季急性支气管炎、支气管肺炎、大叶性肺炎之咳嗽，痰多且浓（黄色或锈色痰），证属肺热症者。

梨藕汁：梨 1 只，藕 250g，洗净，去皮，捣汁，顿服，治消化性溃疡之胃脘嘈杂如灼，空腹或食后疼痛，大便干结，舌红少苔，证属阴虚胃热者。

雪梨川贝枇杷膏：梨 1000～1500g（洗净，去皮，连核切开），川贝母 100g，鲜枇杷叶 500g（刷去毛，洗净，切碎），加水同煮，待梨煮熟后，将水滤出，渣用纱布包扎捶烂，再入原水煎熬片刻，去渣，入蜂蜜 250g，收膏，用瓷罐盛贮，置冰箱内，早晚各服 1 匙（开水调服），可治慢性支气管炎，亦可作为肺结核、支气管扩张的辅助治疗。

自制清凉饮剂，防暑健身两利

炎夏暑气袭人，人受之易得暑病（指感受暑邪所发生的多种热性病）。

中医学认为"暑为阳邪"，应用清凉剂解之。这里有几个清热解暑的饮方，可防暑病，供读者参考应用。

冬瓜饮：冬瓜250g（连皮、瓤、籽），洗净，切碎，加水500mL，煎10～15分钟即可，只饮其水。冬瓜性寒，《随息居饮食谱》谓其能"清热，养胃，生津，消暑湿"。用冬瓜、海带作汤菜亦佳。

绿豆饮：绿豆50g，淘洗干净，加水（适量）文火煮烂，临吃时可入白糖少许。绿豆性凉，《本草汇言》谓其能"清暑热，静烦热，燥热，解毒热"。

茶盐饮：绿茶1撮，食盐少许，开水泡饮。绿茶性凉，含嘌呤类生物碱，以茶碱为主，《本草别说》谓其能"治伤暑"，《随息居饮食谱》谓其能"清热，渗湿"。

菊花饮：白菊花（干品，药肆有售）10g，开水泡饮。菊花，性凉，《本草纲目》谓其能"益肝补阴，降火除热"，能抗多种病菌、病毒。

荷叶饮：鲜荷叶1张，洗净，切碎，水（适量）煎至沸即可，去荷叶，饮其水。荷叶，性平，《本草再新》谓其能"清凉解暑，止渴生津"。

银花饮：金银花（干品，药肆有售）10～15g，加水500mL，煎10～15分钟即可，饮时去滓。银花，性寒，《常用中草药手册》谓其能"清热解毒，制成凉茶，可预防中暑、感冒及肠道传染病"。

丝瓜饮：丝瓜1条（不去皮），洗净，切碎，加水（适量）煮沸约10分钟即可，去滓饮用。丝瓜，性凉，《陆川本草》谓其能"生津止渴，解暑除烦"。丝瓜可与豆腐做汤菜，常吃亦佳。

老人抗衰防病须补肾

中医认为"肾为先天之本"，人的生长发育、衰退老化和肾有直接的关系。《黄帝内经》谓："男子二八肾气盛，天癸至，精气溢泻，阴阳和，故能有子；三八肾气平均，筋骨劲强，故真牙生而长极；四八筋骨隆盛，肌肉满壮；五八肾气衰，发堕齿槁；六八阳气衰竭于上，面焦，发鬓斑白……"这段话说明了肾气的盛衰与人体变化的关系，提示我们要注意维护和保养好肾气，才能永葆青春，长盛不衰。

什么叫肾气？从生理上来说，肾气相当于肾上腺皮质激素、大脑、骨髓、胸腺等功能的综合作用。老年人由于胸腺萎缩，血液中的免疫细胞数量减少，尤其是 T 淋巴细胞数量明显降低，这样就容易感染上某些疾病，甚至预后不良。所以老人补肾尤其重要，补肾可以增强老人的免疫力，活跃基础代谢，调节阴阳气血，是延缓衰老、防病抗非的固本之法。

那么补肾应该怎么补法？一般来说，补肾有食补和药补两种。补肾的食品有猪肾、狗肉、牛肉、羊肉、鸽肉（鸽蛋）、龟肉、海参、黄鳝、鸡肠、韭菜、黑木耳、蜂乳、栗子、黑芝麻、胡桃肉等；补肾的药品有冬虫夏草、熟地黄、山萸肉、巴戟肉、苁蓉、紫河车、坎炁（脐带）、蛤蚧、海马、海狗肾、鹿茸（鞭）等；中成药有六味地黄丸、金匮肾气丸、五子补肾丸、左归丸（饮）、右归丸（饮）、参桂鹿茸丸、龟鳖丸等。这些补肾的食品和方药，有补肾阳的，有补肾阴的，也有肾阴阳并补的，究竟用哪种方药才对"证"，要经过中医辨证来用，方不致有误。

冬季老年养生保健

冬三月，为四季之末，其中有六个节气，即立冬、小雪、大雪、冬至、小寒、大寒，每半个月交替一个节气。这六个节气可分为两个阶段，从立冬到大雪为一个阶段（由阳入阴），从冬至到大寒为另一个阶段（由阴转阳），两个阶段皆以冰雪、严寒为特点（六个节气中有两个"冬"字、两个"雪"字、两个"寒"字）。冬至到大寒这一阶段，阳气初动（所谓"冬至一阳生"），然寒冷之气未减，万物都处于"封藏"之际，人们要顺应这一季节的气候，注意保暖，加强营养，调摄精神，以抵御寒邪，养护身体，并为来春的升发之势提供物质保证，故古代养生学提出了"冬令进补"之说。

"补"的含义有二：一为狭义之补，指药补和食补；一为广义之补，指养阳、养身、养心（性），二者贯穿于人们的衣、食、住、行之中。

在穿衣方面：要注意保暖、固护阳气（养阳）。冬令之际冰天雪地，气候严寒，老人要注意防寒保暖，所着冬衣要宽松、柔软、面料颜色要深，这样的冬衣中充满了静空气，保暖性强，穿着又方便。内衣要尽量减少层次，不穿或少穿套头的羊毛衫或毛线衣（穿脱不方便），只要穿一件用绒做的紧身内衣就可以了，外出时加一件羽绒外套。

在饮食方面：要注意健补脾肾、益气养精（身），主要有食补和药补，以下几种是以温补为主的药食并用的方药，可供读者参考。

参芪姜枣汤：党参或人参（白参、生晒参、红参、野山参、吉林参、高丽参皆可）10g，黄芪10g，生姜1片，红枣2枚。加水文火煎熬，以枣烂为度，分早晚两次食之（喝汤食枣）。本方有健脾补气、增强抵抗力的功效，可预防冬季感冒。

药粥：炒薏苡仁、淮山药、芡实、莲子、桂圆肉适量，糯米或大米适量，加水煮粥，早晚食用。本方有补脾养胃、强身健体之效，适用于慢性消化道疾病。

霞天膏：黄牛肉2～3斤，片去筋膜，冲洗干净，加姜、葱汁、黄酒、盐、糖、酱油等调料，文火炖烂成糜，冷冻成膏，切块食之。本方有补气养血的功效，适用于消化道疾病之气虚乏力、血虚贫血。

当归生姜烧羊肉：当归10g，生姜2片，羊肉2～3斤（切块）。加入当归、姜熬汤，用汤烧烂羊肉，适当加入葱、酒、糖、盐等调料，亦可加入胡萝卜同烧，芫荽涮食。本方有温肾助阳、祛寒和血的功效，适用于腰膝酸软、发冷，或足麻、腹中冷痛等症。

归芪乌鸡汤：当归10g，黄芪30g，乌骨鸡1只（去毛洗净）。先用归、芪煎汤，用汤煨鸡，以鸡烂为度，食鸡肉喝汤。本方有补气益血的功效，适用于气血亏虚、体乏少力、面色无华等症。

核桃糖泥：核桃肉3枚（生熟均可），研碎如泥，稍加白糖拌和，分早晚食之；亦可嚼食，或与花生米（适量）同煮食之。本方有补脑润肠的功效，适用于老年智力衰退、便秘。

在居住方面：良好的居住环境是健康长寿必不可少的条件之一。冬天老人宜居住在朝南房间，日照较多，光线好，又暖和。装有暖气的房间室内温度可调到25℃左右，不宜过高，如室内外温差过大，出去容易感冒。室内要定时开窗换气，不能全日封闭，开窗换气的时间可以选择在中午或下午的一两点，这时室外的气温要比早晚高一些。看电视、听音乐的音量以自己能听到为度，不宜过高。在阳台上放置几盆经冬不凋的花草，如梅花、天竺、蟠龙竹、松柏、铁树等，并可亲自培植、浇灌，以达赏心悦目、怡养性情之功。

在"行"方面：要注意舒筋活络、舒畅身心，主要包括行动（指适当运动）和行为（指修养身心）两个方面。冬天老人适当运动可以强筋骨、活气血，可以在阳台可以做一些简单的运动。晚饭后可以在社区的安全区域散步，不提倡晨练（以上午10时左右为宜），不主张活动量过大（半小时即可）。因冬天早晨气温较低，老人容易受凉感冒，早晨 6 点至 8 点是心血管病的多发时间段，若活动量较大，会使人体的基础体温增高、血压增高、心动过快。

另外，行为是受思想、修养支配的。有较高的思想和心理素质，就会有较好的行为，如对有争议的事情能客观地、公正地看待，不强词夺理，在个人利益与群众利益发生矛盾时，能舍利从义；当遇到突发的精神刺激时，能处之泰然，行若无事。若能保持心平气和、豁达开朗，就能减少疾病，延年益寿。

其实，修养身心四季皆宜，而在冬季讲修身养性，是使精神内守、五脏安和，以符合冬令"封藏"的养生要求，这也是冬令进补的一个重要方面。

十月萝卜赛人参

萝卜，为十字花科草本植物莱菔的鲜根。其外皮有红、白两种颜色，含多种糖类、酶类、氨基酸，以及维生素 A、维生素 C（其中维生素 C 的含量最多）和钙、磷、铁等。因其营养丰富，故民间有"十月萝卜赛人参"之誉。

《中药学》谓萝卜"熟者味甘，温平；生者味辛，性冷"。熟者，有"补中益气，安和五脏，增强抗力，抵御疾病"之功；生者，有"清热解毒，健胃消食，化痰止咳，生津解渴"之效。无论生食、熟食，对人体皆有裨益。如：

萝卜余鲫鱼：能温补脾胃、增进食欲。适用于病后脾胃虚弱、纳少形瘦者。

萝卜烧羊肉（牛肉）：能温阳补肾、强腰壮骨，适用于老年腰酸脚软、夜尿频多者。

萝卜煨猪蹄（蹄筋）：能强筋壮骨、健步扶羸，适用于腓肠肌痉挛、肢软无力者。

萝卜豆腐汤：能生津润燥、益气和中，适用于体质虚弱、身倦乏力、气短懒言及慢性呼吸系统疾病者。

凉拌萝卜丝或块：能健胃消食、理气宽中，适用于消化不良、胸脘饱闷、欲暖不出者。

萝卜汁：萝卜连皮捣烂绞汁饮用，能宣肺平喘、止咳化痰，善治老年慢性支气管炎和喘息性支气管炎。常服萝卜汁，还可改善糖尿病口干多饮的症状，亦可外治（涂抹）汤火烫伤、跌打损伤、冻疮、口疮等症。

养花助人长寿

养花是由来已久的养生方法之一（适用于中老年人）。早在明人话本选集《醒世恒言》中就有"灌园叟晚逢仙女"的故事，后来这个故事被改编成《秋翁遇仙记》并作为影片在各地上映。故事的大意是说有一位老人（秋翁）一生爱种花木，且爱花如命，每当严霜暴雪、狂风骤雨之时，他总是千方百计地保护所养的花木，使之不受到摧残。老人长年生活在那四季常青、满园春色的地方，虽已耄耋之年，却仍精神矍铄、体健不衰。某日，忽有数十名仙女（花神）从空中而下，吹奏着笙笛来接老人，与他一道"白日飞升"。这虽然是一个神话故事，但却蕴含着一个道理：养花助人长寿。

养花为什么能使人长寿呢？大概有以下几个原因：

于养花中赏花：观赏自己亲手培植的花木，花枝招展、五颜六色的景致能消愁解闷、怡养性情，使自己有一个良好的心态。

于养花中嗅花：花香扑鼻，可以醒脑提神、疏肝解郁、健脾和胃，如茉莉花、山茶花、菊花、玫瑰花等，且这些花均可入药。

于养花中用花：有些花如兰花、仙人掌等，可以吸附粉尘和有害物质如甲醛、苯等，能净化空气；有些花草如金银花、芦荟、鸭跖草等，其气味可驱虫、杀菌、消毒。

养花，能陶冶性情、安和五脏、清净空气，使人健康无病，故能长寿。

藕的妙用

"八月桂花香甜藕"，藕是人人皆知的应时佳品，用鲜藕制成藕粉，更是千家万户食而不厌的美羹。藕作为食物，有各种各样的吃法，但其作为药物的用途却鲜为人知。早在《神农本草经》上就有关于藕的记载，书中谓其附在莲实下面，未记用途。藕正式用于治病，还是从南朝梁代的《名医别录》开始。藕有独特的味道和品质，其用途之广、效用之佳，被药书尊为"上品"。

生藕：味甘，性凉。夏季天热，常令人心中烦热，口干舌燥，嚼食生藕数片，能使人满口生津，膈有凉意，是清心润燥的佳品，《本草汇言》称其为"清热解暑之药也"。生藕绞汁饮之，可治咯血、便血、尿血、衄血（鼻、齿出血）等。

熟藕：味甘，性温（其性温和）。生藕煮烂或加入糯米熬粥，可治肺燥久咳，产妇血虚或恶露不尽，跌打损伤及病后脾胃虚弱、纳食不多。常食之还有乌须发、美颜色的作用。

藕的吃法有很多，可加工制成鲜藕汁、鲜藕片、糖制干藕片等，还可以做菜，如乌鸡藕块煲、烧藕圆、肉丝香葱妙藕丝、糖醋炒藕丝、油煎藕夹等，都是芳香可口的美食。藕的可贵之处，除了它的药用价值以外，还在于它不进药肆，不入汤药（藕节除外），以食代药，人人皆宜。

夏季三宜三不宜

宜心情平静，不宜急躁。 夏三月，气候由温转热，特别是七、八、九三个月，气温最高，有"赤日炎炎似火烧"之感，常使人心情烦躁、夜不安寐。对此，中医的养生学说提出了"无厌于日，使志毋怒"的要求，意思是说不要讨厌夏日，不要急躁发怒，须心平气和，乐观愉快，顺其自然，保持这样的心态去过好夏天。高血压和冠心病患者尤应如此，否则"两烦"（天气烦热，心情烦躁）相加，会对病体不利，且容易发生意外。

宜进清凉消暑食品，不宜吃冰镇食品。 高温季节，消耗人体阴液，使人易于中暑。加上"暑必挟湿"（梅雨季节阴雨天气较多，空气中的湿度大），人受之，每多胃肠疾病，故日常饮食宜清淡爽口，性质偏凉，并适当摄入除湿之品，如冬瓜（冬瓜皮切丝，盐拌后加香干同炒，可去湿）、海带、番茄、黑木耳、百合、藕、绿豆、淡菜、扁豆、薏苡仁、白萝卜等。冰镇的食品如冰棍、冰淇淋、雪糕、冰西瓜等皆不宜多吃，因为过冷的食品会使胃肠的消化功能减退，易发生胃肠道疾病。

宜适当降温，不宜降温过度。 室内使用空调降温时，温度宜控制在28℃左右（低于室外温度5℃左右即可），且需定时开窗通风换气，以免发生空调病（相当于中医所称的暑湿症）；使用台式电风扇时，电风扇要放置在室内偏旁，不宜直接对着身体或头面部吹风，以免发生面瘫。

民间室内消毒法摭拾

在春温夏热的季节，各种有害微生物繁殖较旺盛，可伺机侵入人体引发疾病。长期以来，人们为了防御疾病、保持健康，积累了许多防病的方法和经验。除了勤加锻炼、适时穿衣、均衡营养、讲究卫生外，消毒、净化室内空气也是其中一种重要的方法。现撷拾几个简易的方法，供读者参考使用。

烟熏法：①艾绒6g，菖蒲（干者）6g，二味混合在一起，置于烟灰缸或陶罐内点燃，熏室内，每天1～2次（蒲、艾外用化湿解毒，可温经通络、行气活血）；②卫生香1～2根（或1盘），点燃，使香烟缭绕室内，缓缓散开（卫生香由榆树根皮、檀香、木香等制成，有辟秽去浊的作用，还可沁人心脾、醒脑益智）。

喷洒法：雄黄50g（研细），加入普通白酒（或75%的乙醇溶液）500mL，注入塑料喷壶内，喷洒地面、墙角及坐便器、浴缸、卫生间等处的下水道口，每隔2～3天喷洒1次（雄黄、白酒均有较强的杀菌驱虫作用，在喷洒时要戴口罩）。

浸洗法：野菊花100g，或蛇莓100g（鲜、干均可），煎水（适量）浸泡洗涤后的餐具15～30分钟，也可用于洗涤茶具及其他用品（野菊花、蛇莓可治痈疽、肿毒、疮疡，其煎出液外用能杀菌灭菌）。

香囊悬挂法：甘松10g，山柰10g，细辛5g，大、小茴香合10g，共研细末，盛入12cm见方的布口袋内（口袋的表面可装饰美化），缝好袋口，加细带，悬挂在壁上适中处（药品中含芳香油、挥发油及抑菌、抗病毒、驱毒虫的物质，小儿将少量药粉制成香囊佩戴于胸前，可预防感冒）。

决明茶降脂减肥

决明茶，是以中药决明子、山楂为主药组成的茶方，具有降脂、减肥的功效，适用于高脂血症、脂肪肝及肥胖者。

组成：炒决明子10g，山楂15g，橘红10g，红花3g（1日量）。

方义：决明子为豆科植物决明的成熟种子，入肝，可清肝泄浊；山楂为蔷薇科落叶灌木山楂的成熟果实，入脾（胃），可"化饮食，消肉积"；橘红为芸香科植物多种橘类的果皮（用刀削去橘皮内层，保留表层红皮即得），入肺，可化痰解浊；红花为菊科一年生草本植物红花的筒状花，入心（肝），可化脂行浊。

用法：将上药置于有盖的搪瓷缸内，用开水浸泡，加盖焖透当茶饮，可掺3次开水。

中医学认为人体内的过剩脂肪，已非营养物质，而是"浊物"（垃圾），必须及时清除，以免心肝受病。本方有消脂化浊的作用，可连续饮用1～2月，并戒饮啤酒，控制肥甘饮食，始有效果。本方初次饮用时，可能会有轻度腹泻反应，不需处理，3～5天后即止。

核桃肉是养颜抗衰的补品

核桃肉，是胡桃科植物胡桃的种仁，又名胡桃仁，为四大干果之一，在我国的主要产地为河北、山西，以山西产者质量最好。

核桃肉中含有蛋白质、糖、脂肪、钙、磷、铁、胡萝卜素等，其中脂肪含量最高，大部分的脂肪为不饱和脂肪酸，能滋养大脑、抗动脉硬化，对动脉硬化、高血压、冠心病等有治疗作用。

核桃肉，味甘，性温，能滋补肺肾、养颜、抗衰。唐代医药学家孟诜谓其能"通经脉，润血脉，黑须发，常服骨肉细腻光滑"，《本草拾遗》谓其"食之令人肥健"。本品善治肺肾气虚喘咳（老年性慢性支气管炎、肺气肿），肾虚之腰痛脚软、阳痿、遗精、尿频（前列腺增生），对老年气阴两虚型便秘有润下作用，是老年人冬令进补佳品。

核桃肉的吃法依据个人爱好而定，可以与花生同煮，也可以与白糖（少量）同捣如泥食之，亦可炒熟嚼服。

金针菜、黑木耳的妙用

金针菜、黑木耳是蔬菜中的珍品，具有较高的营养价值，被列入清代名医王士雄所著的《随息居饮食谱》中。

金针菜又名黄花菜、忘忧草、萱草，含蛋白质、脂肪、糖类、钙、磷、胡萝卜素等多种营养成分。其味甘，其性平，有养血平肝、镇静安神、利膈解忧的作用，故名忘忧草，善治神经衰弱、甲亢、更年期综合征、植物神经紊乱等。但鲜金针菜不能食用，因其含有秋水仙碱，进入体内后会氧化成毒性很大的类秋水仙碱，可令人中毒（经高温曝干后的金针菜，其中秋水仙碱已被分解）。

黑木耳又称木耳，其性味、成分、功用，均与金针菜相似，是洪昭光教授在"合理膳食"中提倡的"红、黄、绿、白、黑"五色中的黑色食物（见《健康快车》一书）。又因黑木耳具有稀释血液的作用，可预防脑血栓、老年性痴呆和冠心病，是中老年人的保健佳品。

金针菜和黑木耳配合其他食品做汤、做菜均好，荤素皆宜，如：

金针木耳肉片汤：金针菜 30g（洗净去蒂，下同），黑木耳 15g（去杂质，洗净，下同），瘦猪肉 100g（洗净切片），加水和调料适量（下同），炖至肉熟，可治神经衰弱、肾虚腰痛、阳痿早泄。

金针木耳猪蹄汤：金针菜 30g，黑木耳 15g，猪蹄 1 只（除去残毛，洗净），煮烂，可治贫血、产妇乳少。

金针木耳烧杂烩：金针菜、黑木耳（适量）、板栗肉 15 个，白果肉 15 个，素鸡（豆腐皮制品）250g，红枣 10 个，同烧，常食可补肾健脾。

十香菜：金针菜、黑木耳、百页、胡萝卜丝、黄豆、香菇、咸菜、酱生姜、榨菜等（适量），用小磨麻油煸炒，宜冬令食，有健胃消食作用。

木耳冬瓜汤：黑木耳、冬瓜（洗净，去皮，切段）适量，烧汤，夏令食之，可祛暑保健。

百合俏金秋

百合为百合科植物百合鳞茎的鳞叶，花期在 6—7 月，果期（采集时间）在 8—9 月，主产于湖南、浙江、江苏、安徽等地。本品含多种蛋白质、脂肪、还原糖、淀粉、维生素及钙、磷、铁等。

本品成熟于金秋季节，按中医"天人相应"的观点，"金"属肺（肺象金，为"五行"之一），"秋"应于肺（秋为肺之主令），中医认为本品专司治肺，长期的临床实践和科学实验也证明本品是治疗肺系疾病（肺结核、支气管扩张、老年性慢性支气管炎）的要药，同时也是保肺、养肺、增强抵抗力的保健食品。本品还具有养心安神的作用，患有神经官能症、更年期综合征者每天食用适量百合，亦大有裨益。

百合可以单吃，也可以配合其他食品同吃。如：

百合汤：百合 50g，去掉外层黑瓣及枯尖，洗净，加水（适量）煮熟，入白糖少许食之。

百合莲子汤：净百合 30g，莲子（去心）10～15 粒，先将莲子煮烂，再入百合同煮，食时加糖少许。

百合粥：净百合 30g（备用），粳米或糯米 50g，淘洗后单煮 15～20 分钟，再入百合同煮，粥成后加糖食用。

　　炒百合：净百合50g（备用），精肉片50g（加入两个蛋清、湿淀粉、食盐、味精少许搅拌）与百合同入油锅中，用武火炒熟即可食用。

　　百合蛋花汤：净百合50g，鸡蛋2个（打入碗内，用筷子搅匀），先将净百合置于锅内，加水煮熟后倒入鸡蛋，用汤勺搅动即成蛋花，加入适量调料（食盐、味精、麻油），做成汤菜食用。

　　百合膏：鲜百合1000g，洗净，加水煮烂，浓缩汤液，入炼乳500g，熬炼成膏，瓷罐密封并置于冰箱内，每天早晚各服1匙（稍加开水调服）。

谈失眠

　　失眠（中医称"少寐"）是人们最常见的睡眠障碍，可以简单分为短期失眠（持续时间不超过1个月）和慢性失眠（超过1个月，亦可维持数年之久）两种，表现为晚上卧床后，常数小时不能入睡，甚至彻夜不眠；有的睡而易醒，醒后不易复睡，入寐时间不足5小时；白天感觉疲乏少力、心悸、耳鸣、头昏、注意力不集中、易激动、焦虑。患有神经官能症、高血压、更年期综合征、脑动脉硬化的人，最易失眠。

　　失眠虽然不是一个独立的疾病（只是一种症状），但会严重地影响人们的生活和工作质量。如长期失眠，精力耗散，体质下降，可以导致精神性疾病或躯体性疾病。我国民间的谚语"白天吃只猪，不抵夜里打个呼"，说明充足、优质的睡眠比食物更有利于身体健康。

　　关于失眠的原因，中医认为多由肝气郁结、情志不舒，或心阳浮亢、神不守舍，或病后气血亏虚、阴阳失衡，或年迈体衰、心肾不交所致。治疗的方法，应根据不同的原因来辨证论治，如情志不畅引起的失眠，可服逍遥丸疏肝解郁；性情偏躁的失眠，可服柏子养心丸养心安神；病后体虚的失眠，可服归脾丸补气养血；老年人肾气虚弱的失眠，可服金匮肾气丸补益肾气。此外，还可配合针灸、理疗等方法来治疗失眠。平时要注意调节精神，使自己心旷神怡、百虑俱消，则失眠自可速愈。

暑湿症的预防和治疗

　　暑湿症与时令和气候具有明显的相关性，是长夏和初秋常见的一种外感疾病。暑湿症的病因在于"暑"和"湿"，长夏天气炎热，暑蒸湿腾，加上又处于梅雨季节，雨天多，湿气重，人们感受暑湿之气，如抗御能力差，极易发病。症见发热（38℃以上），心烦，胸脘痞闷，头重如裹，肢体酸重，汗出不彻，尿少，舌苔黄腻，脉濡数；有的还有咳嗽、大便溏薄、小溲短赤等症状。

要预防本病，关键在于防暑去湿：

①减少室外活动，如有室外作业，应头戴凉帽，身系水壶，用银花、鲜荷叶（切碎，均适量）煎汤代茶，清热解暑。

②早、晚或午后，用绿豆、薏苡仁煮粥食之，可清暑利湿。

③不用冷水洗澡或抹身，以免汗闭。

④使用空调、电风扇的时间不宜过长，室内要保证空气流通，以散暑排湿。

⑤每天要有充足睡眠，清淡营养，增强抵抗力。

要治疗本病，关键在于祛暑利湿。常用的方药有新加香薷饮（香薷、银花、鲜扁豆花、厚朴、连翘）、藿香正气软胶囊（中成药）、甘露消毒丹（滑石、茵陈、黄芩、石菖蒲、木通、川贝母、射干、连翘、薄荷、白豆蔻、藿香）、藿朴夏苓汤（藿香、厚朴、半夏、赤茯苓、杏仁、薏苡仁、猪苓、豆豉、泽泻）等，以上四方，必须经中医辨证选用。

（孙浩／文　高军／整理）